医学教育改革系列教材

U0636446

自我药疗与非处方药

ZIWO YAOLIAO YU FEICHUFANGYAO

主　　编：庄　洁　贡联兵

副 主 编：贾春蓉　卢海儒　孟培燕

编　　委：（以姓氏拼音为序）

　　　　　贡联兵（中国人民解放军第三〇五医院）

　　　　　贾春蓉（首都医科大学附属北京天坛医院）

　　　　　景丽华（首都医科大学附属北京天坛医院）

　　　　　卢海儒（青海省人民医院）

　　　　　马全明（青海省人民医院）

　　　　　孟培燕（湖北中医药大学）

　　　　　唐华非（中国人民解放军第三〇五医院）

　　　　　谢俊大（首都医科大学附属北京友谊医院）

　　　　　张　弦（中国人民解放军第三〇五医院）

　　　　　赵文丽（中国人民解放军第三〇五医院）

　　　　　钟　萌（首都医科大学附属北京友谊医院）

　　　　　庄　洁（首都医科大学附属北京天坛医院）

高等教育出版社·北京

内容简介

本教材是对学生基础理论、基本知识、基本技能的补充，共4章，内容涵盖了处方药与非处方药分类管理基本知识、可自我诊治的常见病与非处方药（西医药部分、中医药部分各1章）、药物应用基本知识。适当补充了一些药师在实际工作中经常遇到的患者提出的细节性用药问题，为学生的临床实践工作提供借鉴。

本教材适用于全国高等医药院校临床药学和非临床的医学专业使用。

图书在版编目（CIP）数据

自我药疗与非处方药 / 庄洁，贡联兵主编 . -- 北京：高等教育出版社，2016.1

医学教育改革系列教材

ISBN 978-7-04-043854-3

Ⅰ. ①自… Ⅱ. ①庄… ②贡… Ⅲ. ①药物疗法 – 医学院校 – 教材 ②非处方药 – 医学院校 – 教材 Ⅳ. ① R453 ② R97

中国版本图书馆 CIP 数据核字（2015）第 223564 号

策划编辑 瞿德竑　　责任编辑 瞿德竑　　封面设计 李小璐　　责任印制 韩 刚

出版发行	高等教育出版社	咨询电话	400-810-0598
社　　址	北京市西城区德外大街4号	网　　址	http://www.hep.edu.cn
邮政编码	100120		http://www.hep.com.cn
印　　刷	涿州市京南印刷厂	网上订购	http://www.landraco.com
开　　本	850mm×1168mm　1/16		http://www.landraco.com.cn
印　　张	14.25	版　　次	2016年1月第1版
字　　数	360 千字	印　　次	2016年1月第1次印刷
购书热线	010-58581118	定　　价	28.50 元

医学教育改革系列教材编委会

主任委员

      吕兆丰

副主任委员

      线福华　彭师奇　付　丽

委　员（以姓氏拼音为序）

      冯力民　付　丽　高　晨　高宝勤　高培毅　郭瑞臣

      康熙雄　李　青　刘丕楠　梅　丹　彭师奇　宋茂民

      孙路路　王　晨　王彩云　吴久鸿　谢晓慧　杨昭徐

      张相林　赵　明　赵秀丽　赵志刚　庄　洁

秘书长

      付　丽

副秘书长

      赵　明　赵志刚

      秘书处设在教务处、化学生物学与药学院

这是一套专门为临床药学专业五年制本科学生临床培养阶段编写的教科书。为了准确描述我组织众多专家编写这套教科书的初衷，有必要提到我国古代四部医学名著，它们是《伤寒杂病论》《金匮要略》《黄帝内经》和《温病条辨》。从著作质量的角度应当提到它们，因为这四部经典著作一直是我国医学和药学书籍的开拓性的典范、特色性的典范和严谨性的典范；从历史沿革的角度应当提到它们，因为这四部经典著作一直潜移默化地影响着我国医学和药学教育；从专业渊源的角度应当提到它们，因为这四部经典著作在医药融合、六经辨证和名方加减中孕育了临床药学。正是这四部经典著作让我有足够的理由相信，传统临床药学在传统医学中发展了不止一千年。

为了区别于刚刚说到的四部经典著作反映的传统临床药学，我把下面要讨论的临床药学称为现代临床药学。从表面上看，现代临床药学似乎起因于药品不良反应。例如，20 世纪 50 年代，美国发展现代临床药学是因氯霉素事件而起。又例如，20 世纪 60 年代，英国、法国和瑞典等欧洲国家发展现代临床药学是因反应停事件而起。20 世纪 70 年代，现代临床药学逐渐在日本、新加坡、中国台湾和香港等亚洲国家和地区传播。20 世纪 80 年代初，我国北京、上海、南京、长沙、广州、武汉、成都和哈尔滨的 12 家教学医院也曾探索过临床药学。即使从 20 世纪 50 年代算起，现代临床药学比传统临床药学也不止晚了一千年。

很难说，在这一千多年现代临床药学没有从传统临床药学那里学到点什么。不过，现代临床药学有它自己的基本目标。那就是以患者为中心，制订合理的给药方案、谋取最佳的治疗效果、使药物不良反应趋零、改善患者生活质量。可以肯定，即使在这一千多年间从传统临床药学学到很多，现代临床药学自身的特色也无法掩盖。我想强调，西方人创建现代临床药学时充分考虑了他们的国情，根本没有照搬传统临床药学模式。同样，我国建设现代临床药学也不能照搬西方模式。

目前，教育部批准了不到 10 所医药院校设置临床药学专业，招收大学本科学生。因为各自的办学条件不同，所以各自的办学方略也不同。首都医科大学在临床药学专业招收五年制本科生之前，就确立了要培养懂得临床医学的临床药师的基本目标。要实现这个目标，既不能走药学加生物学的道路，也不能走生物学加药学的道路，更不能走化学加生物学的道路。我想，只能走药学、生物学和临床医学高度融合的道路。显然，贯通这条道路需要一套全新的教材。我校的临床药学五年制本科，采取了 3 + 2 的培养模式。前三年在校本部接受大药学式的基础教育，后两年在医院接受临床医学支撑的医院药学教育。学生接受后两年医院药学教育时，将使用这套全新教材。

在药学、生物学和临床医学高度融合培养合乎国情的临床药师的道路上，充满挑战和探索。为贯通这条道路，撰写一套全新教材同样充满挑战和探索。正是这种挑战和探索，使得目前出版的这套教材不会很完美，修改和完善的空间肯定存在。不过，这种境况丝毫不会影响它们的价值，更不会影响它们攀登我国古代四部医学名著代表的高峰的决心。作为这套全新教材的总主编，我知道作者们贡献的智慧和付出的艰辛；作为这套全新教材的总主编，我欣赏作者们付出所形成的智慧财产的价值；作为这套全新教材的总主编，我相信学生们会喜欢这套全新教材并从中得益。

吕兆丰

2013 年 2 月

于首都医科大学

前　言

　　自我药疗是指在没有医生或其他医务工作者指导的情况下，恰当地使用非处方药物，用以缓解轻度的、短期的症状及不适，或者用以治疗轻微的疾病。因此，自我药疗的前提是选用非处方药物，针对的是可自我诊治的轻度、短期的症状或轻微的疾病。自我药疗虽然少有医生参与，但是对于临床药师而言，是日常工作中经常涉及的内容。

　　本教材是为临床药学专业编写的选修课教材之一，内容包括：处方药与非处方药分类管理基本知识，可自我诊治的常见病与非处方药（分为西医药部分、中医药部分），药物应用基本知识，共 4 章。

　　鉴于自我药疗使用的非处方药中中药占有相当的比例，而中药临床应用所遵循的理论原则与西药截然不同，因此，本书将"可自我诊治的常见病与非处方药"分为西医药和中医药两个章节，分别予以阐述，以期作为临床药学专业学生普及中医药知识的一种尝试。由于一些疾病涉及的中医病证目前尚无非处方药可供选用，考虑到知识的完整性，故而加入了一些处方药作为参考，并在处方药的右上角标明"［处］"以示区别。

　　"药物应用基本知识"选用药师在临床及用药咨询工作中经常遇到的患者提问进行编写，这些问题在专业课的内容中很少涉及，但在临床实际工作中常常遇到，该章节的内容希冀对此予以一定程度上的补充。

　　由于编者水平有限，有不足之处敬请同行予以批评指正。

庄洁

2015 年 5 月

目　录

第一章

处方药与非处方药分类管理基本知识

| 学习目标 |

1. 掌握处方药与非处方药的概念、评价转换制度。
2. 掌握非处方药的类别和标识、说明书内容、适用病症。
3. 了解我国药品分类管理的发展情况和法规体系。

| 核心概念 |

【药品分类管理】是指将上市药品分为处方药与非处方药两类进行管理。

【处方药】是指凭执业医师和执业助理医师处方方可购买、调配和使用的药品。

【非处方药】是指由国务院药品监督管理部门公布的，不需要凭执业医师和执业助理医师处方，消费者可以自行判断、购买和使用的药品。非处方药的包装及标签、说明书上印有专用标识，经审批可以在大众传播媒介进行广告宣传，适用于消费者自我诊断的常见轻微疾病的治疗。

【非处方药的类别和专有标识】国家根据非处方药品的安全性，将其分为甲类非处方药和乙类非处方药。乙类非处方药较甲类非处方药的安全性更高。甲类非处方药可在医院、药店销售；乙类非处方药可以在医院、药店、超市、宾馆、百货商店等地方销售。非处方药专有标识图案分为红色和绿色，红色专有标识用于甲类非处方药药品，绿色专有标识用于乙类非处方药药品和用作（经营非处方药药品的企业）指南性标志。

| 引　言 |

药品按处方药与非处方药进行分类管理，始于1951年的美国，20世纪60—70年代，世界上的一些发达国家相继建立了药品分类管理体制，随后，其他一些发达国家和部分发展中国家也建立了药品分类管理制度和相应的法规体系。至今多数国家实行了药品分类管理。本章对我国实行处方药与非处方药分类管理的基本知识和情况、法规体系进行介绍。

一、处方药与非处方药的概念

《中华人民共和国药品管理法实施条例》对处方药与非处方药的概念作了明确规定。

处方药，是指凭执业医师和执业助理医师处方方可购买、调配和使用的药品。

非处方药，是指由国务院药品监督管理部门公布的，不需要凭执业医师和执业助理医师处方，消费者可以自行判断、购买和使用的药品。

处方药的英语名称是 prescription drug，ethical drug；非处方药的英语名称是 nonprescription drug，在国外又称之为"可在柜台上买到的药物"（over the counter），简称 OTC，此简称已成为全球通用的非处方药的俗称。

将药品区分为处方药和非处方药不是药品本质属性发生了改变，而是管理上的界定。

二、我国药品分类管理的发展

我国在 1997 年 1 月 15 日发布的《中共中央、国务院关于卫生改革与发展的决定》中首次提出建立处方药与非处方药管理制度。原国家药品监督管理局（2003 年 4 月 25 日更名为国家食品药品监督管理局，2013 年 3 月 10 日组建为国家食品药品监督管理总局）在 1999 年 6 月 11 日发布了《关于公布第一批国家非处方药（西药、中成药）目录的通知》，公布了第一批国家非处方药（西药、中成药）目录；6 月 18 日发布了《处方药与非处方药分类管理办法（试行）》，11 月 19 日发布了《关于公布非处方药专有标识及管理规定的通知》，12 月 28 日发布了《关于印发处方药与非处方药流通管理暂行规定的通知》，标志着我国初步建立了处方药与非处方药分类管理制度。

2001 年 2 月 18 日公布的《中华人民共和国药品管理法》第三十七条规定："国家对药品实行处方药与非处方药分类管理制度。具体办法由国务院制定"。第五十四条规定："药品包装必须按照规定印有或者贴有标签并附有说明书"。"麻醉药品、精神药品、医疗用毒性药品、放射性药品、外用药品和非处方药的标签，必须印有规定的标志"。

2002 年 8 月 4 日公布的《中华人民共和国药品管理法实施条例》第十五条规定："国家实行处方药和非处方药分类管理制度。国家根据非处方药品的安全性，将非处方药分为甲类非处方药和乙类非处方药"。"经营处方药、甲类非处方药的药品零售企业，应当配备执业药师或者其他依法经资格认定的药学技术人员。经营乙类非处方药的药品零售企业，应当配备经设区的市级药品监督管理机构或者省、自治区、直辖市人民政府药品监督管理部门直接设置的县级药品监督管理机构组织考核合格的业务人员"。第十八条规定："交通不便的边远地区城乡集市贸易市场没有药品零售企业的，当地药品零售企业经所在地县（市）药品监督管理机构批准并到工商行政管理部门办理登记注册后，可以在该城乡集市贸易市场内设点并在批准经营的药品范围内销售非处方药品"。

国家食品药品监督管理局于 2006 年 3 月 15 日发布了《药品说明书和标签管理规定》，10 月 20 日发布了《关于印发非处方药说明书规范细则的通知》，11 月 30 日发布了《关于进一步加强非处方药说明书和标签管理的通知》，2007 年 1 月 31 日发布了《关于公布非处方药说明书范本的通知》，使非处方药的说明书进入了规范化管理阶段。

以上有关药品分类管理法律规章的制定，标志着我国建立了处方药与非处方药分类管理的法规体系。

三、非处方药的遴选与评价转换

我国非处方药的遴选与评价转换可分为两个阶段，即遴选阶段与评价转换阶段。

1. 遴选阶段　此阶段的非处方药目录是国家药品监督管理局在上市的药品中组织医药学专家进行遴选而产生。

国家药品监督管理局在 1999 年 6 月 11 日公布了第一批国家非处方药（西药、中成药）目录，此次目录是国家药品监督管理局组织中、西医药学专家，按照"安全有效、慎重从严、结合国情、中西药并重"的遴选工作指导思想和"应用安全、疗效确切、质量稳定、使用方便"的遴选原则，从 5 600 余个西药、3 500 余个中成药（不包括中药饮片）中，遴选出西药 23 类，165 个品种，其中活性成分 146 个，复方制剂 19 个；中成药 7 个科（内、外、妇、儿、骨伤、五官、皮肤）160 个品种。每个品种均含有不同剂型。第一批非处方药目录有以下 5 个特点：① 充分体现了遴选工作的指导思想和遴选原则。第一批非处方药包括中西药共 325 个品种，数目较少，其目的是第一次遴选，欲探索一套科学、规范的遴选办法，为以后遴选工作奠定坚实的基础。另一方面让广大人民群众有一个熟悉、认识的过程。② 充分体现了中国特色，包括"中西药并重"，以及结合国情增加了一些我国的常见病用药，如肝病辅助用药。③ 在 23 类西药中，为防止掩盖病情贻误治疗，有 7 类药品规定了使用期限，并注明超过期限病情没有好转，必须到医院就医。这 7 类药品是：解热镇痛药、镇静助眠药、抗酸药与胃黏膜保护药、胃肠解痉药、感冒用药、镇咳药、平喘药。④ 第一批目录中，西药有 40 个品种规定了"受限"，其含意是对该药的适应证、剂量及疗程，根据非处方药的要求作了调整与限制。⑤ 药品剂型主要是口服、外用、吸入，五官科制剂及腔道用栓剂，不包括注射剂。2001 年 5 月 18 日发布了《关于公布第一批国家非处方药目录乙类非处方药药品名单的通知》，公布了第一批国家非处方药目录乙类非处方药药品名单，共 194 个药品制剂，其中，化学药品制剂 88 个，中成药制剂 106 个。

按照以上遴选工作指导思想和原则，国家药品监督管理局组织医药学专家进行了第二批非处方目录的遴选，并于 2001 年 5 月 8 日公布，此次公布的目录包括 1 557 个药品制剂，其中，化学药品制剂 205 个（甲类非处方药 136 个，乙类非处方药 69 个），中成药制剂 1 352 个（甲类非处方药 991 个，乙类非处方药 361 个）。

2. 评价转换阶段　此阶段的非处方药目录是药品生产企业提出申请，国家药品监督管理局组织有关单位和专家按照"应用安全、疗效确切、质量稳定、使用方便"的遴选原则进行医学和药学评价。

2001 年 12 月 21 日，国家药品监督管理局发布了《关于开展部分处方药品转换评价为非处方药品申报工作的通知》，开始了处方药品转换评价为非处方药品的工作。据此通知，国家药品监督管理局公布的非处方药目录如下：

2002 年 9 月 10 日公布了第三批国家非处方药药品目录（一）

11 月 6 日公布了第三批国家非处方药药品目录（二）

11 月 28 日公布了第四批国家非处方药药品目录（一）

2003 年 1 月 24 日公布了第四批国家非处方药药品目录（二）

3 月 24 日公布了第四批国家非处方药药品目录（三）

4 月 29 日公布了第五批国家非处方药药品目录（一）

5 月 20 日公布了第五批国家非处方药药品目录（二）

7 月 2 日公布了第五批国家非处方药药品目录（三）

11 月 25 日公布了第六批国家非处方药药品目录

2004 年 4 月 7 日，国家食品药品监督管理局发布了《关于开展处方药与非处方药转换评价工作的通知》，开始开展处方药与非处方药转换评价工作，并对非处方药目录实行动态管理。2012 年 11 月 4 日，国家食品药品监督管理局发布了《关于印发处方药转换为非处方药评价指导原则（试行）等 6 个技术文件的通知》（食药监办注〔2012〕137 号），这 6 个技术文件包括处方药转换为非处方药评价指导原则（试行）、非处方药适应证范围确定原则、含毒性药材中成药转换为非处方药评价处理原则、乙类非处方药确定原则、非处方药适应证范围（中成药部分）、非处方药适应证范围（化学药品部分），用于规范和指导处方药转换为非处方药评价工作，确保非处方药用药安全。根据以上通知，国家食品药品监督管理局发布的转换为非处方药的通知及目录（截至 2013 年 8 月 31 日）如下：

关于小儿氨酚烷胺颗粒等 9 种药品转换为非处方药的通知（2004 年 9 月 16 日）

关于盐酸萘替芬乳膏等 34 种药品转换为非处方药的通知（2004 年 12 月 1 日）

关于无极膏等 32 种药品转换为非处方药的通知（2004 年 12 月 31 日）

关于盐酸克林霉素凝胶等 50 种药品转换为非处方药的通知（2005 年 4 月 19 日）

关于布地奈德鼻喷雾剂等 41 种药品转换为非处方药的通知（2005 年 7 月 5 日）

关于莫匹罗星软膏等 66 种药品转换为非处方药的通知（2005 年 12 月 16 日）

关于米诺地尔凝胶等 57 种药品转换为非处方药的通知（2007 年 1 月 23 日）

关于解毒痤疮丸等 4 种药品转换为非处方药的通知（2007 年 4 月 16 日）

关于碳酸钙口服混悬液等 14 种药品转换为非处方药的通知（2007 年 7 月 11 日）

关于盐酸西替利嗪片等 30 种药品转换为非处方药的通知（2008 年 1 月 11 日）

关于氨酚拉明片等 8 种药品转换为非处方药的通知（2008 年 4 月 8 日）

关于盐酸氨溴索口服溶液等 46 种药品转换为非处方药的通知（2008 年 11 月 24 日）

关于夏天无片等 54 种药品转换为非处方药的通知（2011 年 2 月 12 日）

关于治伤软膏等 48 种药品转换为非处方药的通知（2011 年 8 月 2 日）

关于板蓝根分散片等 32 种药品转换为非处方药的通知（2012 年 5 月 7 日）

关于安尔眠胶囊等 36 种药品转换为非处方药的通知（2012 年 11 月 16 日）

关于肠炎宁胶囊等 13 种药品转换为非处方药的通知（2013 年 8 月 28 日）

同时，根据《关于开展处方药与非处方药转换评价工作的通知》等有关法规和对非处方药安全性的监测评价情况，为进一步保障公众用药安全有效，国家食品药品监督管理总局将一些非处方药转换为处方药，按处方药管理，有关通知及目录（截至 2013 年 8 月 31 日）如下：

关于氯霉素滴耳剂等 12 种非处方药转换为处方药的通知（2005 年 12 月 20 日）

关于三维 B 片等 7 种非处方药转换为处方药的通知（2007 年 4 月 16 日）

关于盐酸麻黄碱滴鼻液转换为处方药的通知（2008 年 6 月 27 日）

关于骨愈灵胶囊转换为处方药的通知（2011 年 10 月 21 日）

四、非处方药的类别和标识

《处方药与非处方药分类管理办法（试行）》及《中华人民共和国药品管理法实施条例》均规定，国家根据非处方药品的安全性，将非处方药分为甲类非处方药和乙类非处方药，乙类非处方药较甲类非处方药的安全性更高。甲类非处方药可在医院、药店销售，乙类非处方药可以在医院、药店、超市、宾馆、百货商店等地方销售。

《非处方药专有标识管理规定（暂行）》规定，自2000年1月1日起使用非处方药专有标识，标识图案分为红色和绿色，红色专有标识用于甲类非处方药药品，绿色专有标识用于乙类非处方药药品和用作（经营非处方药药品的企业）指南性标志。

使用非处方药专有标识时，药品的使用说明书和大包装可以单色印刷，专有标识下方必须标示"甲类"或"乙类"字样。标签和其他包装必须按照国家药品监督管理局公布的色标要求印刷。

非处方药专有标识应与药品标签、使用说明书、内包装、外包装一体化印刷，其大小可根据实际需要设定，但必须醒目、清晰，并按照国家药品监督管理局公布的坐标比例使用。非处方药药品标签、使用说明书和每个销售基本单元包装印有中文药品通用名称（商品名称）的一面（侧），其右上角是非处方药专有标识的固定位置。

非处方药专有标识图案为椭圆形背景下的 O、T、C 三个英文字母，即 over the counter 的缩写，是国际上对非处方药的习惯称谓。

国家药品监督管理局公布的非处方药专有标识坐标比例和色标要求：红色专有标识用于甲类非处方药药品，绿色专有标识用于乙类非处方药药品和用作指南性标志；坐标比例为 30∶14。标准色为：甲类非处方药专有标识色标为 M100Y100，乙类非处方药专有标识色标为 C100M50Y70（图 1 - 1）。

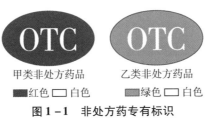

甲类非处方药品　　乙类非处方药品
■红色 □白色　　　■绿色 □白色

图 1 - 1　非处方药专有标识

五、非处方药说明书

非处方药适用于自我诊断的常见轻微疾病，使用的对象主要为不是医务人员的患者，因此，《处方药与非处方药分类管理办法（试行）》第六条规定：非处方药标签和说明书除符合规定外，用语应当科学、易懂，便于消费者自行判断、选择和使用。

《关于印发非处方药说明书规范细则的通知》中对化学药品和中成药非处方药的说明书进行了详细的规范。

1. 化学药品非处方药的说明书　从上向下依次为：

非处方药（和外用药品）标识（在说明书首页右上角标注）。

×××（指药品的通用名称）说明书。

请仔细阅读说明书并按说明使用或在药师指导下购买和使用（该忠告语必须标注，采用加重字体印刷）。

警示语（是指需特别提醒用药人在用药安全方面需特别注意的事项。有该方面内容，应当在说明书标题下以醒目的黑体字注明。无该方面内容的，不列该项）。

【药品名称】【成分】【性状】【作用类别】【适应证】【规格】【用法用量】【不良反应】【禁忌】【注意事项】【药物相互作用】【贮藏】【包装】【有效期】【执行标准】【批准文号】【说明书修订日期】【生产企业】［包括企业名称、生产地址、邮政编码、电话号码（须标明区号）、传真号码（须标明区号）、网址（如无网址可不写，此项不保留）］，如有问题可与生产企业联系（该内容必须标注，并采用加重字体印刷在【生产企业】项后）。

在【注意事项】中，以下几项为必须标明内容：对本品过敏者禁用，过敏体质者慎用；本品性状发生改变时禁止使用；请将本品放在儿童不能接触的地方；儿童必须在成人监护下使用；如正在使用其他药品，使用本品前请咨询医师或药师。

2. 中成药非处方药的说明书　从上向下依次为：

非处方药（和外用药品）标识（在说明书首页右上角标注）。

×××（指药品的通用名称）说明书。

请仔细阅读说明书并按说明使用或在药师指导下购买和使用（该忠告语必须标注，采用加重字体印刷）。

警示语（是指需特别提醒用药人在用药安全方面需特别注意的事项。有该方面内容，应当在说明书标题下以醒目的黑体字注明。无该方面内容的，不列该项）。

【药品名称】【成分】【性状】【功能主治】【规格】【用法用量】【不良反应】【禁忌】【注意事项】【药物相互作用】【贮藏】【包装】【有效期】【执行标准】【批准文号】【说明书修订日期】【生产企业】［包括企业名称、生产地址、邮政编码、电话号码（须标明区号）、传真号码（须标明区号）网址（如无网址可不写，此项不保留）］，如有问题可与生产企业联系（该内容必须标注，并采用加重字体印刷在【生产企业】项后）。

在【注意事项】中，以下几项为必须标明内容：对本品过敏者禁用，过敏体质者慎用；本品性状发生改变时禁止使用；请将本品放在儿童不能接触的地方；儿童必须在成人监护下使用；如正在使用其他药品，使用本品前请咨询医师或药师。

六、非处方药的适用病症

非处方药不需要凭执业医师和执业助理医师处方，消费者可以自行判断、购买和使用，因而非处方药适用于自我诊断的常见轻微病症。这些病症主要有：

呼吸系统的感冒、咳嗽、咳痰等。

消化系统的胃酸过多症、慢性胃炎、消化不良、腹泻、便秘、肠道寄生虫、痔疮、轻度腹泻、呕吐、胃肠痉挛性疼痛、腹胀等。

神经系统的轻度和中度疼痛（但不包括腹痛、胃痛、肾绞痛）、发热（感冒引起）、烦躁失眠、神经衰弱、过敏性疾病、晕动病等。

皮肤科的皮肤瘙痒症、疖肿、皮炎（过敏性皮炎、局部神经性皮炎及脂溢性皮炎）、湿疹、痤疮、酒渣鼻、皮肤癣症、甲沟炎、尿布疹、疥疮、蚊虫叮咬、日光性皮炎、紫外线灼伤、痱子、鸡眼、手足多汗症、腋臭、荨麻疹、斑秃、黄褐斑等。

口腔科的口腔溃疡、牙龈炎、牙周炎、口角炎、龋齿、口臭、干裂型唇炎、牙本质过敏。

耳鼻喉科的慢性咽炎、过敏性鼻炎、干燥性鼻炎、慢性单纯性鼻炎等。

眼科的结膜炎、沙眼、睑缘炎、睑腺炎（麦粒肿）、视疲劳等。

妇科疾病的避孕、念珠菌阴道炎、细菌性阴道病、滴虫阴道炎、痛经等。

外科的挫伤、关节扭伤、擦伤、轻度烧烫伤等。

其他如缺铁性贫血、中暑、戒烟、微量营养素补充、消毒防腐等。

入选非处方药适用病症的具体标准与目录参见《关于印发处方药转换为非处方药评价指导原则（试行）等6个技术文件的通知》。

以上病症都是常见的轻微病症，患者可以自我诊断这些病症，购买非处方药对症自我治疗。除以上所列之外的病症不适宜用非处方药进行自我治疗，如高血压、糖尿病、冠心病、高脂血症、支气管哮喘、胃溃疡及十二指肠溃疡、骨质疏松症等，虽是常见病，但都比较严重而复杂，必须经医生多项检查、诊断、处方，并在医生指导下用药，根据病情适时调整药物剂量或更换药物；再如各种细菌、真菌感染性疾病（如肺炎、扁桃体炎、支气管炎等）虽也是常见病，但也不是非处方药的适应证，要用处方药抗菌药进行治疗。可见，非处方药的适应证都是常见病，而常见病不等于都是非处方药的适应证。因此，患者在进行自我药疗时，首先要明确自己的病症是否属于非处方药的适应证，然后才能对症选用非处方药自我药疗。

（卢海儒　马全明）

本 章 小 结

本章介绍了处方药与非处方药分类管理的基本知识，包括处方药与非处方药的概念、评价转换、非处方药的类别和标识、说明书内容、适用病症、我国药品分类管理的发展情况和法规体系。

复 习 题

1. 简述处方药、非处方药的概念、类别、专有标识和销售规定。
2. 简述处方药转换评价为非处方药的原则。
3. 简述非处方药说明书的内容。
4. 简述非处方药的适用病症。

参 考 文 献

[1] 中华人民共和国国务院. 中华人民共和国药品管理法实施条例. 2002年，国务院令第360号.

[2] 国家药品监督管理局. 处方药与非处方药分类管理办法（试行）. 1999年，局令第10号.

[3] 国家药品监督管理局. 关于公布非处方药专有标识及管理规定的通知. 国药管安[1999]399号.

[4] 国家药品监督管理局. 关于印发非处方药说明书规范细则的通知. 国药管安[1999]399号.

[5] 国家食品药品监督管理局. 关于进一步加强非处方药说明书和标签管理的通知. 国食药监注[2006]610号.

［6］国家食品药品监督管理局. 关于公布非处方药说明书范本的通知. 国食药监注［2007］54 号.

［7］国家食品药品监督管理局. 关于开展处方药与非处方药转换评价工作的通知. 国食药监安［2004］101 号.

［8］国家食品药品监督管理局. 关于印发处方药转换为非处方药评价指导原则（试行）等 6 个技术文件的通知. 食药监办注［2012］137 号.

<table>
<tr><td>第二章</td><td># 可自我诊治的常见病与非处方药（西医药部分）</td></tr>
</table>

学习目标

掌握非处方药适应病症中的普通感冒、流行性感冒、咳嗽、咳痰、发热、胃病（恶心、呕吐、腹胀、腹泻、消化不良）、便秘、慢性肝炎、贫血、晕动病、失眠、疼痛（头痛、关节痛）、痛经、阴道炎（滴虫阴道炎、念珠菌阴道炎）、过敏性皮肤病、湿疹、痤疮、疖肿、癣、跌打损伤、鼻炎、咽炎、口腔溃疡、牙龈炎、结膜炎、外耳炎共计26种疾病的概念、病因、症状、自我治疗原则、非处方药的合理选用及使用、使用注意事项（禁忌证、药物相互作用等）、何种情况下就医，以指导患者对以上疾病选用非处方药进行自我诊治。

核心概念

【疾病概念】是指某种疾病的定义，即对引起这种疾病的原因和疾病发生的部位、性质、表现等特征的高度综合性概括，可帮助患者了解这种疾病的情况。

【疾病病因】是指引起某种疾病的原因分类，可帮助患者根据自身实际情况进行有针对性的自我治疗，包括生活注意事项、饮食治疗等，以及根据药物作用机制合理选用药物进行治疗。

【疾病症状】指某种疾病出现时在患者身体中的表现，可帮助患者根据这些表现正确识别是何种疾病，以便进行正确的自我治疗。

【疾病自我治疗原则】指对某种疾病综合治疗的相关内容，包括生活注意事项、饮食治疗、心理治疗、非处方药物治疗等。

【合理选用西药非处方药】指治疗某种疾病的非处方药物类别、作用机制、品种、适用病症，以帮助患者了解治疗这种疾病的常用非处方药。

【药物使用方法】指某种具体药物的组成（复方制剂）、作用机制、适应证、剂型规格及使用方法和用量、疗程，以指导患者正确选用和使用药物。

【药物使用注意事项】指患者在使用非处方药治疗前应掌握的一些知识，包括禁忌证、食物对药物的影响、药物的不良反应和相互作用、应用药物后不宜从事的工作等，以保证用药的安全、有效。

【何时就医】指患者在使用非处方药治疗的过程中，出现哪些情况或在治疗多长时间后无效时，需要去医院就诊，以避免病情变化而加重或耽误治疗。

引　言

非处方药适用于消费者自我诊断的常见轻微疾病的治疗。本章对非处方药适应病症中的 26 种疾病的概念、病因、症状、自我治疗原则、非处方药的合理选用及使用、使用注意事项（禁忌证、药物相互作用等）、使用中何种情况下就医进行较为详细地介绍，以指导患者对以上疾病选用非处方药进行自我诊治。

第一节　普 通 感 冒

【概念】

感冒俗称"伤风"，是四季均可发生的常见急性感染性呼吸道疾病。感冒临床上又分为普通感冒与流行性感冒。

【病因】

当机体抵抗力下降，如受凉、营养不良、过度疲劳、烟酒过度、全身性疾病及鼻部的慢性疾病影响呼吸道畅通等，病毒乘虚而入，迅速繁殖，诱发感染。

【症状】

早期表现为局部症状，如咽部不适（干痒或灼热感）、打喷嚏、鼻塞、流涕、咳嗽，开始为清水样鼻涕，2~3 天后变稠；可伴有咽痛。一般无发热、畏寒全身症状，或仅有低热、头痛。一般经 5~7 天自愈。

普通感冒呈散发性，有传染性，但不会引起流行。

【自我治疗原则】

1. 感冒是机体免疫力低下所致，故应以支持疗法为主，如注意休息、多饮水、饮食清淡等。

2. 平时坚持身体锻炼，寒冷时注意防寒，做到生活规律，避免过度劳累。

3. 使用非处方药以减轻症状（但不能缩短病程）。

【合理选用西药非处方药】

感冒的治疗主要以对症治疗为主，如发热头痛、全身酸痛，可先用解热镇痛药，鼻塞流涕可选用减轻鼻充血药，过敏者可选用抗组胺药。

由于感冒发病急促、症状复杂多样，至今没有一种药物能解决所有这些问题，因此，治疗感冒的药物多采用复方制剂。

复方抗感冒药，大致可分为两类，一类主要减轻卡他症状，如复方盐酸伪麻黄碱缓释胶囊；另一类同时减轻卡他症状和全身症状，如复方氨酚烷胺制剂、氨酚伪麻片等，这类制剂又可分为单一固定配方的制剂、日用片与夜用片组合的制剂。

【使用方法】

1. 对乙酰氨基酚 能抑制前列腺素的合成，具有解热、镇痛作用，用于普通感冒或流行性感冒引起的发热，也用于缓解轻至中度疼痛，如头痛、关节痛、偏头痛、牙痛、肌肉痛、神经痛、痛经。其制剂有片剂、胶囊剂、丸剂、栓剂、颗粒剂、口服溶液剂、泡腾片、泡腾颗粒、混悬液、干混悬剂、缓释片、糖浆、分散片、咀嚼片等，有的剂型有不同规格，适用于不同人群。制剂剂型和规格不同，其用法用量也不相同，应注意选择。

阿司匹林、布洛芬、贝诺酯的作用及用途与对乙酰氨基酚相同。

2. 复方氨酚烷胺片 每片含对乙酰氨基酚 250 mg、盐酸金刚烷胺 100 mg、人工牛黄 10 mg、咖啡因 15 mg、马来酸氯苯那敏 2 mg，其中对乙酰氨基酚能抑制前列腺素合成，有解热镇痛的作用；金刚烷胺可抗"亚—甲型"流感病毒，抑制病毒繁殖；咖啡因为中枢兴奋药，能增强对乙酰氨基酚的解热镇痛效果，并能减轻其他药物所致的嗜睡、头晕等中枢抑制作用；马来酸氯苯那敏为抗过敏药，能减轻流涕、鼻塞、打喷嚏等症状；人工牛黄具有解热、镇惊作用。上述诸药配伍制成复方，可增强解热、镇痛效果，解除或改善感冒所引起的各种症状。适用于缓解普通感冒及流行性感冒引起的发热、头痛、四肢酸痛、打喷嚏、流鼻涕、鼻塞、咽痛等症状。成人一次口服 1 片，一日 2 次。小儿选用小儿复方氨酚烷胺片。

3. 复方氨酚葡锌片 每片含对乙酰氨基酚 100 mg、葡萄糖酸锌 70 mg、盐酸二氧丙嗪 1 mg、板蓝根浸膏粉 250 mg，其中对乙酰氨基酚能抑制前列腺素合成，具有解热镇痛作用；盐酸二氧丙嗪具有镇咳祛痰、平喘、抗组胺作用；葡萄糖酸锌能增强吞噬细胞的吞噬能力；板蓝根浸膏粉有抗病毒作用。四者组成复方具有解热、镇痛、抗病毒和平喘作用。用于由普通感冒或流行性感冒引起的鼻塞、流涕、发热、头痛、咳嗽、多痰等的对症治疗。成人一次口服 2 片，一日 3 次。本品还有配方相同，但规格（含量）不同的制剂，使用中注意用量上的不同。

4. 氨酚伪麻那敏片 每片含对乙酰氨基酚 320 mg、盐酸伪麻黄碱 30 mg、马来酸氯苯那敏 2 mg，其中对乙酰氨基酚能抑制前列腺素的合成，具有解热镇痛的作用；盐酸伪麻黄碱具有收缩上呼吸道毛细血管作用，消除鼻咽部黏膜充血，减轻鼻塞症状；马来酸氯苯那敏系抗组胺药，具有较强抗组胺及镇静作用，能进一步减轻由感冒引起的鼻塞、流涕等症状，适用于缓解普通感冒及流行性感冒引起的发热、头痛、周身四肢酸痛、打喷嚏、流鼻涕、鼻塞等症状。成人一次口服 1 片，一日 3 次，24 h 内不得超过 4 次。

5. 复方盐酸伪麻黄碱缓释胶囊 每粒含盐酸伪麻黄碱 90 mg、马来酸氯苯那敏 4 mg，其中盐酸伪麻黄碱为拟肾上腺素药，具有收缩上呼吸道毛细血管、消除鼻咽部黏膜充血、减轻鼻塞症状的作用；马来酸氯苯那敏为抗组胺药，能进一步减轻感冒引起的鼻塞、流涕、打喷嚏等症状。本品内容物中既含有速释小丸，也含有能在一定时间内发挥作用的缓释小丸，其有效浓度可维持 12 h。用于由于普通感冒、流行性感冒引起的上呼吸道症状和鼻窦炎、花粉症所致的各种症状，特别适用于缓解上述疾病的早期临床症状，如鼻塞、流涕、打喷嚏等症状。成人每 12 h 口服 1 粒，24 h 内不应超过 2 粒。

6. 氨酚伪麻美芬片/氨麻美敏片 II 是日片（氨酚伪麻美芬片）和夜片（氨麻美敏片 II）组成的组合制剂。日片每片含对乙酰氨基酚 500 mg、盐酸伪麻黄碱 30 mg、氢溴酸右美沙芬 15 mg；夜片每片含对乙酰氨基酚 500 mg、盐酸伪麻黄碱 30 mg、氢溴酸右美沙芬 15 mg、马来酸氯苯那敏 2 mg。其中对乙酰氨基酚可抑制前列腺素合成而具有解热镇痛作用；盐酸伪麻黄碱具有收缩上呼吸道毛细血管、消除鼻咽黏膜充血、减轻鼻塞、流涕的作用；氢溴酸右美沙芬能抑制咳嗽中枢，具有止咳作用；

马来酸氯苯那敏为抗组胺药，能进一步减轻鼻塞、流涕、打喷嚏等症状，并有镇静安眠的作用。用于缓解普通感冒及流行性感冒引起的发热、头痛、四肢酸痛、打喷嚏、流鼻涕、鼻塞、咳嗽、咽痛等症。白天服日片，成人和 12 岁以上儿童一次 1 片，每 6 h 服 1 次；夜晚或临睡前服夜片，成人和 12 岁以上儿童服 1 片。

【使用注意事项】

尽管感冒药品种类繁多，西药不下几十种，但这些药成分构成相似，作用也相差不大，使用时注意事项如下：

1. 对乙酰氨基酚及含有对乙酰氨基酚的制剂禁用于严重肝肾功能不全，慎用于肝肾功能不全者、妊娠期及哺乳期妇女、对阿司匹林过敏者。服药期间不得饮酒或含有酒精的饮料。与巴比妥类（如苯巴比妥）或解痉药（如颠茄）长期合用可致肝损害，与氯霉素同用可增强后者的毒性。

2. 含有盐酸伪麻黄碱的抗感冒药禁用于严重冠状动脉疾病、有精神病史者及严重高血压患者，慎用于运动员，在医师指导下用于心脏病、高血压、甲状腺疾病、糖尿病、前列腺肥大和青光眼等患者以及老年人。

3. 服用含有马来酸氯苯那敏等抗过敏药期间，不得驾驶机、车、船，不得从事高空作业、机械作业及操作精密仪器。

4. 由于抗感冒药多为复方制剂，其组成成分基本相同，不宜或不能同时服用两种抗感冒药，因同用时由于成分相同，引起药理作用增加的同时，其不良反应的发生率也会增加。

5. 感冒是由病毒引起的，一般情况下不需使用抗菌药（阿莫西林、罗红霉素、头孢菌素类、沙星类等）。

【何时就医】

感冒时出现严重发热、咳嗽、咳脓痰以及剧烈头痛等症状时，或服用抗感冒药 3～7 天而症状未缓解时，应去医院就诊。

第二节　流行性感冒

【概念】

本病是由流感病毒引起的一种极易传染的呼吸道疾病。

【病因】

主要通过近距离空气飞沫传播（即流感患者在讲话、咳嗽或打喷嚏的过程中，将含有流感病毒的飞沫排放到空气中被周围人群吸入而引起传播），也可通过口腔、鼻腔、眼睛等处黏膜直接或间接接触传播。接触患者的呼吸道分泌物、体液和污染病毒的物品也可能引起感染。

多发于活动范围较大或聚集性活动较多的青少年和青壮年，机体抵抗力较差的老年人、儿童或存在基础疾病的患者感染流感病毒后易发展成重症病例而致命。

【症状】

临床特点是起病急骤、病程短、畏寒、高热（38～39℃）、咽痛、全身肌肉酸痛、乏力、鼻塞、打喷嚏、头痛和轻度呼吸道症状。流行性感冒的传染性大，易引起暴发及大流行。

患者起病突然，体温高，呼吸道症状逐渐发生，家人也常有同样病情者，进行化验检查有以下异常：血沉可增快，白细胞减少，淋巴细胞增多。

【自我治疗原则】

1. 避免去流感流行地区、场所。

2. 注意休息，多饮水，增加营养（如维生素等）。

3. 进食易消化食物，进食后以温开水或温盐水漱口，保持口鼻清洁。

4. 轻症患者选用抗流行性感冒药物。

【合理选用西药非处方药】

用于流行性感冒的药物基本与用于普通感冒的药物相同，但应尽量选用含有对流感病毒有抑制作用的药物，如复方氨酚烷胺制剂（含有金刚烷胺）、复方氨酚葡锌片（含有板蓝根），或复方锌布颗粒（所含葡萄糖酸锌中的锌离子能参与多种酶的合成与激活，有增强吞噬细胞的吞噬能力的作用）。

【使用方法】

1. 复方锌布颗粒 每包含葡萄糖酸锌 100 mg，布洛芬 150 mg，马来酸氯苯那敏 2 mg，其中布洛芬能抑制前列腺素合成，具有解热镇痛作用；葡萄糖酸锌中锌离子能参与多种酶的合成与激活，有增强吞噬细胞的吞噬能力的作用；马来酸氯苯那敏为抗组胺药，能减轻由感冒或流行性感冒引起的鼻塞、流涕、打喷嚏等症状。一日口服 3 次，3 ~ 5 岁儿童一次口服半包，6 ~ 14 岁儿童一次口服 1 包，成人一次口服 2 包。

2. 其他 参见第一节普通感冒。

【使用注意事项】

参见第一节普通感冒。

【何时就医】

流行性感冒患者如高热持续不退，剧烈咳嗽、咳血痰或脓性痰、呼吸急促、发绀时，应去医院就诊。

第三节 咳 嗽

【概念】

咳嗽是喉部或气管的黏膜受到刺激时迅速吸气，随即强烈地呼气，声带振动而发声的现象。咳嗽是人体清除呼吸道内的分泌物或异物的保护性呼吸反射动作，也可能是某些疾病的症状，剧烈的长期咳嗽还可导致呼吸道出血，长期、频繁、剧烈的咳嗽会影响工作、休息，甚至引起喉痛、音哑等。

【病因】

呼吸道黏膜受到机械的（如黏液、灰尘或异物）、化学的（如烟熏、毒气等）刺激及支气管痉挛引起的肌张力增加时，刺激黏膜表面的神经末梢感受器，引起咳嗽反射而出现咳嗽。

吸入物（尘螨、花粉、真菌、动物毛屑等特异性吸入物，硫酸、二氧化硫等非特异性吸入物）、呼吸道感染、食物（如鱼类、虾蟹、蛋类、牛奶等）过敏、气候改变、精神因素（如情绪激动、紧张不安、怨怒等）以及运动均可引起咳嗽，某些药物也可引起咳嗽。

【症状】

咳嗽可分为干咳和痰咳。干咳是指咳嗽时无痰液咳出或咳出的痰量极少，常见于感冒、吸入刺激性气体、粉尘、异物、肿瘤及心血管疾病、胸膜疾病等；痰咳又称为湿咳，是指咳嗽时有痰液咳出，是呼吸道因各种因素（如生物、物理、化学、过敏等）使黏膜或肺泡充血、水肿，毛细血管通透性增高和腺体杯状细胞分泌增加漏出物、渗出物及黏液浆液、吸入的尘埃及组织坏死产物一起混合成痰，在咳嗽时一并咳出，常见于慢性支气管炎、支气管扩张、肺炎、肺脓肿和空洞型肺结核。一些疾病的咳嗽表现形式如下：

1. 普通感冒的咳嗽多为轻咳、干咳。

2. 流行性感冒的咳嗽为干咳或有少量白痰，多伴有背痛、发热（体温在 39℃ 以上）、头痛、咽痛。

3. 上呼吸道感染多为突发性咳嗽。

4. 百日咳引起的为阵发性咳嗽。

5. 慢性支气管炎、支气管扩张多引起连续性咳嗽。

【自我治疗原则】

1. 由吸入物引起的咳嗽，应避免再次吸入；对由食物过敏引起的咳嗽，应避免再次食入。

2. 季节变换时，进行针对性预防。

3. 避免精神刺激，保持心情平和。

4. 对于干咳及轻度痰咳，选用非处方药物进行治疗。

【合理选用西药非处方药】

严格区别中枢性镇咳药与外周性镇咳药，前者不宜轻易使用，以防止痰液在支气管内潴留而继发感染。

1. 中枢性镇咳药，作用于延髓咳嗽中枢，如氢溴酸右美沙芬制剂。

2. 外周性镇咳药，作用于咳嗽反射弧中的感受器、传入神经、传出神经或效应器，如那可丁制剂。

3. 双重作用镇咳药，枸橼酸喷托维林制剂、磷酸苯丙哌林制剂。

【使用方法】

1. 枸橼酸喷托维林片 具有中枢及外周性镇咳作用，其镇咳作用强度约为可待因的 1/3，除对延髓的呼吸中枢有直接的抑制作用外，还有轻度的阿托品样作用，可使痉挛的支气管平滑肌松弛，减低气道阻力，用于各种原因引起的干咳。规格为 25 mg，成人一次口服 1 片，一日 3 ~ 4 次；5 岁以上儿童一次服 0.5 片，一日 2 ~ 3 次。枸橼酸喷托维林的制剂还有滴丸和糖浆剂。

2. 磷酸苯丙哌林片 为非麻醉性镇咳药，主要阻断肺及胸膜感受器的传入感觉神经冲动，同时也直接对镇咳中枢产生抑制作用，并具有罂粟碱样平滑肌解痉作用，用于治疗急、慢性支气管炎及各种刺激引起的咳嗽，对于各种原因引起的干咳效果较好。规格为 20 mg（以苯丙哌林计），成人每次口服 1 ~ 2 片，一日 3 次。磷酸苯丙哌林还有口服溶液、颗粒、胶囊、缓释片剂。

3. 那可丁片 系外周性镇咳药，抑制肺牵张反射引起的咳嗽，镇咳作用一般维持 4 h，无耐受性和依赖性，用于干咳。片剂规格为 10 mg，成人一次口服 1 ~ 2 片，一日 3 次。那可丁还有糖浆剂。

4. 氢溴酸右美沙芬片 为中枢性镇咳药，可抑制延髓咳嗽中枢而产生镇咳作用，镇咳作用与可待因相等或稍强，一般治疗剂量不抑制呼吸，长期服用无成瘾性和耐受性。用于干咳，包括上呼吸道感染（如感冒和咽炎）、支气管炎等引起的咳嗽。片剂规格为 15 mg，成人一次口服 1 ~ 2 片，一日 3 ~ 4 次。氢溴酸右美沙芬还有分散片、咀嚼片、组释片、糖浆、颗粒剂。

【使用注意事项】

1. 应用镇咳药前，应明确病因，针对病因进行治疗。对于痰多、痰黏稠而咳嗽的患者不宜应用镇咳药，因为用镇咳药后，痰液会变得更黏稠，又抑制了咳嗽反射，患者的痰液就咳不出来，以致痰液阻塞气道，加重病情。如使用了祛痰药，既可以使痰液变稀，易于咳出，改善症状，又可以帮助呼吸道排除刺激物和致病菌，使病情更快地好转。

2. 喷托维林制剂慎用于青光眼及心力衰竭患者，在服药期间不得驾驶机、车、船，不得从事高空作业、机械作业及操作精密仪器。

3. 苯丙哌林制剂慎用于孕妇，服用时需整片吞服，不宜嚼碎，以免引起口腔麻木。

4. 氢溴酸右美沙芬制剂禁用于服用单胺氧化酶抑制剂停药不满两周的患者，慎用于妊娠 3 个月内妇女、有精神病史者及哺乳期妇女、哮喘、痰多、肝肾功能不全患者；服药期间不得驾驶机、车、船，不得从事高空作业、机械作业及操作精密仪器；不得与单胺氧化酶抑制剂及抗抑郁药并用，不宜与酒精及其他中枢神经系统抑制药物并用（因可增强对中枢的抑制作用）。

【何时就医】

咳嗽伴有痰液量多、黏稠，黄（绿）色痰、铁锈色痰患者应去医院就诊。服用镇咳药 7 天症状未缓解，或出现呼吸困难、胸闷等症状时，应去医院就诊。

咳嗽，痰中带血时宜及时就医检查，尤其 40 岁以上中、老年人，吸烟或被动吸烟者更应警惕肺癌。

慢性咳嗽、咳痰伴有发热、病情加重时，应予就医。

疑似肺结核时，应到有经验的结核病防治机构就医。

第四节　咳　　痰

【概念】

咳痰是借助咳嗽将呼吸道内的病理性分泌物、病原体、尘埃等排出体外的现象。

【病因】

痰是呼吸道在受到化学、物理因素的刺激、过敏以及由于一些呼吸道疾病（如感染、支气管扩张、肿瘤等）胸膜病变（如炎症、气胸、肿瘤或胸穿等）、心血管疾病（左心功能不全、肺栓塞）的因素，使气管、支气管、肺泡产生的分泌物或渗出物，有黏液、浆液、脓液、纤维蛋白、坏死组织与不同种类的细菌、病毒、真菌、寄生虫卵等。痰液潴留在呼吸道不仅能使病原体生长繁殖，导致炎症的恶化、扩散或反复继发感染，还可阻塞支气管使通气与换气功能受损而发生缺氧、呼吸困难。

【症状】

痰液根据性状分为黏液性（白色，半透明，糊状）、浆液性（稀薄泡沫状）、脓性痰液；根据颜色有黄色脓性痰、铁锈色痰、淡绿色痰、烂桃样痰、棕褐色（果酱样）痰、棕红色（砖红色）黏稠胶冻、粉红色黏稠乳状痰、粉红色泡沫样痰、臭脓痰、白色黏稠拉丝样、稀薄浆液性含粉皮样物痰等，分别代表由不同的感染或疾病引起，如黄色脓性痰提示呼吸系统有化脓性感染，铁锈色痰见于大叶性肺炎。

【自我治疗原则】

1. 咳嗽伴有咳痰时，应先观察痰的性状和颜色，结合病史，决定是否进行自我药疗或去医院就诊。

2. 慢性支气管炎、哮喘等引起的黏痰以及感冒引起的稀薄白痰可用非处方祛痰药进行治疗，其他性质和颜色的痰液应去医院就诊。

【合理选用西药非处方药】

1. 黏液调节剂，作用于气管和支气管的黏液产生细胞，使分泌物黏滞性降低，痰液变稀而易咳出，如盐酸溴己新和羧甲司坦，用于慢性支气管炎、支气管哮喘等引起的黏痰不易咳出。

2. 痰液溶解剂，可分解痰液中的黏性成分，使痰液液化，黏滞性降低而易咳出，如氨溴索（沐舒坦）、乙酰半胱氨酸。

3. 恶心性祛痰药，如氯化铵、愈创甘油醚属恶心性祛痰药，口服后可刺激胃黏膜，引起轻度恶心，反射性地促进呼吸道腺体的分泌增加，从而使黏痰稀释便于咳出。

4. 刺激性祛痰药，是一些挥发性物质，如桉叶油、安息香酊等，加入沸水中，其蒸气挥发也可刺激呼吸道黏膜，增加分泌，使痰稀释便于咳出。

以上四类祛痰药中，以黏液调节剂和痰液溶解剂为目前最常用的药物。

【使用方法】

1. 盐酸溴己新片　直接作用于支气管腺体，能使黏液分泌细胞的溶酶体释出，从而使黏液中的黏多糖解聚，降低黏液的黏稠度；还能引起呼吸道分泌黏性低的小分子黏蛋白，使痰液变稀，易于咳出。用于慢性支气管炎、哮喘等引起的黏痰不易咳出的患者。规格为 8 mg，成人一次口服 1～2 片，一日 3 次。

2. 羧甲司坦片　作用于支气管腺体的分泌，使低黏度的唾液黏蛋白分泌增加，高黏度的岩藻黏蛋白产生减少，因而使痰液的黏稠性降低而易于咳出。口服起效快，服用 4 h 可见明显疗效。用于治疗慢性支气管炎、支气管哮喘等疾病引起的痰液黏稠、咳痰困难患者。规格 250 mg，2～5 岁儿童一次口服 0.5 片，6～12 岁儿童一次口服 1 片，12 岁以上儿童及成人一次口服 2 片，一日 3 次。羧甲司坦还有颗粒、口服液及相应的儿童制剂。

3. 盐酸氨溴索片　能增加呼吸道黏膜浆液腺的分泌，减少黏液腺分泌，从而降低痰液黏度，促进肺表面活性物质的分泌，增加支气管纤毛运动，使痰液易于咳出。适用于痰液黏稠而不易咳出者。规格 30 mg，成人一次口服 1～2 片，一日 3 次，饭后服。氨溴索还有口服溶液、缓释胶囊。

4. 乙酰半胱氨酸颗粒　其化学结构中的巯基可使黏蛋白的双硫键断裂，降低痰黏度，使痰容易咳出，适用于慢性支气管炎等咳嗽有黏痰而不易咳出的患者。规格为每包 5 g：0.1 g。口服，临用前加少量温水溶解，混匀服用，或直接口服，成人一次 2 包，一日 3 次；儿童一次 1 包，一日 2～4 次。乙酰半胱氨酸还有喷雾剂。

5. 愈创甘油醚片　能刺激胃黏膜反射性引起支气管黏膜腺体分泌增加，降低痰的黏性，使黏痰易于咳出，用于呼吸道感染引起的咳嗽、多痰。规格为每片 0.2 g，成人一次口服 1 片，一日 3～4 次。

6. 氯化铵片　反射性地增加呼吸道黏液的分泌，从而使痰液易于排出，有利于黏痰的清除，用于黏痰不易咳出者。规格为每片 0.3 g。成人一次口服 1～2 片，一日 3 次。溶于水中，饭后服用。

【使用注意事项】

1. 盐酸溴己新片对胃肠道黏膜有刺激性，胃炎或胃溃疡患者慎用。

2. 羧甲司坦制剂禁用于消化道溃疡活动期患者，慎用于有消化道溃疡史者和孕妇、哺乳期妇女。避免同时服用强镇咳药，以免痰液堵塞气道。

3. 盐酸氨溴索制剂慎用于孕妇、哺乳期妇女。避免与中枢性镇咳药（如右美沙芬等）同时使用，以免稀化的痰液堵塞气道。

4. 乙酰半胱氨酸制剂禁用于哮喘患者，慎用于老年患者伴有严重呼吸功能不全者。不可与酸性药物同用，否则可降低本品作用。

5. 愈创甘油醚片禁用于肺出血、肾炎和急性胃肠炎患者、妊娠 3 个月内妇女。慎用于消化道溃疡患者、孕妇及哺乳期妇女。

6. 氯化铵片禁用于肝肾功能严重损害（尤其是肝性脑病、肾衰竭、尿毒症患者）、镰状细胞贫血患者及代谢性酸中毒患者，慎用于肝肾功能异常者及老年患者。

【何时就医】

痰液颜色发生改变，或出现呼吸急促等，或用药 7 天而症状未缓解时，应去医院就诊。

第五节　发　　热

【概念】

发热也称为发烧，是指由于致热原的作用使体温调定点上移而引起的调节性体温升高（超过正常范围 0.5℃）。

正常人体温一般为 36～37℃，成年人清晨安静状态下的口腔体温（简称口温）在 36.3～37.2℃，肛门内体温（简称肛温）36.5～37.7℃；腋窝体温（简称腋温）36～37℃。

发热根据体温高低，分为低热（37.4～38℃）、中等热（38.1～39℃）、高热（39.1～41℃）、超高热（41℃以上）。

每个人的正常体温略有不同，而且受许多因素（时间、季节、环境、月经等）的影响。因此判定是否发热，最好是和自己平时同样条件下的体温相比较。

发热本身不是疾病，而是一种症状。发热时人体免疫功能明显增强，是体内抵抗感染的机制之一，有利于清除病原体，促进疾病痊愈；发热也是疾病的一个标志，对人体也有危害。

【病因】

根据引起发热的原因，发热分为感染性发热和非感染性发热。

感染性发热是细菌、病毒、支原体、真菌、寄生虫等病原体感染机体后引起的发热。非感染性发热是感染以外的疾病引起的发热，这些疾病有变态反应（风湿热、结缔组织疾病、药物热等）、内分泌与代谢障碍（甲状腺功能亢进、重度脱水等）、肿瘤、散热减少疾病（心力衰竭、广泛皮肤病等）、体温调节中枢功能紊乱疾病（中暑、脑出血等）、无菌性坏死组织吸收（如手术、烧伤、血管栓塞或血栓形成致内脏梗死等）。

致热原（病毒、细菌、抗原－抗体复合物、炎性渗出物坏死组织等）激活中性粒细胞、单核细胞、嗜酸性粒细胞，释放有活性的内热源，内热源通过血脑屏障后作用于体温调节中枢（下丘脑），释放前列腺素，使体温调定点上移，导致产热多于散热而出现发热。非致热原引起体温升高的机制是体温调节中枢受损（如中暑）、产热过多的疾病（如甲状腺功能亢进）、散热减少的疾病（如风湿性心脏瓣膜病、心力衰竭）。

【症状】

发热时全身发烫，腋温在 38℃ 以上，脉搏较快，通常伴有全身不适、四肢关节酸痛、畏寒、乏力，感冒发热还有鼻塞、咽干、头痛等。

【自我治疗原则】

1. 发热时应多喝开水或果汁，食物应易消化，如稀饭、汤水、面条等。

2. 发热时先不用退热药，应用物理降温方法，如乙醇或温水进行擦浴（主要在大血管分布的地方，如前额、颈部、腋窝、腹股沟及大腿根部），有条件时可用毛巾包裹冰块（冰棍）敷在额头。

3. 体温超过 38.5℃时，选用适量解热镇痛药物。

【合理选用西药非处方药】

用于发热的药物主要为非甾体解热镇痛抗炎药，如阿司匹林、对乙酰氨基酚、布洛芬、贝诺酯等及其复方制剂。

【使用方法】

1. 阿司匹林制剂　通过抑制前列腺素的合成，产生解热镇痛作用，用于普通感冒或流行性感冒引起的发热，也用于缓解轻至中度疼痛如头痛、关节痛、偏头痛、牙痛、肌肉痛、神经痛、痛经。有片剂、肠溶片、缓释片、咀嚼片、散剂、肠溶胶囊、栓剂等，应根据具体情况选用。

2. 布洛芬制剂　能抑制前列腺素的合成，具有解热镇痛及抗炎作用，用于缓解轻至中度疼痛如头痛、关节痛、偏头痛、牙痛、肌肉痛、神经痛、痛经，也用于普通感冒或流行性感冒引起的发热。有片剂、缓释片、咀嚼片、胶囊、缓释胶囊、混悬液、干混悬剂、滴剂、口服溶液、泡腾片、糖浆、颗粒剂、栓剂，应根据具体情况选用。

3. 贝诺酯制剂　为阿司匹林与对乙酰氨基酚以酯键结合的中性化合物。有解热镇痛作用，不良反应较阿司匹林小，患者易于耐受，口服后在胃肠道不被水解，在肠内吸收并迅速在血中达到有效浓度，特点是很少引起胃肠出血。用于普通感冒或流行性感冒引起的发热，也用于缓解轻至中度疼痛如头痛、关节痛、偏头痛、牙痛、肌肉痛、神经痛、痛经。有片剂、分散片、颗粒、散剂，应根据具体情况选用。

4. 牛磺酸制剂　为中药牛黄的成分之一，作为一种内源性氨基酸是中枢抑制性递质，能调节神经组织兴奋性，亦能调节体温，故有解热、镇静、镇痛、抗炎、抗风湿、抗惊厥等作用；也可提高机体非特异性免疫功能。用于缓解感冒初期的发热。有片剂、胶囊、颗粒、散剂，应根据具体情况选用。

5. 酚咖片　每片含对乙酰氨基酚 250 mg 和咖啡因 32.5 mg，其中对乙酰氨基酚能抑制前列腺素的合成而产生解热镇痛作用；咖啡因为中枢兴奋药，由于它能够收缩脑血管，减轻其搏动的幅度，故与解热镇痛药配伍能增强镇痛效果。用于普通感冒或流行性感冒引起的发热。也用于缓解轻至中度疼痛，如头痛、偏头痛、牙痛、神经痛、肌肉痛、痛经及关节痛等。成人一次口服 2 片，若症状不缓解，间隔 4～6 h 可重复用药一次，24 h 内不超过 4 次。

6. 阿咖酚胶囊　每粒含对乙酰氨基酚 126 mg、阿司匹林 230 mg、咖啡因 30 mg，其中阿司匹林及对乙酰氨基酚均能抑制前列腺素合成，具有解热镇痛作用；咖啡因为中枢兴奋药，能增强上列药物的解热镇痛作用。用于普通感冒或流行性感冒引起的发热，也用于缓解轻至中度疼痛如头痛、关节痛、偏头痛、牙痛、肌肉痛、神经痛、痛经。成人一次口服 1 粒，若持续发热或疼痛，可间隔 4～6 h 重复用药一次，24 h 内不超过 4 次。

对乙酰氨基酚的作用与应用见第一节普通感冒。

【使用注意事项】

1. 阿司匹林制剂禁用于孕妇、哺乳期妇女和哮喘、鼻息肉综合征、对阿司匹林和其他解热镇痛药过敏、血友病或血小板减少症、溃疡病活动期患者，慎用于痛风、肝肾功能减退、心功能不全、鼻出血、月经过多以及有溶血性贫血史的患者和发热伴脱水的患儿。服药期间不得饮酒或含有酒精的饮料，不宜与抗凝血药（如双香豆素、肝素）及溶栓药（链激酶）、口服降糖药、甲氨蝶呤、抗酸药

（如碳酸氢钠）同用。与糖皮质激素（如地塞米松等）同用，可增加胃肠道不良反应。也不宜与其他解热镇痛药同用。

2. 布洛芬禁用于对其他非甾体消炎药过敏者、对阿司匹林过敏的哮喘患者和孕妇、哺乳期妇女，慎用于 60 岁以上、支气管哮喘、肝肾功能不全、凝血机制障碍或血小板功能障碍（如血友病）。服药期间不得饮酒或含有乙醇的饮料，不宜与抗凝药（同用时可导致凝血酶原时间延长，增加出血倾向）、地高辛、甲氨蝶呤、口服降血糖药物同用，也不宜与其他解热镇痛药同用。与呋塞米（呋喃苯胺酸）同用时，后者的排钠和降压作用减弱；与抗高血压药同用时，也降低后者的降压效果。

3. 贝诺酯禁用于对其他解热镇痛药（如阿司匹林）过敏者、严重肝肾功能不全患者，慎用于肝肾功能不全及有严重胃溃疡、肠溃疡病史者。服药期间不得饮酒或含有乙醇的饮料，不宜与口服抗凝药（如华法林和肝素）同时使用，也不宜与其他解热镇痛药同用。

4. 牛磺酸仅限用于发热初起、热度不高的患者使用。

5. 酚咖片禁用于严重肝肾功能不全者，慎用于对阿司匹林过敏者和肝肾功能不全患者、老年患者。服药期间禁止饮酒或含有乙醇的饮料，不能同时服用含有对乙酰氨基酚及其他解热镇痛药的药品（如某些复方抗感冒药）。应用巴比妥类（如苯巴比妥）或解痉药（如颠茄）的患者，长期应用本品可致肝损害；本品与氯霉素同服，可增强后者的毒性；长期大量与阿司匹林或其他非甾体消炎药合用时，有明显增加肾毒性的危险；与抗病毒药齐多夫定（zidovudine）合用时，可增加其毒性，应避免同时应用。

【何时就医】

解热镇痛药用于止痛 5 天、用于退热 3 天时如症状不缓解，或出现胃肠道出血或溃疡、胸痛、气短、无力、言语含糊等情况，或出现皮疹、荨麻疹等过敏反应时，应去医院就诊。

第六节 胃 病

一、恶心、呕吐

【概念】

恶心、呕吐是临床常见的症状。恶心为紧迫欲吐的胃内不适感，可伴有迷走神经兴奋的症状，如皮肤苍白、出汗、流涎、血压降低及心动过缓等。呕吐是胃内容物、胆汁甚至肠内容物经食管、口腔而吐出体外的现象。呕吐可将咽入胃内的有害物质吐出，是机体的一种防御反射，有一定的保护作用，但大多数并非为有害胃内容物引起，而且频繁而剧烈的呕吐可引起脱水、电解质紊乱等并发症。

恶心常为呕吐的前奏，恶心后随之呕吐，但也可仅有恶心而无呕吐，或仅有呕吐而无恶心。

【病因】

恶心、呕吐为复杂的反射动作，可由多种原因引起，按发病机制可分为以下五类。

1. 胃、肠源性，由胃及十二指肠疾病（如急慢性胃肠炎、消化性溃疡、急性胃扩张或幽门梗阻等）、肠道疾病（如急性阑尾炎、各型肠梗阻、急性出血坏死性肠炎、腹型过敏性紫癜等）引起。

2. 反射性，由咽部受到刺激（如吸烟、剧咳、鼻咽部炎症或溢脓、咽部检查、胃镜检查等）、肝胆胰疾病（如急性肝炎、肝硬化、肝淤血、急慢性胆囊炎或胰腺炎等）、腹膜及肠系膜疾病（如急性腹膜炎）以及其他疾病（如肾输尿管结石、急性肾盂肾炎、急性盆腔炎、异位妊娠破裂，心肌梗死、心力衰竭、青光眼、屈光不正等）引起。

3. 中枢性，由颅内感染（如各种脑炎、脑膜炎）、脑血管疾病（如脑出血、脑栓塞、脑血栓形成、高血压脑病及偏头痛等）、颅脑损伤（如脑挫裂伤或颅内血肿）、癫痫（特别是持续状态）以及其他疾病（如可能因尿毒症、肝性脑病、糖尿病酮症酸中毒或低血糖引起脑水肿、颅压升高等）引起。有些药物也可引起恶心、呕吐，如抗菌药、抗肿瘤药、洋地黄、吗啡等可因兴奋呕吐中枢而致呕吐。此外，早期妊娠也可出现呕吐，发生于早晨。

4. 前庭功能障碍，如晕动病。

5. 神经症性呕吐，如胃神经症等。

【症状】

恶心患者有胃内不适感，常有呕吐冲动，但不一定出现呕吐。呕吐常发生于恶心之后，是胃内容物反流入食管，经口吐出。呕吐可分为三个阶段，即恶心、干呕和呕吐，有些呕吐可无恶心或干呕的先兆。

恶心、呕吐常伴有其他症状，这些症状与引起恶心、呕吐的疾病有关：① 伴腹痛、腹泻者多见于急性胃肠炎或细菌性食物中毒、霍乱、副霍乱和各种原因的急性中毒；② 伴右上腹痛及发热、寒战或有黄疸者应考虑胆囊炎或胆石症；③ 伴头痛及喷射性呕吐者常见于颅内高压症或青光眼；④ 伴眩晕、眼球震颤者，见于前庭器官疾病；⑤ 应用某些药物如抗菌药物与抗癌药物等，则呕吐可能与药物不良反应有关；⑥ 已婚育龄妇女，且呕吐在早晨者应注意早孕；⑦ 神经症性呕吐与精神或情绪因素有关，常无恶心先兆，食后即吐，吐后可再进食。

【自我治疗原则】

1. 尽可能明确恶心、呕吐的病因，以便进行对因治疗。

2. 注意饮食卫生，避免食物中毒引起的恶心、呕吐。

3. 对药物引起的恶心、呕吐，应停止应用引起恶心的药物。

4. 选用非处方药进行治疗。

【合理选用西药非处方药】

1. 对消化功能差引起的恶心、呕吐，选用多潘立酮制剂。

2. 对晕动病引起的恶心、呕吐，选用盐酸地芬尼多片、茶苯海明片、氢溴酸东莨菪碱贴片、复方氢溴酸东莨菪碱贴膏、苯巴比妥东莨菪碱片等，也可选用盐酸异丙嗪片。

3. 对早孕引起的恶心、呕吐，选用维生素 B_6 片。

【使用方法】

1. 茶苯海明片　系苯海拉明与氨茶碱的复合物，具有抗组胺作用，可抑制血管渗出，减轻组织水肿，并有镇静和镇吐作用，口服后胃肠道吸收迅速而完全。用于防治晕动病，如晕车、晕船、晕机所致的恶心、呕吐。规格 25 mg。成人一次服 1～2 片。预防晕动病应在出发前 30 min 服药，治疗晕动病时每 4 h 服药 1 次。1 日用量不得超过 12 片。1～6 岁儿童一次服 0.5～1 片，一日不得超过 6 片；7～12 岁儿童一次服 1～2 片，一日不得超过 8 片。

2. 复方氢溴酸东莨菪碱贴膏　每贴含氢溴酸东莨菪碱 0.34 mg、水杨酸甲酯 3.18 mg、樟脑 3.18 mg、薄荷脑 3.18 mg，其中氢溴酸东莨菪碱具有中枢神经抑制作用，能降低前庭神经及内耳功能的敏感性，并抑制胃肠道蠕动，产生镇静、镇吐和抗眩晕作用；樟脑、水杨酸甲酯、薄荷脑具有温和的局部刺激作用。用于防治乘车、船和飞机引起的眩晕、恶心和呕吐等晕动症状。于乘车、船、机前

20 min，取本品贴于翳明或内关双侧穴位。

3. 苯巴比妥东莨菪碱片 每片含苯巴比妥 30 mg、氢溴酸东莨菪碱 0.2 mg，其中氢溴酸东莨菪碱具有中枢神经抑制作用，能降低前庭神经及内耳功能的敏感性，并抑制胃肠道蠕动，产生镇静、镇吐和抗眩晕作用；苯巴比妥具有镇静、催眠作用。用于防治乘车、船和飞机引起的眩晕、恶心和呕吐等晕动病症状。一次口服 1 片，于乘车前 20 min 服用。

4. 维生素 B_6 片 是辅酶的重要组成成分，参与糖、蛋白质、脂肪的正常代谢。并与白细胞、血红蛋白的生成有关，用于预防和治疗维生素 B_6 缺乏症，如脂溢性皮炎、唇干裂。也可用于减轻妊娠呕吐。规格 10 mg。成人一日服 1 ~ 2 片，儿童一日服 0.5 ~ 1 片，连用 3 周。

5. 多潘立酮制剂 见本节四消化不良，盐酸地芬尼多片、氢溴酸东莨菪碱贴片、盐酸异丙嗪片见第十节晕动病。

【使用注意事项】

1. 茶苯海明片禁用于对其他乙醇胺类药物过敏者、孕妇、新生儿及早产儿，慎用于老年人。与食物、果汁或牛奶同服，可减少对胃刺激。服药期间不得驾驶机、车、船，不得从事高空作业、机械作业及操作精密仪器。避免与乙醇（及含有乙醇的饮料）或其他镇静、助眠药同时服用。

2. 复方氢溴酸东莨菪碱贴膏不得贴于皮肤破溃处，老人、儿童、孕妇、哺乳期妇女及青光眼、前列腺肥大、严重心脏病、器质性幽门狭窄、麻痹性肠梗阻以及肝硬化患者在医师指导下使用。

3. 苯巴比妥东莨菪碱片禁用于孕妇、哺乳期妇女和青光眼、前列腺肥大、严重心脏病、器质性幽门狭窄、麻痹性肠梗阻、肝硬化、有卟啉病史、有哮喘史及未控制的糖尿病患者，慎用于老人、儿童。避免与其他中枢抑制药、口服避孕药合用。

【何时就医】

恶心、呕吐伴腹痛、腹泻，右上腹痛及发热、寒战或黄疸，头痛及喷射性呕吐，眩晕、眼球震颤等，应去医院就诊。

二、腹 胀

【概念】

腹胀又称肠胀气，是由于胃肠功能异常，致使胃肠道内的气体不能排出而出现的腹部胀大或胀满不适。

【病因】

引起腹胀的原因有以下一些原因：

1. 食物因素，进食不易消化食物（如豆类）可导致胃内积气，或不消化食物在回肠下端和升结肠内细菌的作用下，引起发酵而产生大量的气体，引起腹胀。

2. 过多饮用含气饮料（如碳酸饮料）或吸入空气。

3. 胃肠道中气体吸收障碍。正常情况下，腹腔内大部分气体，经肠壁血管吸收后，由肺部呼吸排出体外。有些疾病使肠壁血液循环发生障碍，影响肠腔内气体吸收，从而引起腹胀。

4. 胃肠道内气体排出障碍。因某些原因，肠蠕动功能减弱或消失，所以肠腔内的气体排不出体外，因而引起腹胀。

【症状】

腹胀患者可感到腹部的一部分或全腹部胀满，通常伴有一些其他症状，如嗳气、打嗝、肛门排气

（放屁）、口臭等，有时感到腹痛、恶心、厌食。

【自我治疗原则】

1. 少吃或不吃易产气食品，减少饮用含气饮料。

2. 饭后适量运动。

3. 选用非处方药物治疗。

【合理选用西药非处方药】

1. 消化不良引起的腹胀可选用复方消化酶胶囊。

2. 对异常发酵引起的腹胀可选用乳酶生片。

3. 对胃肠动力不足而致的腹胀，可选用多潘立酮片。

4. 对气体吸收或排出障碍而致的腹胀可选用二甲硅油片。

【使用方法】

1. 二甲硅油片　由于本品表面张力小，能改变气泡表面张力，使其破裂，因此能消除胃肠道中的泡沫，使被泡沫潴留的气体得以排除。用于胃肠道胀气。规格为 25 mg、50 mg。成人一次口服 50 mg，一日 3～4 次，餐前和临睡前服。

2. 多潘立酮　见本节"消化不良"。

3. 复方消化酶胶囊　见本节"消化不良"。

4. 药用炭　见本节"腹泻"。

5. 乳酶生片　为活肠球菌的干燥制剂，在肠内分解糖类生成乳酸，使肠内酸度增高，从而抑制腐败菌的生长繁殖，并防止肠内发酵，减少产气，因而有促进消化和止泻作用，用于消化不良、腹胀及小儿饮食失调所引起的腹泻、绿便等。规格 0.3 g，饭前口服，12 岁以上儿童及成人一次 1～3 片，一日 3 次；12 岁以下儿童一日 3 次，年龄 1～3 岁（体重 10～15 kg）小儿一次 0.5～1 片，年龄 4～6 岁（体重 16～21 kg）小儿一次 1～1.5 片，年龄 7～9 岁（体重 22～27 kg）小儿一次 1.5～2 片，年龄 10～12 岁（体重 28～32 kg）小儿一次 1.5～3 片。

【使用注意事项】

1. 乳酶生片为活菌制剂，不应置于高温处。不能与铋剂、鞣酸、药用炭、酊剂等能抑制、吸附或杀灭活肠球菌的药物合用。制酸药、磺胺类或其他抗生素与本品合用时，可减弱其疗效，故应分开服用（间隔 3 h）。

2. 其他药品的使用注意事项见本节"腹泻""消化不良"。

【何时就医】

腹胀伴发热，或服用药物超过 3 天而腹胀未缓解，出现腹痛、呕吐、嗳气、便秘、腹泻、排气或这些症状加重时，应去医院就诊。

三、腹　泻

【概念】

腹泻是因肠道蠕动增加、功能失调而引起的排便次数明显增多，粪质稀薄，水分增加或含有未消化食物或脓血、黏液。腹泻时常伴有排便急迫感、肛门不适、失禁等。

腹泻分急性腹泻和慢性腹泻两类。急性腹泻发病急剧，病程在 2～3 周之内。慢性腹泻指病程在两个月以上或间歇期在 2～4 周内的复发性腹泻。

【病因】

引起急性腹泻的原因有细菌或病毒感染、食物中毒、饮食贪凉（即夏天吃冷食冷饮）、消化不良、腹部着凉等，出行者离开了自己熟悉的生活环境而去到完全陌生的地方，全身及敏感的消化系统都会发生相应的反应和变化也可引起腹泻，称为旅游者腹泻。

引起慢性腹泻的原因有肠道感染性疾病（如慢性细菌性疾病、肠结核、肠道念珠菌病等）、肠道非感染性炎症（如溃疡性结肠炎、放射性肠炎、缺血性结肠炎等）、肿瘤（如大肠癌、结肠腺瘤病、小肠恶性淋巴瘤等）、小肠吸收不良、肠蠕动紊乱（多数为加速）以及药物（称药源性腹泻）。

【症状】

可出现以下情况：大便次数明显增多；粪便变稀，形态、颜色、气味改变，含有脓血、黏液、不消化食物、脂肪，或变为黄色稀水，绿色稀糊，气味酸臭；大便时有腹痛、下坠、里急后重、肛门灼痛等症状。可伴有呕吐、发热、腹痛、腹胀等。

【自我治疗原则】

1. 不吃变质食物，夏天少用冷食冷饮。

2. 热天避免腹部着凉。

3. 注意休息，多喝开水。

4. 选用非处方药自我药疗，适用于轻度腹泻。

【合理选用西药非处方药】

1. 吸附止泻剂，如药用炭片、蒙脱石散。

2. 收敛止泻剂，如鞣酸蛋白片、碱式碳酸铋片。

3. 抗分泌药，如盐酸小檗碱片。

4. 调解水和电解质平衡药，如口服补液盐Ⅰ、口服补液盐Ⅱ。

【使用方法】

1. 药用炭片 本品具有丰富的孔隙，能吸附导致腹泻及腹部不适的多种有毒或无毒的刺激性物质及肠内异常发酵产生的气体，减轻对肠壁的刺激，减少肠蠕动，从而起止泻作用，用于腹泻及胃肠胀气。每片0.2g。口服，成人一次5～15片，一日3次；儿童一次2～4片，一日3次。

2. 蒙脱石散 本品为天然蒙脱石微粒粉剂，具有层纹状结构和非均匀性电荷分布，对消化道内的病毒、病菌及其产生的毒素、气体等有极强的固定、抑制作用，使其失去致病作用；此外对消化道黏膜还具有很强的覆盖保护能力，修复、提高黏膜屏障对攻击因子的防御功能，具有平衡正常菌群和局部止痛作用，用于成人及儿童急、慢性腹泻。制剂规格为3g，口服，成人每次1袋，一日3次；儿童，1岁以下每日1袋，分3次服；1～2岁每日1～2袋，分3次服；2岁以上每日2～3袋，分3次服。服用时将本品倒入半杯温开水（约50mL）中混匀快速服完。治疗急性腹泻时首次剂量应加倍。

3. 鞣酸蛋白片 口服后在肠内经胰蛋白酶分解，缓慢释放出鞣酸，使肠黏膜表层内的蛋白质沉淀，形成一层保护膜而减轻刺激，降低炎症渗透物和减少肠蠕动，起收敛止泻作用。制剂规格为0.5g，一日空腹服用3次，成人一次2～4片；1～3岁儿童（体重10～15kg）一次0.5片，4～6岁儿童（体重16～21kg）一次1片，7～9岁儿童（体重22～27kg）一次2片，10～12岁儿童（体重28～32kg）一次3片。

4. 碱式碳酸铋片 本品为中和胃酸及收敛药，在胃肠道黏膜起保护性的制酸和收敛作用。此外，本品对幽门螺杆菌也有杀灭作用；同时可与肠腔内异常发酵产生的硫化氢结合，抑制肠蠕动，起到止泻作用。用于胃肠功能不全及吸收不良引起的腹泻、腹胀等，也可用于慢性胃炎及缓解胃酸过多引起的胃痛、胃灼热感（烧心）、反酸。制剂规格 0.3 g。饭前服。3 ~ 5 岁儿童，一日 1 ~ 2 片；5 岁以上儿童，一日 2 ~ 3 片；成人，一次 2 ~ 6 片；一日 3 次。

5. 盐酸小檗碱片　除对多种细菌如痢疾杆菌、结核杆菌、肺炎球菌、伤寒杆菌及白喉杆菌等有抑制作用外，近年来研究还发现小檗碱具有抗分泌性腹泻作用，用于肠道感染，如胃肠炎。每片 0.1 g。口服，一日 3 次，成人一次 1 ~ 3 片，1 ~ 3 岁儿童（体重 10 ~ 15 kg）一次 0.5 ~ 1 片，4 ~ 6 岁儿童（体重 16 ~ 21 kg）一次 1 ~ 1.5 片，7 ~ 9 岁儿童（体重 22 ~ 27 kg）一次 1.5 ~ 2 片，10 ~ 12 岁儿童（体重 28 ~ 32 kg）一次 2 ~ 2.5 片。

6. 复方木香小檗碱片　每片含盐酸小檗碱 50 mg、木香 312.5 mg、吴茱萸 125 mg，盐酸小檗碱（黄连素）对多数细菌仅有微弱的抑菌作用，但对痢疾杆菌、大肠杆菌引起的肠道感染有效；木香可行气止痛，调中导滞；吴茱萸具有散寒止痛、助阳止泻作用。用于治疗肠道感染、腹泻。口服，成人一次 2 片，一日 3 次。

7. 口服补液盐 II　本品为复方制剂，每袋 13.95 g，含主要成分氯化钠 1.75 g、氯化钾 0.75 g、枸橼酸钠 1.45 g、无水葡萄糖 10 g，其中钠离子、钾离子是维持体内恒定的渗透压所必需，而恒定的渗透压，则为维持生命所必需，体内的钠和钾如丢失过多，则会出现低钠综合征或低钾综合征。急性腹泻、暑天高温、劳动大量出汗均可导致上述症候。本品可以补充钠、钾及体液，调节水及电解质的平衡。治疗和预防急、慢性腹泻造成的轻度脱水。临用时，将本品 1 包溶于 500 mL 温水中，一般每日服用 3 000 mL，直至腹泻停止。

【使用注意事项】

1. 急性腹泻时，应注意纠正脱水。

2. 鞣酸蛋白、蒙脱石、碱式碳酸铋、药用炭制剂可引起便秘。

3. 鞣酸蛋白、碱式碳酸铋、药用炭制剂对多种药物有吸附作用，不宜同时使用。

4. 小檗碱或含小檗碱的制剂禁用于溶血性贫血患者及葡萄糖 – 6 – 磷酸脱氢酶缺乏患者，慎用于妊娠期前 3 个月。

5. 口服补液盐禁用于少尿或无尿、严重腹泻或呕吐、葡萄糖吸收障碍、肠梗阻、肠麻痹及肠穿孔者，慎用于脑、肾、心功能不全及高钾血症患者。

【何时就医】

腹泻伴有 39℃ 以上发热，或大便中带有黏液、脓血，或伴有腹胀、食欲低下等时需去医院就诊。用药超过 2 ~ 3 天后症状无改善者也应去医院就诊。

四、消 化 不 良

【概念】

消化不良是由于某些原因导致胃肠蠕动减弱，使食物在胃内停滞时间过长而产生的一组症候群，主要表现为腹部胀痛、嗳气等。

【病因】

消化不良可分为功能性消化不良和器质性消化不良。

功能性消化不良发病原因主要与精神心理因素有关，如情绪波动、睡眠和休息不好、烟酒刺激等。功能性消化不良可分为溃疡样消化不良型（以消化性溃疡的症状为特征，但又无溃疡的存在）、动力障碍样消化不良型（以胃潴留症状为特征，可见难以定位的上腹痛或不适，常由进食引起或餐后加重，同时有餐后上腹发胀、早饱、恶心或呕吐、食欲不佳等）、特异性消化不良型（有消化不良症状，但不符合上述两组特征性消化不良者）。

器质性消化不良是指经过检查可明确认定是由某器官病变引起消化不良症状，如肝病、胆道疾病、胰腺疾病、糖尿病等。要针对病因治疗，辅助补充消化酶或者改善胃动力来缓解消化不良症状。

【症状】

通常表现为断断续续地上腹部不适或疼痛、饱胀感、胃灼热感（反酸）、嗳气等。常因胸闷、早饱感、腹胀等不适而不愿进食或尽量少进食，夜里不易安睡。

【自我治疗原则】

1. 消化不良症状发生后应及时检查，确认是否伴随其他疾病。
2. 器质性消化不良要针对病因治疗，辅助补充消化酶或者改善胃动力来缓解消化不良症状。
3. 生活要有规律，遇事要控制情绪，进行自我心理调理。
4. 戒除烟酒，避免食用有刺激性的辛辣食物及生冷食物。
5. 养成良好的生活习惯，不暴饮暴食，避免食用不易消化的食物及饮用各种易产气的饮料。
6. 选用合适的非处方药进行治疗。

【合理选用西药非处方药】

用于治疗消化不良的西药非处方药主要有以下几类：

1. 胃动力药，如多潘立酮片及其分散片、滴剂、混悬液。
2. 消化酶类药，如胃蛋白酶颗粒（片），复方胃蛋白酶颗粒，复方消化酶胶囊，多酶片，复方淀粉酶口服液，淀粉酶口服液，胰酶肠溶胶囊、肠溶片，复方胰酶散。
3. 维生素类，如硝酸硫胺片，干酵母片，食母生片，维生素 B 片（丸），维生素 BT 片。
4. 微生态制剂，如乳酶生片，口服双歧杆菌、嗜酸乳杆菌、肠球菌三联活菌胶囊，枯草杆菌肠球菌二联活菌多维颗粒，口服凝结芽孢杆菌活菌片，口服酪酸梭菌活菌片、胶囊、散剂。
5. 其他的有乳酸菌素片（颗粒），龙胆碳酸氢钠片（散）。

【使用方法】

1. 多潘立酮制剂 直接作用于胃肠壁，可增加胃肠道的蠕动和张力，促进胃排空，增加胃窦和十二指肠运动，协调幽门的收缩，同时也能增强食管的蠕动和食管下端括约肌的张力，抑制恶心、呕吐。用于消化不良、腹胀、嗳气、恶心、呕吐、腹部胀痛。片剂及分散片 10 mg，饭前 15 ~ 30 min 服用，成人一次 10 mg，一日 3 次。儿童应用滴剂或混悬剂。

2. 复方消化酶胶囊 每粒含胃蛋白酶 25 mg、木瓜酶 50 mg、淀粉酶 15 mg、熊去氧胆酸 25 mg、纤维素酶 15 mg、胰蛋白酶 2550 美国药典单位、胰淀粉酶 2550 美国药典单位、胰脂肪酶 412 美国药典单位，其中胃蛋白酶能使蛋白质分解成䏡和多肽；木瓜酶可水解动植物蛋白，提高蛋白质利用率，淀粉酶能直接使淀粉分解为易于吸收的糊精与麦芽糖；熊去氧胆酸能增加胆汁酸分泌，提高胰酶活性，促进食物中脂肪乳化；纤维素酶能降解植物细胞壁，促进营养物质的消化吸收，并能激活胃蛋白酶；胰酶及胰脂酶能将脂肪降解为甘油和脂肪酸，将蛋白质分解为蛋白䏡，将淀粉分解为糊精和糖，从而促进食物消化，驱除肠内气体、消除腹部胀满。用于食欲缺乏、消化不良，包括腹部不适、嗳气、早饱、餐后腹胀、恶心、排气过多、脂肪便，也可用于胆囊炎和胆结石以及胆囊切除患者的消化不良。饭后服，一次 1 ~ 2 粒，一日 3 次。

3. 干酵母片 是啤酒酵母菌的干燥菌体，富含 B 族维生素，对消化不良有辅助治疗作用，用于营养不良、消化不良、食欲缺乏及 B 族维生素缺乏症。片剂 0.3 g（以干酵母计），饭后嚼碎服用，成人一次 3～6 片，儿童一次 1～3 片，一日 3 次。此外，还有 0.2 g 和 0.5 g 片剂。食母生片的作用和用途与干酵母片相同。

4. 口服双歧杆菌、嗜酸乳杆菌、肠球菌三联活菌胶囊　曾用名双歧三联活菌胶囊，本品为双歧杆菌、嗜酸乳酸杆菌、粪链球菌经适当配合而成的活菌制剂，三者组成了一个在不同条件下都能生长、作用快而持久的联合菌群，在整个肠道黏膜表面形成一道生物屏障，阻止致病菌对人体的侵袭，抑制有害菌产生内毒素，维持人体肠道正常的生理功能。用于因肠道菌群失调引起的急慢性腹泻、便秘，也可用于治疗中度急性腹泻，慢性腹泻及消化不良、腹胀。胶囊每粒 0.21 g，成人一次口服 2～4 粒，一日 2 次。

5. 乳酸菌素片　在肠道形成保护层，阻止病原菌、病毒的侵袭；刺激肠道分泌抗体，提高肠道免疫力；选择性杀死肠道致病菌，保护促进有益菌的生长；调节肠黏膜电解质、水分平衡；促进胃液分泌，增强消化功能。用于肠内异常发酵、消化不良、肠炎和小儿腹泻。片剂 1.2 g（按乳酸菌素计），嚼服，成人一次 1～2 片，一日 3 次；小儿一次 0.5 片，一日 3 次。

6. 龙胆碳酸氢钠散　本品为复方制剂，每克含碳酸氢钠 0.6 g，龙胆 0.1 g，龙胆能刺激味觉感受器和胃黏膜，反射性地兴奋下丘脑食欲中枢，引起唾液和胃液分泌增多，使食欲增加；碳酸氢钠为抗酸药，能中和分泌过多的胃酸，二者合用，可起健胃、抗酸之作用。用于食欲缺乏、胃酸过多和消化不良。口服。成人一次 0.5～2 g，一日 3 次。餐后睡前服。

【使用注意事项】

1. 多潘立酮制剂对嗜铬细胞瘤、乳腺癌、机械性肠梗阻、胃肠出血等疾病患者禁用，对孕妇和心脏病患者（心律失常）以及接受化疗的肿瘤患者慎用，哺乳期妇女使用本品期间应停止哺乳。不宜与唑类抗真菌药（如酮康唑、伊曲康唑）、大环内酯类抗生素（如红霉素）、HIV 蛋白酶抑制剂类抗艾滋病药物及奈法唑酮等合用；不宜与抗胆碱能药品（如痛痉平、溴丙胺太林、山莨菪碱、颠茄片等）同用，因会减弱本品的作用；不宜与抗酸药和抑制胃酸分泌的药物同用，因可降低本品的生物利用度。

2. 乳酸菌素制剂不宜与铋剂、鞣酸、药用炭、酊剂等合用，因有吸附作用。

3. 复方消化酶胶囊禁用于急性肝炎患者及胆道完全闭锁患者，服用时可将胶囊打开，但不可嚼碎。铝制剂可能影响本品疗效。

4. 龙胆碳酸氢钠片慎用于妊娠、哺乳期妇女和肝硬化、充血性心力衰竭、肾功能不全、高血压、消化道出血患者。与肠溶片同服时，可使肠溶片加快溶解，不应同用。

5. 微生态制剂应冷藏保存，并避免与抗菌药、抗酸药、铋剂、鞣酸、药用炭、酊剂合用。

6. 服用干酵母、食母生、乳酸菌素时应嚼碎。

【何时就医】

患有肝炎、胃炎、消化性溃疡等消化系统疾病者，应去医院就诊；消化不良伴有吞咽困难者，应去医院就诊。连续服药后症状不见好转时，应去医院就诊。

第七节　便　　秘

【概念】

便秘是多种原因引起的一种临床症状，指大便次数较平时明显减少，粪便干结，粪便量减少，排便费力。

【病因】

便秘从病因上可分为器质性便秘和功能性便秘两类。

器质性便秘的病因主要有：肠管器质性病变，直肠、肛门病变，内分泌或代谢性疾病（如糖尿病、甲状腺功能减退、甲状旁腺疾病等），系统性疾病（如硬皮病、红斑狼疮等），神经系统疾病（如脑卒中等），肠管平滑肌或神经源性病变，结肠神经肌肉病变（如先天性巨结肠、巨直肠等），神经心理障碍，药物性因素（如铁剂、阿片类药、抗抑郁药、抗帕金森病药、钙通道拮抗剂、利尿药以及抗组胺药等）。

功能性便秘，在有便秘史的人群中占50%，其病因与多种因素有关，包括：进食量少或食物缺乏纤维素或水分不足，对结肠运动的刺激减少；因工作紧张、生活节奏过快、工作性质和时间变化、精神因素等干扰了正常的排便习惯；结肠运动功能紊乱所致（常见于肠易激综合征）；腹肌及盆腔肌张力不足，排便推动力不足，难于将粪便排出体外；滥用泻药，形成药物依赖，造成便秘；老年体弱、活动过少、肠痉挛导致排便困难，或由于结肠冗长所致。

【症状】

常表现为便意少，排便次数也少（每周少于2~3次）；排便艰难、费力；排便不畅；大便干结、硬便，排便不净感；便秘伴有腹痛或腹部不适。部分患者还伴有失眠、烦躁、多梦、抑郁、焦虑等精神心理障碍。

【自我治疗原则】

1. 改善生活方式，养成定时排便的习惯，有便意时需及时排便，避免抑制排便。

2. 戒烟酒，避免滥用泻药。

3. 均衡饮食、适量增加膳食纤维、多饮水。

4. 适量的运动。

5. 轻症患者选用非处方药进行自我药疗。

【合理选用西药非处方药】

1. 接触性缓泻药（增加肠蠕动药），如比沙可啶制剂。

2. 膨胀性（容积性）泻药，如羧甲纤维素钠颗粒，适用于慢性便秘患者。

3. 渗透性泻药，如乳果糖口服溶液。

4. 润滑性泻药，如开塞露、甘油栓，适用于小儿及年老体弱者。

5. 其他，如微生态制剂（参见"消化不良"）。

【使用方法】

1. 比沙可啶制剂　为接触性缓泻药，直接作用于大肠，刺激其感觉神经末梢，引起直肠反射性蠕动增强而导致排便，用于急、慢性便秘及习惯性便秘。栓剂10 mg，塞入肛门。成人一次1枚，一日1次。肠溶片5 mg，6岁以上儿童一次口服1片，成人一次口服1~2片，一日1次。整片吞服。

2. 乳果糖口服溶液　在小肠中不被吸收，在结肠中分解生成的酸性代谢物仅小部分被吸收，因此导致肠腔内渗透压升高，水和电解质潴留，肠容积增大，对肠壁产生机械性刺激，再加之酸性代谢物的化学性刺激，从而产生导泻作用，用于慢性功能性便秘。口服液浓度为50%，成人一次服10 mL，一日3次。

3. 羧甲纤维素钠颗粒　在肠腔内，可充分吸收水分而膨胀，刺激肠道平滑肌蠕动而增强排便，在发挥泻下作用时，既不被消化也不被吸收，用于轻、中度便秘的治疗。制剂每袋 2 g，成人一次 2 g，一日 3 次，以温开水一杯（约 240 mL）冲服。

4. 甘油栓　能润滑并刺激肠壁，软化大便，使易于排出，用于年老体弱者便秘的治疗。制剂每枚重 2.0 g，直肠给药（塞入肛门内），成人一次 1 枚。

5. 开塞露　为含山梨醇 42.7% ～47.3%（质量/质量）或甘油 52.8% ～58.3%（质量/质量）的制剂，能润滑并刺激肠壁，软化大便，使易于排出，用于小儿及年老体弱者便秘的治疗。制剂规格为 10 mL、20 mL。将容器顶端刺破或剪开，涂以油脂少许，缓慢插入肛门，然后将药液挤入直肠内，成人一次 20 mL，儿童一次 10 mL。

【使用注意事项】

1. 比沙可啶制剂、乳果糖口服溶液、羧甲纤维素钠颗粒可引起腹部不适或疼痛。

2. 比沙可啶制剂禁用于 6 岁以下儿童、孕妇及急腹症、炎症性肠病患者；不宜与阿片类止痛剂、抗酸药同时服用；不宜长期应用。肠溶片必须整片吞服，不得碾碎或溶解后服用；服药前后 2 h 不得服牛奶或抗酸药。

3. 乳果糖口服液禁用于阑尾炎、肠梗阻以及不明原因的腹痛者，慎用于孕妇。服药期间多饮水。

【何时就医】

便秘伴有便血、贫血、消瘦、发热、黑便、腹痛等和肿瘤家族史者，应去医院就诊。比沙可啶制剂应用 3 天、其他制剂应用 7 天后症状无改善，应去医院就诊。

第八节　慢 性 肝 炎

【概念】

慢性肝炎是指由不同病因引起的，病程持续超过 6 个月以上的肝坏死和炎症，常见于感染肝炎病毒（如乙肝病毒）、长期饮酒、服用肝毒性药物等。临床上可有相应的症状、体征和肝生化检查异常，也可以无明显临床症状，仅有肝组织的坏死和炎症。

【病因】

引起慢性肝炎的病因有以下几种：慢性乙型肝炎、慢性丙型肝炎、自身免疫性肝炎、慢性酒精性肝病、药物性肝病（又称药物性肝损害）。依据病情轻重，可以将慢性肝炎分为轻、中、重度以及慢性重型肝炎。

【症状】

轻、中度慢性肝炎早期症状轻微且缺乏特异性，呈波动性、间歇性，甚至多年没有任何症状。常见的是容易疲劳和胃部不适，易被忽略；偶有患者出现恶心，腹胀、黄疸，尿色深，但依据症状不能判断出慢性肝炎的严重程度。

重度慢性肝炎及慢性重型肝炎患者有尿色深、皮肤巩膜黄染进行性加深，乏力、食欲下降越来越明显时，提示病情恶化，尤其需要警惕慢性重型肝炎的发生。慢性重型肝炎是肝衰竭的表现，可表现为高度乏力、腹胀、黄疸、食欲下降，可出现低蛋白血症，腹水、胸水，腹腔感染，凝血功能下降，上消化道出血，肝性脑病等。

【自我治疗原则】

1. 慢性肝炎的治疗包括多个方面，有去除病因、保肝、抗纤维化等，针对不同的病因进行去除，是慢性肝炎治疗中最重要的原则。

2. 自身免疫性肝炎在保肝药物难以控制的肝功能异常反复时，需去医院就诊。

3. 补充微量元素硒、应用胸腺肽可提高免疫功能。

4. 禁酒，停止服用损伤肝的药物，对于酒精性肝病以及药物性肝病患者尤其重要。

5. 抗纤维化治疗，多为中成药口服制剂，也适用于所有的慢性肝炎患者。

6. 服用保肝药。

【合理选用西药非处方药】

常选用保肝药葡醛内酯片，齐墩果酸胶囊（片），肌苷片（胶囊、颗粒、口服溶液），参维灵片，多烯磷脂酰胆碱胶囊。

【使用方法】

1. 葡醛内酯片　进入机体后可与含有羟基或羧基的毒物结合，形成低毒或无毒结合物由尿排出，有保护肝及解毒作用；另外，葡萄糖醛酸可使肝糖原含量增加，脂肪储量减少。用于急慢性肝炎的辅助治疗。制剂规格为 50 mg、100 mg。口服，成人一次 100～200 mg，一日 3 次；5 岁以下小儿一次 50 mg，5 岁以上一次 100 mg，一日 3 次。

2. 齐墩果酸胶囊　对肝损伤有一定的保护作用，可使升高的血清丙氨酸氨基转移酶下降，促进肝细胞再生，加速坏死组织的修复，用于急、慢性肝炎的辅助治疗。制剂规格为 20 mg，成人急性肝炎一次服 1～2 粒，慢性肝炎一次服 2～4 粒，一日 3 次。齐墩果酸片的作用、用量与胶囊相同。

3. 肌苷片　肌苷在体内参与细胞能量代谢和蛋白质合成，提高相关代谢酶的活性，改善肝功能，促进受损肝的恢复。用于急、慢性肝炎的辅助治疗。制剂规格为 0.2 g，成人一次服 1～3 片，儿童一次服 1 片，一日 3 次。胶囊、颗粒、口服溶液的作用、用量与片剂相同。

4. 参维灵片　每片含灵芝菌干粉 0.5 g、蘑菇浸膏粉 1 g、维生素 B_6 10 mg、人参粉 0.5 g，能增加机体免疫力，增强机体应激能力，用于慢性支气管炎、哮喘、慢性肝炎、神经衰弱、失眠、食欲缺乏、白细胞减少的辅助治疗。一次口服 2 片，一日 3 次。

5. 多烯磷脂酰胆碱胶囊　是从植物中提取的，对乙醇、脂环醇、四氯化碳、对乙酰氨基酚、氨基半乳糖等诱导的急性肝损伤有保护作用，对乙醇、硫代乙酰胺、有机溶剂所致的脂肪变性和纤维化有抑制作用，可以加速细胞膜的再生和稳定，抑制脂质过氧化，抑制胶原合成。用于辅助改善中毒性肝损伤（如药物、毒物、化学物质和乙醇引起的肝损伤等）以及脂肪肝和肝炎患者的食欲下降、右上腹压迫感。制剂规格为 228 mg，12 岁以上的儿童、青少年和成年人开始时每日 3 次，每次 2 粒，每日服用量最大不能超过 6 粒。服用一段时间后，剂量可减至每日 3 次，每次 1 粒维持。随餐服用，用足够量的液体整粒吞服。

【使用注意事项】

1. 服用保肝药时，偶有胃部不适。

2. 多烯磷脂酰胆碱胶囊禁用于对大豆制剂、磷脂酰胆碱过敏的患者。服用期间可能会出现过敏反应。

【何时就医】

慢性肝炎患者第一次服用保肝药前应进行相关检查，治疗期间应定期到医院检查，以了解肝功能变化情况及用药疗效。治疗期间出现药物不良反应，或病情加重，应到医院就诊。

第九节 贫 血

【概念】

贫血是指人体外周血中红细胞容积［即单位容积内血红蛋白、红细胞和（或）红细胞比积］减少，低于正常范围下限的一种常见的临床症状。

贫血根据病因可分为缺铁性贫血（铁缺乏引起）、巨幼红细胞性贫血（叶酸缺乏引起）、镰刀形贫血症（血细胞形态的改变引起）、再生障碍性贫血（骨髓的造血机能降低引起）、溶血性贫血（红细胞过多的破坏或损失引起），其临床表现、治疗方法各不相同。此处主要指缺铁性贫血，是指机体对铁的需求与供给失衡，导致体内贮存铁耗尽，继之红细胞内铁缺乏从而引起的贫血，是最常见的贫血。

【病因】

引起缺铁性贫血的原因有以下三个方面：

1. 需铁量增加而铁的摄入不足，不同年龄或不同生理时期的人对铁的需要量不同，如婴幼儿、青少年、妊娠和哺乳期妇女。铁的需要量增加时，若不通过食物进行补充，易造成缺铁性贫血。

2. 铁的吸收障碍，铁的吸收在十二指肠及空肠上段，在胃大部切除术后，胃酸分泌不足，且食物快速进入空肠，绕过铁的主要吸收部位（十二指肠），使铁吸收减少。此外，长期不明原因腹泻、慢性肠炎等均可造成铁吸收障碍而发生缺铁性贫血。

3. 铁丢失过多，一些慢性疾病可使铁丢失，若得不到纠正则造成缺铁性贫血，如慢性胃肠道失血（包括痔疮、胃及十二指肠溃疡、食管裂孔疝、消化道息肉、胃肠道肿瘤、寄生虫感染、食管/胃底静脉曲张破裂等）、月经量过多（宫内放置节育环、子宫肌瘤及月经失调等妇科疾病）、咯血和肺泡出血（肺含铁血黄素沉着症、肺出血－肾炎综合征、肺结核、支气管扩张、肺癌等）、血红蛋白尿（阵发性睡眠性血红蛋白尿、冷抗体型自身免疫性溶血、心脏人工瓣膜、行军性血红蛋白尿等）及其他（遗传性出血性毛细血管扩张症、慢性肾衰竭行血液透析、多次献血等）。

【症状】

缺铁性贫血患者通常有以下表现：乏力、疲倦、头晕、头痛、记忆力减退、眼花、耳鸣、心悸、气短、食欲下降；皮肤苍白、心率增快，有些患者还可见精神行为异常，如烦躁、易怒、注意力不集中、异食癖；体力、耐力下降；易感染；儿童生长发育迟缓、智力低下；黏膜组织变化（如口腔炎、舌炎、舌乳头萎缩、口角皲裂等）；毛发干枯、脱落；皮肤干燥、皱缩；外胚叶组织营养缺乏表现，如皮肤干燥、角化、萎缩、无光泽；毛发干燥、脱落、易断；指甲不光整，脆薄易裂，扁平甚至反甲（匙状甲，凹下呈勺状）。

此外，还可有引起缺铁性贫血的原发病表现，如妇女月经量多，消化道溃疡、肿瘤、痔疮导致的黑便、血便、腹部不适，肠道寄生虫感染导致的腹痛、大便性状改变，肿瘤性疾病的消瘦，血管内溶血的血红蛋白尿等。

【自我治疗原则】

1. 加强婴幼儿、青少年和妇女的营养保健，如对婴幼儿及早添加含铁丰富的食品（如蛋类、肝、菠菜等），青少年要纠正偏食，孕妇、哺乳期妇女要补充铁剂。

2. 查找原发病，并积极进行治疗，如寄生虫感染、恶性肿瘤、消化道溃疡。

3. 使用非处方药进行治疗。

【合理选用西药非处方药】

治疗缺铁性贫血的铁剂有无机铁和有机铁两类，无机铁主要为硫酸亚铁；有机铁剂有琥珀酸亚铁、葡萄糖酸亚铁、枸橼酸铁铵、山梨醇铁、蔗糖铁、富马酸亚铁、右旋糖酐铁和多糖铁复合物。此外，还有铁剂与其他药物（如维生素）组成的复方制剂。

【使用方法】

1. 硫酸亚铁制剂　用于各种原因（如慢性失血、营养不良、妊娠、儿童发育期等）引起的缺铁性贫血。片剂规格 0.3 g（以铁计 60 mg）。成人：预防用，一次口服 1 片，一日 1 次；治疗用，一次口服 1 片，一日 3 次。饭后服。此外，还有含片、缓释片、糖浆。

2. 琥珀酸亚铁片　用于缺铁性贫血的预防和治疗。规格 0.1 g。用于预防：成人一日服 1 片，孕妇一日服 2 片，儿童一日服 0.5 片；用于治疗：成人一日服 2 ~ 4 片，儿童一日服 1 ~ 3 片，分次服用。

3. 葡萄糖酸亚铁制剂　作用温和，吸收率高，用于预防和治疗各种原因引起的缺铁性贫血。胶囊规格 0.3 g。用于预防：成人一日服 1 粒。用于治疗：成人一次服 1 ~ 2 粒，一日 3 次。胶囊还有 0.25 g 和 0.4 g 规格。葡萄糖酸亚铁也有片剂和糖浆可供应用。

4. 富马酸亚铁制剂　含铁量高，起效快，不良反应小，用于缺铁性贫血。片剂 0.2 g（以铁计 66 mg）。预防用：一日服 1 片；治疗用：一次服 1 ~ 2 片，一日 3 次。此外，还有颗粒、胶囊、混悬液、咀嚼片。

5. 右旋糖酐铁片　用于慢性失血、营养不良、妊娠、儿童发育期等引起的缺铁性贫血。规格 25 mg（以铁计）。成人一次服 2 ~ 4 片，一日 1 ~ 3 次，饭后服。

6. 多糖铁胶囊　用于治疗单纯性缺铁性贫血。规格 0.15 g（以铁计）。成人一日 1 次，一次 1 ~ 2 粒。本品极少出现胃刺激或便秘。

7. 维铁缓释片　每片含硫酸亚铁 525 mg、维生素 C 500 mg、烟酰胺 30 mg、泛酸钙 10 mg、维生素 B_1 6 mg、维生素 B_2 6 mg、维生素 B_6 5 mg、维生素 B_{12} 50 μg，其中维生素 C 既可促进铁的吸收，还参与人体重要的生理作用；B 族维生素则是体内多种酶的组成成分，参与多种代谢。用于明确原因的缺铁性贫血。成人一次服 1 片，一日 1 次。饭后口服。

8. 维铁片　每片含硫酸亚铁 525 mg、维生素 C 500 mg、烟酰胺 30 mg、泛酸钙 10 mg、维生素 B_1 6 mg、维生素 B_2 6 mg、维生素 B_6 5 mg、维生素 B_{12} 25 μg。用于明确原因的缺铁性贫血及 B 族维生素的补充。成人一次服 1 片，一日 1 次。饭后吞服。

【使用注意事项】

1. 铁剂在确诊为缺铁性贫血后使用。

2. 铁剂禁用于胃溃疡与十二指肠溃疡、溃疡性结肠炎患者，血色素沉着症、含铁血黄素沉着症患者，对铁制剂过敏者及非缺铁性贫血患者禁用；慎用于肝炎、急性感染、肠道炎症、胰腺炎及消化性溃疡等患者。

3. 服用铁剂期间不要饮浓茶及食用含鞣酸过多的食物。

4. 片剂、胶囊应整片（粒）吞服，不得碾碎或咀嚼后服用。

5. 宜在饭后或饭时服用，以减轻胃部刺激。

6. 用于日常补铁时，应采用预防量。

7. 铁剂与维生素 C 同服，有利于吸收；与磷酸盐类、四环素类及鞣酸等同服，可妨碍铁的吸收。

铁剂减少左旋多巴、卡比多巴、甲基多巴及喹诺酮类药物的吸收。

8. 铁剂可减少肠蠕动，引起便秘，并排黑便。

【何时就医】

治疗期间应定期去医院检查血象和血清铁水平，以便及时停止用药。

第十节　晕　动　病

【概念】

晕动病是指乘坐汽车、轮船、飞机等交通工具时，出现冷汗、恶心、呕吐、头晕等症状群，又称为运动病。根据乘坐的交通工具不同，分别称为晕车、晕船、晕机。旅行结束后以上症状会消失。

【病因】

由于乘坐交通工具时，内耳迷路不适应强烈机械震动所致。当乘坐的交通工具发生旋转或转弯时（如汽车转弯，飞机作圆周运动），或发生直线加（减）速度变化，如汽车启动、加减速刹车、船舶晃动、颠簸，电梯和飞机升降时，这些刺激转变为电信号后向前庭中枢传递并感知。这些前庭电信号的产生、传递在一定限度和时间内人们不会产生不良反应，但每个人对这些刺激的强度和时间的耐受性有一个限度，这个限度就是致晕阈值，如果刺激超过了这个限度就要出现晕动病症状。

【症状】

在乘坐汽车、轮船、飞机和其他交通工具运行数分钟至数小时后发生。初时感觉上腹不适，继有恶心、面色苍白、出冷汗，旋即有眩晕、精神抑郁、唾液分泌增多和呕吐。可有血压下降、呼吸深而慢、眼球震颤。症状一般在停止运行或减速后数十分钟和几小时内消失或减轻。亦有持续数天后才逐渐恢复，并伴有精神萎靡、四肢无力。重复运行或加速运动后，症状又可再度出现。但经多次发病后，症状反可减轻，甚至不发生。

【自我治疗原则】

1. 选择环境安静、通风良好的位置乘坐。

2. 坐位时头部紧靠在固定椅背或物体上，避免较大幅度的摇摆。

3. 发病时宜闭目仰卧。

4. 避免进食过多或饮酒过量。

5. 乘坐交通工具前使用非处方药预防。

【合理选用西药非处方药】

1. 组胺 H_1 受体拮抗剂，如异丙嗪、苯海拉明、茶苯海明制剂。

2. 中枢性胆碱受体拮抗剂，如氢溴酸东莨菪碱贴片、盐酸苯环壬酯片。

3. 调解前庭系统功能药，如盐酸地芬尼多片。

【使用方法】

1. 盐酸异丙嗪片　为组胺 H_1 受体拮抗剂，能对抗过敏反应所致的毛细血管扩张，降低毛细血管的通透性，缓解支气管平滑肌收缩所致的喘息，也具有明显的中枢抑制作用，能增加麻醉药、镇痛药、催眠药和局麻药的作用。用于以下疾病：皮肤黏膜过敏，如长期的、季节性的过敏性鼻炎、血管舒缩性鼻炎、过敏性结膜炎，荨麻疹、食物过敏、皮肤划痕症；晕动病，如晕车、晕船、晕飞机；恶心、呕吐。制剂规格为 12.5 mg，一次服 1 片，一日 2~3 次。

2. 盐酸苯海拉明片　为乙醇胺的衍生物，可与组织中释放出来的组胺竞争效应细胞上的 H_1 受体，从而阻止过敏反应的发作，解除组胺的致痉和充血等作用，也有较强的镇吐作用，用于皮肤黏膜的过敏，如荨麻疹、过敏性鼻炎、皮肤瘙痒症、药疹，对虫咬症和接触性皮炎也有效，亦可用于预防和治疗晕动病。规格为 25 mg，成人一次口服 1 片，一日 2 ~ 3 次。用于防治晕动病时，宜在旅行前 1 ~ 2 h，最少 30 min 前服用。

3. 茶苯海明制剂　系苯海拉明与氨茶碱的复合物，具有抗组胺作用，可抑制血管渗出，减轻组织水肿，并有镇静和镇吐作用，用于防治晕动病，如晕车、晕船、晕机所致的恶心、呕吐。制剂有片剂和含片，片剂为 25 mg、50 mg，成人一次口服 25 ~ 50 mg。预防晕动病应在出发前 30 min 服药，治疗晕动病时每 4 h 服药 25 mg。1 日用量不得超过 300 mg。1 ~ 6 岁儿童一次 12.5 ~ 25 mg，一日不得超过 150 mg；7 ~ 12 岁儿童一次 25 ~ 50 mg，一日不得超过 200 mg。含片为 20 mg、40 mg，当开始出现恶心、呕吐、眩晕等症状时含服，成人一次 20 ~ 40 mg，一日 3 ~ 6 次，成人一日不超过 240 mg；7 ~ 12 岁儿童一次 10 mg，一日 3 ~ 6 次，一日不超过 120 mg。

4. 氢溴酸东莨菪碱贴片　具有中枢抑制作用，降低前庭神经、内耳功能，并抑制胃肠道蠕动，产生镇静、镇吐和抗眩晕症的作用，用于防治乘车、船和飞机引起的眩晕、恶心和呕吐等晕动病症状。每贴 1.2 mg、1.5 mg。在出发前 5 ~ 6 h 贴于耳后无发皮肤上，成人一次 1 贴，10 岁以上儿童，一次 3/4 贴；10 岁以下儿童，一次 1/2 贴。

5. 盐酸苯环壬酯片　系中枢抗胆碱药，它能阻断乙酰胆碱对脑内毒蕈碱受体（M 受体）和烟碱受体（N 受体）的激动作用。能通过血脑屏障，具有预防晕动病作用，用于预防晕车、晕船及晕机。每片 2 mg，成人在乘车（船、机）前半小时服 1 片，必要时 4 ~ 5 h 后再服 1 片。

6. 盐酸地芬尼多片　改善椎基底动脉供血，调节前庭系统功能，抑制呕吐中枢，有抗眩晕及镇吐作用，用于防治多种原因或疾病引起的眩晕、恶心、呕吐，如乘车、船、机时的晕动病等。每片 25 mg，成人治疗晕动病一次服 1 ~ 2 片，一日 3 次。预防晕动病应在出发前 30 min 服药。

7. 其他　还有苯海拉明薄荷脑糖浆、复方氢溴酸东莨菪碱贴膏。

【使用注意事项】

1. 服用组胺 H_1 受体拮抗剂的患者，在服药期间不得驾驶机、车、船和从事高空作业、机械作业及操作精密仪器。

2. 组胺 H_1 受体拮抗剂禁用于新生儿、早产儿，慎用于妊娠、哺乳期妇女，老年人；苯海拉明还禁用于重症肌无力、闭角型青光眼、前列腺肥大及对其他乙醇胺类药物高度过敏者，不宜用于幽门十二指肠梗阻、消化性溃疡所致的幽门狭窄、膀胱颈狭窄、甲状腺功能亢进、心血管病、高血压、下呼吸道感染（如支气管炎、气管炎、肺炎）及哮喘；异丙嗪慎用于急性哮喘、膀胱颈梗阻、骨髓抑制、心血管疾病、昏迷、闭角型青光眼、肝肾功能不全、高血压、胃溃疡、前列腺肥大、幽门或十二指肠梗阻、多痰、癫痫及黄疸等患者。

3. 氢溴酸东莨菪碱贴片禁用于青光眼、前列腺肥大、严重心脏病、器质性幽门狭窄或麻痹性肠梗阻患者和哺乳期妇女，慎用于老年人、孕妇；盐酸苯环壬酯片慎用于前列腺肥大患者。

4. 盐酸地芬尼多片禁用于 6 个月以内婴儿、肾功能不全患者，慎用于青光眼、胃肠道梗阻或泌尿道梗阻性疾病以及心动过速患者和孕妇。

【何时就医】

服用抗晕动药后无效，下车、船后仍然头晕、恶心、呕吐，持续不缓解，胸闷、胸痛持续不缓解，视力模糊应去医院就诊。

第十一节　失　　眠

【概念】

失眠又称睡眠障碍，通常指患者对睡眠时间和（或）质量不满足并影响白天社会功能的一种主观体验。临床常见的失眠形式有：① 睡眠潜伏期延长：入睡时间超过 30 min。② 睡眠维持障碍：夜间觉醒次数≥2 次或凌晨早醒。③ 睡眠质量下降：睡眠浅、多梦。④ 总睡眠时间缩短：通常少于 6 h。⑤ 日间残留效应（diurnal residual effects）：次晨感到头昏、精神不振、嗜睡、乏力等。

失眠根据病程分为 3 类：① 急性失眠：病程小于 4 周。② 亚急性失眠：病程大于 4 周，小于 6 个月。③ 慢性失眠：病程大于 6 个月。

【病因】

引起失眠的原因主要有以下几种：

1. 疾病，如心脏病、肾病、哮喘、溃疡病、关节炎、骨关节病、肠胃病、高血压、睡眠呼吸暂停综合征、甲状腺功能亢进、夜间肌阵挛综合征、大脑疾病、疼痛等均可引起失眠。

2. 不良的生活习惯，如睡前饮茶、喝咖啡、吸烟等。酒精干扰人的睡眠结构，使睡眠变浅；戒酒也会因戒断反应引起失眠。

3. 环境的改变，如乘坐车、船、飞机时睡眠环境的变化，卧室内强光、噪声、过冷或过热会引起失眠。

4. 心理、精神因素，如焦虑、烦躁不安或情绪低落、心情不愉快等，也是引起失眠的重要原因。生活的打击、工作与学习的压力、未遂的意愿及社会环境的变化等，会使人产生心理和生理反应，导致神经系统的功能异常，造成大脑的功能障碍，从而引起失眠。

5. 药物因素，如中枢兴奋药物、减肥药苯丙胺、甲基多巴、可乐定等降血压药，普萘洛尔（心得安）、普鲁卡因胺、吡二丙胺等抗心律失常药，呋塞米（速尿）、氢氯噻嗪等利尿药，丙咪嗪、多塞平（多虑平）、阿米替林、哌甲酯（利他林）等抗抑郁药，氨茶碱、麻黄碱等平喘药，碘塞罗宁、甲状腺粉等激素类药，喹诺酮类抗菌药等会引起失眠。长期服用催眠药，一旦戒掉，也会出现戒断症状而失眠。

【症状】

失眠通常表现为入睡困难，睡眠质量差（不能熟睡，多梦，时睡时醒），睡眠时间短（过早地醒来，醒后不能再继续入睡），容易被惊醒，有的失眠者对声音、灯光敏感，严重者整夜不能入睡，次日感觉全身乏力、倦怠、头昏、思睡、注意力不集中等。

【自我治疗原则】

1. 保持良好的乐观心态，建立健康的睡眠习惯。对社会竞争、个人得失等有充分的认识，避免因挫折致心理失衡；白天进行适度的体育锻炼，避免经常熬夜，养成按时睡觉、按时起床的习惯等。

2. 治疗原发疾病，失眠继发或伴发于其他疾病时，应同时治疗该疾病。

3. 避免各种诱因，如避免睡前饮咖啡、浓茶及吸烟、饮酒等，避免服用引起失眠的药物。

不同类型的失眠按不同的原则治疗：急性失眠应早期药物治疗；亚急性失眠应早期药物治疗联合认知行为治疗；慢性失眠建议咨询相关专家。如以迅速缓解症状为目的，则只需临时或间断用药。

镇静催眠药物的应用，以"按需治疗"和"小剂量间断"为原则。"按需用药"的原则是根据患者白天的工作情况和夜间的睡眠需求，考虑使用短半衰期的镇静催眠类药物，强调镇静催眠药物可在症状出现的晚上使用，待症状稳定后不推荐每天晚上用（推荐间断性或非连续性使用）。有临床证据的能"按需使用"镇静催眠药物，具体策略是：① 预期入睡困难时，于上床前 15 min 服用；② 根据夜间睡眠的需求，于上床 30 min 后仍不能入睡时，或比通常起床时间早 5 h 醒来，无法再次入睡时服用；③ 根据白天活动的需求，即当第 2 天白天有重要工作或事情时服用。

【合理选用西药非处方药】

用于失眠的西药非处方药有 10 种左右，应根据不同的情况选用。

对焦虑、紧张、激动及慢性疲劳所引起的烦躁失眠，可选用氯美扎酮片。

对神经衰弱引起的失眠可选用谷维素片、天麻蜜环菌胶囊、复方五味子片（糖浆）、复方刺五加硫胺片、四维王浆葡萄糖颗粒。

对伴有疼痛的失眠，可选用罗通定片、乙酰天麻素片、延胡索乙素片。

对失眠伴随的偶发性头痛和轻度疼痛，可选用氨酚拉明片。

【使用方法】

1. 氯美扎酮　具有抗焦虑、镇静、催眠、缓解肌肉紧张的作用，适用于情绪紧张、恐惧焦虑、烦躁失眠。剂型为片剂，每片 0.1 g 或 0.2 g，睡前服 0.1 g 或 0.2 g。

2. 谷维素　具有调节自主神经功能失调和内分泌平衡障碍的作用，适用于神经症、经前期紧张综合征、更年期综合征的失眠。剂型为片剂，每片 10 mg，一日服用 3 次，一次 10～30 mg。

3. 罗通定　具有镇痛、镇静、催眠及安定作用，镇痛作用，适用于疼痛引起的失眠。剂型为片剂，每片 30 mg 或 60 mg，一日服用 3 次，一次 30～90 mg。

【使用注意事项】

1. 用西药非处方药治疗失眠，一般连续使用不超过 5～7 天。

2. 驾驶机、车、船，从事高空作业、机械作业及操作精密仪器者工作期间慎用。

3. 孕妇、哺乳期妇女慎用，儿童在医师指导下应用。

4. 服药期间不宜与其他镇静催眠药物合用，也不宜饮酒。氯美扎酮还不宜与氯丙嗪合用。

【何时就医】

服药后症状未改善或加重，出现不良反应，以及亚急性失眠、慢性失眠患者应去医院就诊。

第十二节　疼痛（头痛、关节痛）

【概念】

疼痛是临床最常见的症状之一，是一种复杂的生理、心理活动，指伤害性刺激作用于机体而引起的痛感觉及机体对伤害性刺激的痛反应［躯体运动性反应和（或）内脏自主性反应，常伴随有强烈的情绪色彩］。

根据疼痛出现的部位，可将其分为头痛、关节痛、肌肉痛、神经痛、牙痛、月经痛、胸痛、颈肩痛、腰腿痛、腹痛等。在此主要指头痛、关节痛。

头痛是指额、顶、颞及枕部的疼痛。国际头痛学会将头痛分为 3 类，即原发性头痛（多为功能障碍而无结构损害，是最常见的疼痛类型），继发性头痛（局部器质性损害或全身性疾病的一种症状，包括感染、肿瘤、创伤、脑血管病等），颅神经痛、中枢性或原发性面痛和其他头痛。

关节痛是关节本身或全身性病变所引起的关节部位的痛感觉。关节痛可分为急性关节痛和慢性关节痛，前者以关节及其周围的炎性反应为主，后者以关节增生及骨质增生为主。

【病因】

头痛可见于多种疾病，大部分无特殊意义，例如全身感染引起的发热性疾病。精神紧张、过度疲劳也可有头痛，但反复发作的持续性头痛，可能是某些器质性疾病的信号。引起头痛的原因可分为4类：

1. 颅脑病变，有中枢神经系统感染（如脑膜炎、脑膜脑炎、脑炎、脑脓肿等）、血管病变（如蛛网膜下腔出血、脑出血、脑血栓形成、脑栓塞、高血压脑病、脑供血不足、脑血管畸形、血栓闭塞性脉管炎等）、颅内占位性病变（如脑肿瘤、颅内转移癌、颅内白血病浸润、胶囊虫病等）、颅脑外伤（如脑震荡、脑挫伤、硬膜下血肿、颅内血肿、脑外伤后遗症、其他疾病（如偏头痛、丛集性头痛、头痛型癫痫）等。

2. 颅外病变，有颅骨疾病（如颅底凹入症、颅骨肿瘤）、颈椎病及其他颈部疾病、神经痛（如三叉神经痛、舌咽神经痛及枕神经痛）以及眼、耳、鼻和牙疾病所致的头痛。

3. 全身性疾病，有急性感染（如普通感冒、流行性感冒、伤寒、肺炎等）、心血管疾病（如高血压、心力衰竭）、中毒（如铅、酒精、一氧化碳、有机磷、药物等）、其他疾病（如尿毒症、低血糖、贫血、肺性脑病、系统性红斑狼疮、月经期及绝经期头痛、中暑等）。

4. 神经症，如神经衰弱及癔症性头痛。

关节痛的原因较多，包括外伤（有急性损伤、慢性损伤）、感染、变态反应和自身免疫（如类风湿关节炎、过敏性紫癜和结核菌感染后反应性关节炎）、退行性关节病（又称增生性关节炎或肥大性关节炎）、代谢性骨病（如骨质疏松、痛风等）、骨关节肿等。

【症状】

头痛可表现为整个头部或局部（如额部、侧部、后部、顶部）疼痛，不同的疾病引起的疼痛表现和伴随症状不一，如神经痛呈电击样、火烧样，血管性头痛呈搏动性痛、跳痛，紧张型头痛呈钝痛或紧箍感；全身或颅内感染性疾病可伴有发热，高颅压性脑血管病可伴有剧烈恶心、呕吐。神经衰弱引起的头痛不剧烈，但持续时间较长。

同头痛一样，不同疾病引起的关节痛表现和伴随症状表现不一：急性外伤性关节痛在外伤后即出现受损关节疼痛肿胀功能障碍，慢性外伤性关节炎有明确的外伤史，反复出现关节痛，常由过度活动和负重及气候寒冷刺激等诱发，药物和物理治疗后缓解。化脓性关节炎起病急，有关节红、肿、热、痛；结核性关节炎伴疲劳低热、盗汗和食欲下降，活动后疼痛加重。风湿性关节炎起病急剧，膝、踝、肩、髋关节红、肿、热、痛，呈游走性。类风湿关节炎多由一个关节起病，以手中指指间关节首发疼痛，继则出现其他关节和腕关节的疼痛，常对称性，活动受限制，有僵硬感，早晨为重称晨僵，可伴全身发热，晚期可肌肉萎缩关节软骨增生而畸形。退行性关节炎早期表现为步行、久站和天气变化时关节疼痛，休息后可缓解，有摩擦感，活动时有弹响。痛风性关节炎常在饮酒、劳累、高嘌呤饮食后出现急性关节剧痛，常夜间痛醒。

【自我治疗原则】

1. 养成良好的工作与生活习惯，如避免关节长时间保持在一个位置（如驾车、使用电脑等）。

2. 对疼痛情况应进行简单判断，对头痛应根据疼痛性质、部位、时间性、程度、先兆症状和其他伴随症状、诱发加重或减轻的因素进行判断，对关节痛根据疼痛出现时间、诱因、部位、缓急程度和性质、加重与缓解因素、伴随症状、职业与居住环境、慢性病史及用药史进行判断，以了解是否为继发性。

3. 对无明显诱因，或感冒、神经衰弱等引起头痛，以及慢性损伤、风湿或类风湿关节炎、退行性骨关节病、痛风引起的关节痛可选用非处方药进行治疗。

【合理选用西药非处方药】

用于疼痛的主要为非甾体消炎药（阿司匹林、对乙酰氨基酚、布洛芬、贝诺酯、双氯芬酸、双水杨酯）及其复方制剂。头痛患者还用选用延胡索乙素、罗通定。

【使用方法】

1. 酮洛芬制剂　能抑制前列腺素合成，具有镇痛和抗炎作用，用于缓解轻至中度疼痛，如关节痛、神经痛、肌肉痛、偏头痛、头痛、痛经、牙痛。片剂 50 mg，成人一次口服 1 片，一日 3 次。胶囊规格为 25 mg、50 mg，用法用量与片剂相同。

2. 萘普生制剂　可抑制前列腺素的合成而发挥抗炎镇痛作用，用于缓解轻至中度疼痛，如关节痛、神经痛、肌肉痛、偏头痛、头痛、痛经、牙痛。制剂有片（多种规格）、缓释片、分散片、胶囊、缓释胶囊、肠溶微丸胶囊、颗粒，应根据情况选用。

3. 双氯芬酸钾片　通过抑制前列腺素的合成而产生镇痛、抗炎、解热作用，用于快速缓解轻至中度疼痛，如扭伤、牙痛、痛经、偏头痛。规格 12.5 mg，成人及 14 岁以上儿童每次口服 1～2 片，如持续疼痛，可间隔 4～6 h 重复用药，24 h 内不得超过 6 片。整片用水送服，饭前服用。14 岁以下儿童不推荐使用。

4. 硫酸延胡索乙素片　非麻醉性镇痛药，具有镇痛、镇静、助眠及安定作用，尤其对胃肠系统引起的钝痛有效。用于头痛、消化系统疾病引起的内脏痛、月经痛以及助眠。规格为 50 mg，成人用于镇痛一次 50～100 mg（1～2 片），一日 3～4 次；用于助眠每次 100～200 mg（2～4 片），睡前服。

5. 对乙酰氨基酚　见本章第一节普通感冒，阿司匹林、布洛芬、贝诺酯、酚咖片、阿咖酚胶囊见第五节发热；罗通定见第十一节失眠。

【使用注意事项】

1. 酮洛芬禁用于对其他非甾体消炎药过敏者、对阿司匹林过敏的哮喘患者、妊娠及哺乳期妇女禁用，慎用于 60 岁以上、支气管哮喘、肝肾功能不全、凝血机制或血小板功能障碍（如血友病）患者。药物相互作用参见布洛芬。

2. 萘普生禁用于妊娠、哺乳期妇女，哮喘、鼻息肉综合征、血管神经性水肿及对阿司匹林或其他解热镇痛药过敏者，胃溃疡、十二指肠活动性溃疡患者；慎用于 60 岁以上、支气管哮喘、肝肾功能不全、凝血机制或血小板功能障碍（如血友病）患者。服药期间不得饮酒或含有乙醇的饮料，与肝素、双香豆素等抗凝药同用，出血时间延长，可出现出血倾向，并有导致胃肠道溃疡的可能；可降低呋塞米的排钠和降压作用；可抑制锂的排泄，使血锂浓度升高；与丙磺舒同用时，本品血药浓度升高，半衰期延长，疗效增加，但不良反应也相应增加。

3. 双氯芬酸钾禁用于胃肠道溃疡患者，对其他非甾体消炎药过敏者，对使用阿司匹林或其他非甾体消炎药物如布洛芬而诱发哮喘、荨麻疹或急性鼻炎史的患者，妊娠及哺乳期妇女禁用；慎用于 60 岁以上患者。服药过程中出现眩晕或其他中枢神经系统功能紊乱，包括视觉功能紊乱，应禁止驾驶或操作机器。与其他非甾体消炎药一样，本品与锂盐、地高辛制剂、甲氨蝶呤同用时，能使这些药物的血浆浓度增高。

4. 避免应用两种或两种以上止痛剂。

【何时就医】

头痛伴有恶心、呕吐、昏迷、肢体功能障碍，关节伴有红、肿、热、痛及疲劳低热、盗汗、食欲下降等，应用止痛药超过 5 天症状未缓解；用药期间如出现胃肠道出血、肝肾功能损害、视力障碍、血象异常以及过敏反应、胸痛、气短、无力、言语含糊等情况时，应去医院就诊。

第十三节　痛　　经

【概念】

痛经是妇科常见病和多发病，指女性在月经期及其前后，出现小腹或腰部疼痛，甚至痛及腰骶。痛经随着月经周期而发作，严重者可伴恶心、呕吐、冷汗淋漓、手足厥冷，甚至昏厥，给工作及生活带来影响。

痛经叮分为原发性痛经和继发性痛经，原发性痛经多指生殖器官无明显病变者，所以又称功能性痛经，多见于青春期、未婚及已婚未育者，在正常分娩后疼痛多可缓解或消失。继发性痛经多因生殖器官有器质性病变（如子宫内膜异位症、盆腔炎、肿瘤等）所致。

【病因】

引起痛经的原因大致有以下几种：

1. 子宫因素，如子宫颈管狭窄、子宫发育不良、子宫位置异常、子宫过度收缩或不正常收缩。
2. 精神、神经因素，如部分妇女对疼痛过分敏感，少女的心理压力较大。
3. 遗传因素。
4. 内分泌因素，如月经期腹痛与黄体期孕酮升高有关。
5. 妇科疾病，如子宫内膜异位症、盆腔炎、子宫腺肌症、子宫肌瘤等。
6. 经期剧烈运动、受风寒湿冷侵袭等。

【症状】

痛经通常表现为女性月经期或行经前后出现下腹部疼痛（胀痛、冷痛、灼痛、刺痛、隐痛、坠痛、绞痛、痉挛性疼痛、撕裂性疼痛），可蔓延至腰骶背部，甚至涉及大腿前面，大多开始于月经来潮或在阴道出血前数小时，并呈间歇性痛，每次持续数分钟至 2 h 左右，常伴有全身症状，如乳房胀痛、肛门坠胀、胸闷烦躁、悲伤易怒、心惊失眠、头痛头晕、恶心呕吐、胃痛腹泻、倦怠乏力、面色苍白、四肢冰凉、冷汗淋漓、虚脱昏厥等。在剧烈腹痛发作后，转为中等度阵发性疼痛，持续 12~24 h。

【自我治疗原则】

1. 注意会阴部卫生，保持会阴部清洁，避免外在因素引发的痛经。
2. 经前和经期注意饮食，避免生冷寒凉、辛辣香燥食物。
3. 月经期间注意休息，减少疲劳，加强营养。
4. 控制情绪剧烈波动，避免强烈的精神刺激，保持心情愉快。
5. 月经期间要禁止性生活。
6. 要注意腹部保暖。
7. 应用非处方药进行自我药疗。

【合理选用西药非处方药】

用于疼痛的主要为非甾体消炎药（阿司匹林、对乙酰氨基酚、布洛芬、贝诺酯、双氯芬酸、双水杨酯）及其复方制剂及延胡索乙素、罗通定。

【使用方法】

罗通定见第十一节失眠，对乙酰氨基酚见第一节普通感冒，阿司匹林、布洛芬、贝诺酯、酚咖片、阿咖酚胶囊见第五节发热，酮洛芬、萘普生、双氯芬酸钾、硫酸延胡索乙素片见第十二节疼痛。

【使用注意事项】

硫酸延胡索乙素慎用于妊娠及哺乳期妇女，锥体外系疾病（如震颤、多动、肌张力不全等）患者应在医师指导下使用。与其他中枢神经抑制药同服，可引起嗜睡。严重者可致呼吸抑制。

【何时就医】

痛经妇女经量过多，或经血外流不畅，或伴有发热；或用药 5 天时症状未缓解，应去医院就诊。

第十四节　阴　道　炎

一、滴虫阴道炎

【概念】

滴虫阴道炎是妇女阴道感染阴道毛滴虫而引起的阴道炎，通常以白带增多，质稀有泡沫、秽臭，阴道瘙痒为主要表现。

【病因】

妇女通过间接（如浴池、浴具、游泳池，被带虫者的分泌物污染的公共厕所的坐便器，未彻底消毒的医疗器械，借穿他人内裤，租用泳衣，家庭成员间互用洗浴盆等）和直接（如性交）两种方式感染阴道毛滴虫，阴道酸碱度有改变或免疫力低下者更易感染。由于感染的阴道毛滴虫消耗了阴道内的糖原，破坏了阴道的自净防御机能，继发细菌感染。

【症状】

患者的主要症状是稀薄的泡沫状白带增多及外阴瘙痒，若有其他细菌混合感染则排出物呈脓性，可有臭味，瘙痒部位主要为阴道口及外阴，间或有灼热、疼痛、性交痛等。若尿道口有感染，可有尿频、尿痛，有时可见血尿。可见阴道黏膜充血，严重者有散在的出血斑点，后穹窿有多量白带，呈灰黄色、黄白色稀薄液体或为黄绿色脓性分泌物，常呈泡沫状。还可见全身无力，腰酸并有下腹痛。

【自我治疗原则】

1. 使用淋浴，少用或不用盆浴。

2. 使用蹲式便厕，不用坐式马桶。

3. 清洗个人内裤要用单独的盆具。

4. 治疗期间保持外阴清洁，做到每日勤换内裤。

5. 使用药物治疗。

6. 滴虫阴道炎患者的配偶同时接受治疗。

【合理选用西药非处方药】

治疗滴虫阴道炎的药物主要是硝基咪唑类抗菌药，如甲硝唑、替硝唑等。硝基咪唑类对滴虫和大多数厌氧菌有抑制或杀灭作用，作用机制是阻碍细菌或滴虫代谢，促进其死亡。有甲硝唑阴道泡腾片、替硝唑阴道片、替硝唑栓、替硝唑阴道泡腾片，也可使用以甲硝唑为主的各种复方制剂，如复方甲硝唑制剂、双唑泰制剂等，多由具有抗厌氧菌和滴虫的甲硝唑、抗细菌的氯己定、抗真菌的克霉唑按一定比例配方制成，最适用于滴虫、细菌、真菌混合感染性阴道炎。复方制剂有甲硝唑氯己定洗剂、复方醋酸氯己定栓、复方甲硝唑栓、复方甲硝唑泡腾片、复方甲硝唑气雾剂（见"念珠菌阴道炎"）、复方莪术油栓、双唑泰栓、双唑泰棉栓、双唑泰阴道泡腾片、双唑泰软膏及硝呋太尔制霉素阴道软胶囊。

【使用方法】

1. 替硝唑栓　用于滴虫阴道炎及细菌性阴道病。阴道给药：每粒 0.2 g 的栓剂，一次 1 粒，一日 2 次；每粒 1 g 的栓剂，每次 1 枚放入阴道后穹窿处，隔日 1 次，连用 2 次为一疗程。

2. 甲硝唑阴道泡腾片　用于厌氧菌性阴道病、滴虫阴道炎及混合感染。每粒 0.2 g，用戴上指套的手指将本品塞入阴道深处，每次 1 或 2 片，每晚 1 次，7 天为一个疗程。

3. 复方甲硝唑泡腾片　每片含甲硝唑 500 mg、人参茎叶皂苷 25 mg、维生素 E 40 mg，甲硝唑为抗厌氧菌与抗滴虫药，人参茎叶皂苷和维生素 E 具有促进黏膜皮肤创伤愈合的作用。用于滴虫阴道炎及细菌性阴道病，临睡前洗净外阴，用手指将药栓放入阴道深部，每晚 1 次，一次 1 片，7 日为一疗程。

4. 复方莪术油栓　每粒含莪术油 0.21 mL、硝酸益康唑 50 mg，莪术油具有行气活血、消积止痛、活血化瘀、去腐生肌、增强机体免疫功能而发挥协同杀菌作用及促进创面的愈合，硝酸益康唑为抗真菌药，对白念珠菌及真菌等有效。用于念珠菌阴道炎、滴虫阴道炎，于睡前放入阴道深处，一日 1 次，一次 1 粒，6 天为一疗程，坚持用 2 个疗程。

5. 双唑泰软膏　每支 4 g，含甲硝唑 0.2 g、克霉唑 0.16 g、醋酸氯己定 8 mg。用于细菌性阴道病、念珠菌阴道炎、滴虫阴道炎以及细菌、真菌、滴虫混合感染性阴道炎。甲硝唑为抗厌氧菌与抗滴虫药，克霉唑为广谱抗真菌药，对浅表、深部的多种真菌均有抗菌作用，醋酸氯己定对革兰阳性细菌有杀菌作用，三药合用具有协同作用，不仅适用于单纯真菌、细菌或滴虫感染，也适用于混合感染。用药前洗净阴部，取屈膝仰卧位，将注膏器（顶帽拔除后）轻轻送入阴道深入至穹窿部，推进管栓将药膏全部注入后，取出注膏器弃之。每隔一日，晚睡前给药一次，一次 1 支，4 次为一疗程。

【使用注意事项】

1. 阴道用药制剂仅供阴道给药，切忌口服。

2. 使用本品时应避开月经期。

3. 给药时应洗净双手或戴指套或手套。

4. 用药期间避免性交，或性交时使用避孕套。

5. 妊娠及哺乳期妇女禁用硝咪唑类制剂，肝肾功能不全者慎用硝咪唑类制剂。使用硝咪唑类制剂期间不得饮酒或含有酒精的饮料。

6. 使用中可有局部刺激或过敏反应。

【何时就医】

以下情况下应去医院就诊：使用中若出现过敏症状或中枢神经系统不良反应，应立即停药；用药部位如有烧灼感、红肿等情况应停药，并将局部药物洗净；使用 7～10 日后症状未改善。

二、念珠菌阴道炎

【概念】

念珠菌阴道炎又称为真菌性阴道炎，是阴道感染了白念珠菌后引起的阴道炎症。

【病因】

阴道中寄生着念珠菌、需氧菌、厌氧菌组成的菌群，通常由于微生物之间彼此制约，处在一个平衡之中，因此不会发病。但由于大量服用抗菌药、过度冲洗、接触被真菌污染的器具、大量应用雌激素及免疫功能下降、妊娠、患糖尿病时，阴道的正常酸碱度改变，菌群出现失调，造成念珠菌过度生长繁殖，则引起念珠菌阴道炎。

【症状】

念珠菌阴道炎患者白带增多，可呈水样、白色凝乳样，阴道口有白色膜状物，擦除后局部红肿；外阴、阴道瘙痒、灼烧感，小便次数增多，便时疼痛。外阴周围常发红、水肿，表皮变化多种多样，可发生很浅的水疱丘疹，成群出现，亦可形成湿疹状糜烂，局限于外阴或向周围扩展至会阴、肛门周围，甚至直至大腿内侧、外表。

【自我治疗原则】

1. 改变阴道的酸碱度，如用碱性药物冲洗阴道，可用 2%～4% 碳酸氢钠溶液冲洗阴道，以改变真菌的生活环境。

2. 避免或停用广谱抗菌药、雌激素等药物。

3. 积极治疗糖尿病。

4. 治疗期间保持外阴清洁，做到每日勤换内裤。洗脚和洗外阴的盆与毛巾都要分开。

5. 使用药物治疗。

【合理选用西药非处方药】

用于念珠菌阴道炎的抗真菌药有唑类、制霉素、聚维酮碘。唑类抗真菌药抑制真菌细胞膜的合成及影响其代谢过程，对多种真菌、某些细菌有杀灭作用，如咪康唑、益康唑、克霉素。制霉素为广谱抗真菌药，聚维酮碘为消毒防腐药。其他的有复方制剂，如双唑泰制剂、复方莪术油栓、硝呋太尔制霉素阴道软胶囊等。

【使用方法】

1. 制霉素阴道栓 对念珠菌最敏感，对隐球菌和滴虫也有抑制作用，用于念珠菌阴道炎。每枚 20 万单位，每晚 1 枚，患者洗净手及外阴部，采取平卧体位，戴上配套的医用手套，将栓剂放入阴道深部。7 天为一疗程，慢性病例可延长使用 1～3 个疗程。

2. 硝酸咪康唑乳膏 对皮肤癣菌、念珠菌等有抗菌作用，用于由酵母菌（如念珠菌等）和革兰阳性细菌引起的阴道感染。制剂规格为 2%，每日就寝前用涂药器将药膏（约 5 g）挤入阴道深处，必须连续用 2 周。月经期内也可用药。二次复发后再用仍然有效。

3. 硝酸益康唑栓 对白念珠菌、球孢子菌、新生隐球菌、荚膜组织胞浆菌、皮炎芽生菌以及癣菌等有效，用于念珠菌阴道炎。制剂规格为 50 mg，睡前使用 1 枚，置阴道深处，15 日为一疗程。

4. 克霉唑乳膏 对浅部、深部多种真菌有抗菌作用，用于念珠菌阴道炎，制剂规格为 1%、3%，涂于洗净的患处，每晚 1 次，连续 7 日。

5. 聚维酮碘凝胶 对多种细菌、芽孢、病毒、真菌等有杀灭作用。其作用机制是本品接触创面或患处后，能解聚释放出所含碘发挥杀菌作用；特点是对组织刺激性小，适用于皮肤、黏膜感染。用于念珠菌阴道炎、细菌性阴道病及混合感染性阴道炎。制剂规格为 5%（以碘计 0.5%）、10%（以碘计 1%）。阴道给药。一次 5 g，一日 1 次，7～10 日为一疗程。于睡前将凝胶挤于阴道深部。病情较重者选用高浓度（含有效碘 1%）凝胶。

6. 复方甲硝唑气雾剂　每瓶 30 mL，含甲硝唑 18 mg、苯扎溴铵 30 mg，甲硝唑为抗厌氧菌与抗滴虫药，苯扎溴铵为阳离子表面活性剂，具有广谱杀菌作用和去垢效力。用于滴虫阴道炎、念珠菌阴道炎、细菌性阴道病，一日 3 次，喷洒于外阴、肛门周围以及大腿内侧。

【使用注意事项】

1. 孕妇及哺乳期妇女禁用聚维酮碘制剂，慎用硝酸益康唑栓。
2. 聚维酮碘能完全杀灭精子，用药时不能受孕。
3. 其他参见"滴虫阴道炎"。

【何时就医】

参见"滴虫阴道炎"。

第十五节　过敏性皮肤病

【概念】

过敏性皮肤病是由过敏原引起的皮肤病。常见过敏原可以分为接触过敏原、吸入过敏原、食入过敏原和注射入过敏原四类。每类过敏原都可以引起相应的过敏性皮肤病，主要的表现是多种多样的皮炎、湿疹、荨麻疹（俗称风疹块）。此处主要指荨麻疹。

荨麻疹是由于皮肤、黏膜小血管反应性扩张及渗透性增加而产生的一种局限性水肿反应，主要表现为边缘清楚的红色或苍白色的瘙痒性皮损——风团。

【病因】

引起荨麻疹的原因有食物（以鱼、虾、蛋类、奶类最常见，其次是某些肉类和某些植物性食品如草莓、可可、番茄或大蒜等调味品等）、药物（分为两类，一类为可形成抗原的药物，如青霉素、血清、疫苗、磺胺、呋喃唑酮等；另一类为组胺释放剂，如阿司匹林、吗啡、可待因、哌替啶、多黏菌素、维生素 B、奎宁、肼苯达嗪等）、感染（最常见的是引起上呼吸道感染的病毒和金黄色葡萄球菌，其次是肝炎、传染性单核细胞增多症和柯萨奇病毒等；寄生虫感染，如蛔虫、钩虫、血吸虫、丝虫、阿米巴和疟原虫等；细菌感染如急性扁桃体炎、齿槽脓肿、鼻窦炎、脓疱疮、败血症等）、吸入物（如花粉、灰尘、动物皮屑、烟雾、羽毛、真菌孢子、挥发性化学品和其他经空气传播的过敏原等）、物理因素（如冷、热、日光、摩擦及压力等物理和机械性刺激）、动物及植物因素（如昆虫叮咬、毒毛刺入以及接触荨麻、羊毛等）、精神因素（如精神紧张或兴奋、运动后引起乙酰胆碱释放）、遗传因素（如家族性冷性荨麻疹、遗传性家族性荨麻疹综合征等）、内脏和全身性疾病（如风湿热、类风湿关节炎、系统性红斑狼疮、恶性肿瘤、甲状腺功能亢进、高脂血症、女性内分泌改变、传染性单核细胞增多症以及慢性疾病如胆囊炎、肾炎、糖尿病等）。

【症状】

荨麻疹的临床典型特点是：首先出现瘙痒，随后迅速出现风团。风团呈大小不等、圆形、椭圆形或不规则形，颜色为红色、白色或皮色，一日可发数次，呈时隐时现，消退后不留痕迹。部分患者有心悸、心律不齐、烦躁、恶心、呕吐、腹痛、腹泻；有的可出现喉头水肿、头晕、血压降低或过敏性休克。

荨麻疹可分为急性荨麻疹、慢性荨麻疹和特殊类型荨麻疹。

急性荨麻疹约占荨麻疹的 1/3，起病较急，皮损常突然发生，为局限性红色大小不等的风团，皮损大多持续半小时至数小时自然消退，自觉剧烈瘙痒、灼热感。部位不定，可泛发全身或局限于某部，可伴高热，严重者血压下降甚至休克，病程 1~2 周内自然痊愈，应积极治疗。

慢性荨麻疹约占荨麻疹的 2/3，可见风团反复发生，时多时少，常经年累月不愈，可达 2 个月以上，时轻时重，全身症状一般较轻，大多数患者找不到病因。

【自我治疗原则】

1. 避免接触可疑过敏原、物理和机械刺激、动物及植物。

2. 停用可疑药物。

3. 查找诱发疾病进行积极治疗。

4. 应用非处方药治疗。

【合理选用西药非处方药】

《中国荨麻疹治疗指南》（2007 版）推荐荨麻疹治疗的首选药物为口服抗组胺药（氯苯那敏、西替利嗪、氯雷他定、赛庚啶、去氯羟嗪等），短期服用糖皮质激素类药物用以控制慢性荨麻疹的急性发作。外用药物为炉甘石洗剂。

【使用方法】

1. 马来酸氯苯那敏制剂　为组胺 H_1 受体拮抗剂，能对抗过敏反应所致的毛细血管扩张，降低毛细血管的通透性，缓解支气管平滑肌收缩所致的喘息，特点是抗组胺作用较持久，也具有明显的中枢抑制作用，能增加麻醉药、镇痛药、催眠药和局麻药的作用。用于皮肤过敏症：荨麻疹、湿疹、皮炎、药疹、皮肤瘙痒症、神经性皮炎、虫咬症、日光性皮炎。也可用于过敏性鼻炎、血管舒缩性鼻炎、药物及食物过敏。片剂规格为 4 mg，成人一次口服 1 片，一日 3 次。此外，制剂还有滴丸和控释胶囊。

2. 盐酸西替利嗪片　为选择性组胺 H_1 受体拮抗剂。特点为不易通过血 - 脑脊液屏障，使用时中枢抑制作用较轻。用于季节性鼻炎、常年性过敏性鼻炎、过敏性结膜炎及过敏引起的瘙痒和荨麻疹的对症治疗。规格 10 mg。成人一次服 1 片，可于晚餐时用少量液体送服，若对不良反应敏感，可每日早晚各 1 次，一次半片。6~12 岁儿童一次服 1 片，一日 1 次；或一次服半片，一日 2 次。2~6 岁儿童一次服半片，一日 1 次；或一次服 1/4 片，一日 2 次。

3. 氯雷他定制剂　为高效、作用持久的三环类抗组胺药，为选择性外周 H_1 受体拮抗剂，可缓解过敏反应引起的各种症状。用于缓解过敏性鼻炎有关的症状，如喷嚏、流涕、鼻痒、鼻塞以及眼部痒及烧灼感，亦适用于缓解慢性荨麻疹、瘙痒性皮肤病及其他过敏性皮肤病的症状及体征。片剂 10 mg。成人及 12 岁以上儿童一日口服 1 次，一次 1 片。2~12 岁儿童：体重 >30 kg 者一日口服 1 次，一次 1 片；体重 ≤30 kg 者一日口服 1 次，一次 0.5 片。此外，其他制剂有分散片、咀嚼片、糖浆、胶囊。

4. 盐酸赛庚啶片　可与组织中释放出来的组胺竞争效应细胞上的 H_1 受体，从而阻止过敏反应的发生，解除组胺的致痉和充血作用。用于过敏性疾病，如荨麻疹、丘疹性荨麻疹、湿疹、皮肤瘙痒。片剂 2 mg，成人一次口服 1~2 片，一日 2~3 次。

【使用注意事项】

1. 马来酸氯苯那敏制剂慎用于妊娠期、哺乳期妇女及膀胱颈梗阻、幽门十二指肠梗阻、甲状腺功能亢进、青光眼、消化性溃疡、高血压和前列腺肥大者，不宜用于新生儿、早产儿。服药期间不得驾驶机、车、船和从事高空作业、机械作业及操作精密仪器。不应与含抗组胺药（如马来酸氯苯那敏、苯海拉明等）的复方抗感冒药、含抗胆碱药（如颠茄制剂、阿托品等）的药品、抗抑郁药同服。与中枢镇静药、催眠药、安定药或酒精并用，可增加对中枢神经的抑制作用。

2. 盐酸西替利嗪片禁用于对羟嗪过敏者、严重肾功能损害患者，不宜用于妊娠前 3 个月及哺乳期妇女。服药期间不得驾驶机、车、船和从事高空作业、机械作业及操作精密仪器。与镇静药（安眠药）或茶碱同服应谨慎。

3. 氯雷他定制剂慎用于妊娠期及哺乳期妇女。与酮康唑、大环内酯类抗生素、西咪替丁、茶碱等药物同服应谨慎。

4. 盐酸赛庚啶片禁用于妊娠期、哺乳期妇女及青光眼、尿潴留和幽门梗阻患者，慎用于老年人及 2 岁以下小儿。服药期间不得驾驶机、车、船和从事高空作业、机械作业及操作精密仪器，不得饮酒或含有酒精的饮料。不宜与酒精、中枢神经系统抑制药、吩噻嗪药物（如氯丙嗪等）合用。此外，还有盐酸赛庚啶乳膏。

【何时就医】

荨麻疹患者出现高热或腹痛、唇部及眼周肿胀、腹泻、呼吸困难、心率加快、面色苍白等，应去医院就诊。

第十六节　湿　疹

【概念】

湿疹是一种常见的非传染性、变态反应性表皮炎症，是多种外源和（或）内源性因子引起的表皮及真皮浅层的炎症性皮肤病。湿疹可发生于任何年龄任何部位、任何季节，但常在冬季复发或加剧，有渗出倾向，慢性病程，易反复发作。根据湿疹部位不同可分为小腿湿疹、阴囊湿疹、乳房湿疹、手部湿疹、肛门湿疹、小儿脸部湿疹等。

【病因】

引起湿疹的原因有内因和外因。内因有慢性感染病灶（如慢性胆囊炎、扁桃体炎、肠道寄生虫病）、内分泌及代谢改变（如月经紊乱、妊娠等因素）、新陈代谢障碍及内分泌失调、血液循环障碍（如小腿静脉曲张）、神经精神因素（如精神紧张、过度疲劳等）、遗传因素（如过敏体质）；外因有食物（如对鱼、虾、牛羊肉等）、吸入物（如花粉、屋尘螨、微生物等）、生活环境（如日光、炎热、干燥及动物毛、皮）、化学物质（如化妆品、肥皂、合成纤维、药物等）。

【症状】

湿疹具有对称性、渗出性、瘙痒性、多形性和复发性等特点。根据发病过程皮疹表现，湿疹分为急性、亚急性、慢性 3 种。

急性湿疹：发病迅速，皮损呈多形性，红斑、丘疹、丘疱疹或水疱密集成片，易渗出，边缘不清，周围散在小丘疹、丘疱疹，常伴糜烂、结痂，如继发感染，可出现脓疱等。自觉瘙痒（多为剧痒），常因搔抓、肥皂热水烫洗使病情加重。如继发感染，可伴局部淋巴结大、发热及全身不适。急性湿疹如经适当、及时处理，皮疹可逐渐好转消退，但易受内外因素刺激后再复发，表现为急性发作或转为亚急性或慢性湿疹。

亚急性湿疹：急性湿疹未能及时治疗或治疗不当，使病程迁延 4 周以上，转变为亚急性湿疹，皮疹以丘疹、鳞屑、结痂为主，但搔抓后仍出现糜烂；糜烂、渗出较急性期减轻，皮肤轻度增厚。亚急性湿疹为介于急性与慢性湿疹间的阶段，皮损较急性湿疹轻，以丘疹、结痂、鳞屑为主，仅有少量水疱及轻度糜烂。

慢性湿疹：常因急性、亚急性湿疹反复发作不愈而转为慢性湿疹；亦可开始不明显，因经常搔抓、摩擦或其他刺激，以致发病开始时即为慢性湿疹。其表现为患处皮肤浸润肥厚，表面粗糙，呈暗红色或伴色素沉着，皮损多为局限性斑块，常见于手足、小腿、肘窝、乳房、外阴、肛门等处，边缘清楚。病程慢性，可长达数月或数年，也可因刺激而急性发作。慢性湿疹的特点是：任何部位都可能发生，但常好发于面部、耳后、阴囊、小腿、肛门周围等处；损害边缘较清楚，有显著浸润和变厚，苔藓样改变是其特点，病程慢性；从急性湿症迁延 3 个月以上而来，亦有开始即表现为慢性湿疹。

【自我治疗原则】

1. 积极查找病因，远离致敏源，避免再次刺激诱发。

2. 禁止饮酒，避免吃辛辣刺激性食物，避免鱼虾等易于致过敏和不易消化的食物。

3. 工作中注意劳逸结合，避免过度疲劳和精神过度紧张。

4. 注意皮肤卫生，不用热水或肥皂清洗皮损，不乱用刺激性止痒药物。

5. 选用非处方药进行治疗。

【合理选用西药非处方药】

治疗湿疹的药物通常有以下几类：

1. 外用皮质激素类药，是治疗湿疹的主要药物，如糠酸莫米松乳膏、醋酸氢化可的松乳膏、醋酸曲安奈德乳膏、氢化可的松乳膏、醋酸泼尼松龙软膏、曲安奈德益康唑乳膏、丁酸氢化可的松乳膏等。《中国湿疹诊疗指南》（2011 年）指出，初始治疗应该根据皮损的性质选择合适强度的糖皮质激素：轻度湿疹建议选择弱效糖皮质激素如氢化可的松、地塞米松乳膏；重度肥厚性皮损建议选择强效糖皮质激素如哈西奈德、卤米松乳膏；中度湿疹建议选择中效激素，如曲安奈德、糠酸莫米松等。

2. 抗菌剂，如高锰酸钾外用片、硼酸软膏、葡萄糖酸氯己定软膏等。

3. 收敛剂，如氧化锌油、炉甘石洗剂等。

4. 消炎镇痛药，如丁苯羟酸乳膏。

5. 口服抗过敏药，如马来酸氯苯那敏片。

也有用以上药物组成的复方制剂，如复方醋酸地塞米松乳膏、复方樟脑乳膏、氧化锌硫软膏。

药物的选择应结合湿疹分期合理选用。

1. 急性期，无渗出时，用粉剂或洗剂为宜，这类剂型有安抚、冷却、止痒及蒸发作用，可改善皮肤的血液循环，消除患处的肿胀与炎症，使患者感觉较舒适。如有糜烂渗液，则选用适当的水溶液湿敷，如抗菌防腐和收敛剂溶液，促其炎症消退，有生理盐水、1 : 5 000 高锰酸钾溶液、3% 硼酸等。

2. 亚急性期，一般用糊剂。如无糜烂渗液，可用洗剂、霜剂等。有痂皮时先涂以软膏，软化后拭去，再用外用药物，使药物易吸收。可用外用糖皮质类固醇激素乳膏或松馏油软膏等。

3. 慢性期，应选用软膏或乳膏、硬膏等。苔藓样变也可用酊剂，能保护滋润皮肤，软化附着物，使其渗透到病损深部而起作用，如外用类固醇激素乳膏或软膏。

【使用方法】

1. 醋酸氢化可的松乳膏　为糖皮质激素类药物，外用具有抗炎、抗过敏、止痒及减少渗出作用，用于过敏性、非感染性皮肤病和一些增生性皮肤疾患，如皮炎、湿疹、神经性皮炎、脂溢性皮炎及瘙痒症。规格为 1%，取适量涂于患处，并轻揉片刻，每日 2~4 次。

糠酸莫米松乳膏、醋酸曲安奈德乳膏、氢化可的松乳膏、醋酸泼尼松龙软膏、曲安奈德益康唑乳膏、丁酸氢化可的松乳膏的药理作用、用途与醋酸氢化可的松乳膏相同。

2. 高锰酸钾外用片　为强氧化剂，对各种细菌、真菌等致病微生物有杀灭作用，用于急性皮炎或急性湿疹，特别是伴继发感染的湿敷，清洗小面积溃疡。规格为 0.1 g、0.3 g。于急性皮炎和急性湿疹时，临用前配制成 1:4 000 溶液，用消毒药棉或纱布润湿后敷于患处，渗出液多时，可直接将患处浸入溶液中药浴；用于清洗小面积溃疡时，临用前配制成 1:1 000 溶液，用消毒药棉或棉签蘸取后清洗。

3. 硼酸软膏　对细菌和真菌有较弱的抑制作用，可从损伤皮肤、伤口和黏膜等处吸收。用于轻度、小面积急性湿疹、急性皮炎、脓疱疮、褥疮。规格为 5%，取适量涂于患处，每日 1~2 次。

4. 炉甘石洗剂　每 1 000 mL 含炉甘石 150 g、氧化锌 50 g、甘油 50 mL，其中炉甘石和氧化锌具有收敛、保护作用，也有较弱的防腐作用。用于急性瘙痒性皮肤病，如湿疹和痱子。摇匀后取适量涂于患处，一日 2~3 次。

5. 丁苯羟酸乳膏　具有消炎镇痛作用，外用可在局部组织达到较高浓度，很少进入体循环。用于湿疹和神经性皮炎。规格为 5%，取适量涂于患处，一日 2~4 次。

【使用注意事项】

1. 糖皮质激素类禁用于感染性皮肤病，不得用于皮肤破溃处，不宜大面积、长期使用（长期使用可致皮肤萎缩、毛细血管扩张、色素沉着以及继发感染）。

2. 高锰酸钾外用片在临用前用温水配制成溶液，并立即使用。长期使用，易使皮肤着色，停用后可逐渐消失。

3. 硼酸软膏不宜用于婴儿，不宜大面积使用。

4. 炉甘石洗剂不宜用于有渗出液的皮肤。

5. 以上外用制剂避免接触眼睛及黏膜（如口、鼻黏膜）。

【何时就医】

家族湿疹或哮喘史患者，湿疹处出现黄色或浅褐色硬痂或充满脓液的患者；用药部位如有灼烧感、红肿等情况，或应用糖皮质激素类药物。用药 1 周后症状未缓解时，应去医院就诊。

第十七节　痤　　疮

【概念】

痤疮是发生在毛囊皮脂腺的炎症，引发的因素多种多样，但最直接的因素就是毛孔堵塞。80% 的痤疮发生于青春期的人群。

【病因】

痤疮的发生与青春期的发育有关，由于性腺逐渐成熟，雄激素分泌增加，刺激皮脂腺产生皮脂，皮脂不能完全排泄出去，聚集在毛囊内，导致毛囊口堵塞，形成粉刺。毛囊内的痤疮丙酸杆菌繁殖，其产物侵蚀毛囊并破坏毛囊壁，使毛囊内含物进入真皮，引起毛囊皮脂腺的炎症反应。此外，遗传因素、精神紧张、使用避孕药或糖皮质激素类药物、大便干燥、饮食习惯、对化妆品或食物过敏等也可引起痤疮。妇女月经不规则也可引起痤疮。

【症状】

痤疮可分为寻常痤疮和特殊痤疮。寻常痤疮俗称"青春痘""粉刺""暗疮"等，是最常见的毛囊皮脂腺的慢性炎症性皮肤病，是因皮脂腺管与毛孔的堵塞，皮脂外流不畅所致。自青春发育期后，几乎每个人都发生过痤疮，只是有些人数量少，时间短，有的人数量多，一般在 25 岁以后自然趋向痊愈。痤疮好发于颜面部，尤其是前额、双颊、颏部，也可见于上胸部、背部肩胛间区和肩部。呈对称分布。一般无明显自觉症状，较重者可有不同程度的疼痛及触痛。皮疹初起多为非炎症性粉刺，为黑头粉刺（为与毛囊口相一致的淡黄色或皮色的圆锥形小丘疹，毛囊口充塞着小的皮脂栓塞，称为"脂栓"，顶端常为黑色，挤压之，脂栓可被排出）或白头粉刺（灰白色小丘疹，不易看到开口部，也不易挤出脂栓），以后粉刺可演变成米粒大小的红色毛囊丘疹（炎症性丘疹），其顶端有的可出现黄白色小脓疱；破溃或吸收后，遗留暂时性色素沉着或小凹状瘢痕。严重者除粉刺、丘疹、脓疱外，可发展为结节、囊肿、脓肿等，破溃后常形成窦道或瘢痕。

【自我治疗原则】

1. 常用温水洗面。

2. 减少麻辣、油腻、海鲜、油炸等类食品的摄入，戒除烟草。

3. 避免挤捏、搔抓。

4. 避免使用含油脂及粉质过多的化妆品。

5. 选用非处方药治疗。

【合理选用西药非处方药】

1. 抗菌药物制剂，如过氧苯甲酰、克林霉素、红霉素外用制剂。

2. 促进表皮细胞分化药，如维 A 酸、维胺酯外用制剂。

3. 维生素及营养皮肤药，如维生素 B_6 软膏、参皇乳膏。

4. 其他，如含锌制剂。

【使用方法】

1. 过氧苯甲酰制剂　是一种氧化剂，外用于皮肤后，能缓慢释放出新生态氧，可杀灭痤疮丙酸杆菌，并有使皮肤干燥和脱屑作用，用于寻常痤疮。凝胶或乳膏的浓度为 2.5% 或 5.0%，将患处用温和清洗液和水洗净后，涂擦本品于患处，每日 1~2 次。

2. 克林霉素制剂，对痤疮丙酸杆菌有直接抑制或杀灭作用，从而起到治疗痤疮的作用，用于寻常性痤疮。凝胶、外用溶液的浓度为 1%，用水清洗并抹干患处，取适量凝胶在患处涂一薄层，每日早晚各一次。

3. 维 A 酸制剂　可促进表皮细胞更新，调节表皮细胞增殖和分化，使角质层细胞疏松而容易脱落，有利于去除粉刺，并抑制新的粉刺形成，用于寻常痤疮及角化异常性疾病。乳膏或凝胶的浓度为 0.05% 或 0.1%，取适量涂于患处，乳膏剂每晚睡前 1 次；凝胶剂在开始治疗时可隔天用药或每 3 天用 1 次，以后每晚睡前涂 1 次。

4. 氧化锌升华硫软膏　每克含氧化锌 71 mg、升华硫 71 mg，其中氧化锌具有收敛和保护作用，升华硫具有杀灭细菌、真菌和螨虫的作用，并能软化表皮、溶解角质，用于痤疮、酒渣鼻。用药前先用温水与中性肥皂洗净面部，取少许药膏均匀搽于面部患处，一日 2 次。

5. 维生素 B_6 软膏　是辅酶的重要组成成分，参与糖、蛋白质、脂肪的正常代谢；外用可改善局部神经功能并减轻炎症反应。用于痤疮、酒渣鼻、脂溢性湿疹、皲皮症。制剂浓度为 1.20%，将药膏涂搽于洗净的患处，一日 2~3 次。

【使用注意事项】

1. 过氧苯甲酰慎用或避免用于妊娠期、哺乳期妇女，避免与肥皂、清洁剂、其他痤疮制剂（如含有过氧苯甲酰、雷锁辛、硫黄、维 A 酸等）、含有乙醇的制剂、药用化妆品等合用，因同用时会增加刺激或干燥作用。

2. 克林霉素制剂禁用于有肠炎或溃疡性结肠炎病史者，慎用于孕妇。

3. 维 A 酸制剂禁用于对维生素 A 衍生物过敏者、孕妇、急性或亚急性皮炎及湿疹类皮肤病患者，慎用于儿童；不得用于皮肤破溃处、不宜用于皮肤皱褶处、不应大面积使用；用药部位避免日光照射；不宜与肥皂等清洁剂、含脱屑药制剂（如过氧苯甲酰、雷锁辛、水杨酸、硫黄等）、含乙醇制剂、异维 A 酸等同用。

4. 治疗痤疮的药物对皮肤有刺激作用，应避免接触眼睛和其他黏膜（如口、鼻等）。

【何时就医】

按疗程使用后症状未见好转，治疗中对皮肤的刺激（如烧灼感、红肿等）严重时，应去医院就诊。

第十八节　疖　　肿

【概念】

疖肿也称疗肿，是毛囊及所属皮脂腺被细菌感染后形成的较大块的红色肿物，多发于炎热季节。

【病因】

感染金黄色葡萄球菌等是发生疖肿的原因。毛囊及所属皮脂腺在皮肤不清洁、高温潮湿多汗、局部皮肤擦伤等情况下容易发生疖肿。常发生于毛囊和皮脂腺丰富的部位，如颈、头、面部、背部、腋部、腹股沟部及会阴部和小腿。

【症状】

疖肿在形成的过程中往往有剧烈的搏动性疼痛，尤其长在前额或下颌等皮肤组织致密、张力较高的部位时加重。开始为小的红色肿块，经过 1~2 天在中央会形成脓栓，头部为黄色或白色，周围压痛，中间有脓汁，2~3 天后会自行破溃（有的可不破溃而自行消失）而排出脓液，然后在数日内痊愈。

疖肿虽可痊愈，但因为毛囊间紧密相邻，若不及时处理已经长出的疖肿，不仅疼痛难忍，而且容易引起周围皮肤的感染。

【自我治疗原则】

1. 注意个人卫生，保持面部清洁，避免诱发疖肿。

2. 出现疖肿时避免挤压，尤其是面部"危险三角区"（上唇周围和鼻部）的疖肿，如被挤压或挑刺，感染容易沿内眦静脉和眼静脉进入颅内的海绵状静脉窦，引起化脓性海绵状静脉窦炎、败血症甚至脑脓肿。

3. 选用非处方药进行治疗。

【合理选用西药非处方药】

用于疖肿的西药非处方药为局部用抗菌药,有莫匹罗星软膏、鱼石脂软膏、复方聚维酮碘搽剂、复方氧化锌软膏、醋酸氯己定软膏、甲硝唑氯己定软膏、杆菌肽软膏、红霉素软膏、金霉素软膏、复方新霉素软膏。

【使用方法】

1. 莫匹罗星软膏 对与皮肤感染有关的各种革兰阳性球菌有很强的抗菌活性,对耐药金黄色葡萄球菌也有效,对某些革兰阴性菌有一定的抗菌作用;与其他抗生素无交叉耐药性。用于革兰阳性球菌引起的皮肤感染,如脓疱病、疖肿、毛囊炎等原发性皮肤感染及湿疹合并感染、溃疡合并感染、创伤合并感染等继发性皮肤感染。规格为2%,涂于患处。必要时,患处可用敷料包扎或敷盖,每日3次,5天一疗程,必要时可重复一疗程。

2. 鱼石脂软膏 为消毒防腐药,具有温和刺激性和消炎、防腐及消肿作用,用于疖肿。规格为10%,涂患处,一日2次。

3. 复方聚维酮碘搽剂 每毫升含聚维酮碘30 mg、阿司匹林120 mg,其中聚维酮碘能逐步释放出碘而发挥杀菌作用,对细菌、真菌及病毒均有效;阿司匹林分解后产生的水杨酸具有消炎和止痒作用,还有软化角质、增强药物皮肤渗透作用。用于足癣、体癣、头癣、花斑癣、手癣、甲癣及其并发细菌感染,也用于疖、蚊虫叮咬、手足多汗症。洗净患处,将本品涂搽患处,一日1~2次。用于癣病疗程为5~14天。对甲癣,先用温水软化患处,修锉掉病变部位,再涂搽本品,坚持使用至新甲长出,一般需2个月以上。

4. 复方氧化锌软膏 每克含氧化锌200 mg、苯酚20 mg、樟脑54 mg、水杨酸甲酯10 mg,其中氧化锌具有微弱收敛、保护及干燥作用;苯酚为消毒防腐剂;樟脑和水杨酸甲酯为刺激药,可增进局部血液循环,缓解肿胀,并有轻微止痒、止痛作用。用于轻度烧伤、脓疱疮、疖肿等。涂搽患处,一日1~2次。

5. 醋酸氯己定软膏 为阳离子型表面活性防腐剂,具有抗菌谱广、抗菌作用较强的特点,用于疖肿,小面积烧伤、烫伤、外伤感染和脓疱疮。规格为0.5%。用适当方法将患部清洗干净,再取适量本品涂于患处,一日1次或隔日1次。

6. 甲硝唑氯己定软膏 每克含甲硝唑30 mg、醋酸氯己定8 mg,其中甲硝唑为抗厌氧菌药,醋酸氯己定为季铵盐类阳离子表面活性剂,对革兰阳性菌有较强杀菌作用。用于疖肿、溃疡、小面积烧伤、烫伤、外伤感染和脓疱疮。洗净涂患处。

【使用注意事项】

1. 莫匹罗星软膏禁用于对其他含聚乙二醇软膏过敏者,慎用于中度或重度肾损害者。

2. 鱼石脂软膏不得用于皮肤破溃处。

3. 复方聚维酮碘搽剂不能与硫代硫酸钠、汞溴红(红药水)同用。

4. 复方氧化锌软膏不宜用于婴幼儿、妊娠期及哺乳期妇女,不得用于皮肤破溃处。不宜大面积使用,也不宜密封包扎使用。

5. 醋酸氯己定软膏、甲硝唑氯己定软膏不应与肥皂、碱、高锰酸钾及碘制剂同用。

6. 以上外用制剂避免接触眼睛和其他黏膜(如口、鼻等)。

【何时就医】

疖肿周围剧烈疼痛伴有淋巴结肿大,或疖肿直径超过3 cm,或面积增大且变化时,或用药部位如有烧灼感、红肿等,或用药5~7天症状或缓解,应去医院就诊。

第十九节 癣

【概念】

癣又称为真菌性皮肤病，或皮肤真菌病，是指发生在表皮、毛发、指（趾）甲的浅部真菌皮肤病，特点是发病率高、具有传染性、易复发或再感染。不合理、不规范的治疗会造成反复发作、反复治疗，极大地影响患者的生活质量。

【病因】

引起癣的病原为皮肤癣菌，有红色毛癣菌、石膏样毛癣菌、絮状表皮癣菌、疣状毛癣菌、大小孢子菌等。真菌喜欢在温暖潮湿的环境生长，浅部真菌最适宜的温度是 22 ~ 28℃。当皮肤上有适合真菌生长繁殖的条件时，就容易发生癣病。如有些人容易出汗，皮肤容易潮湿，如不及时擦净和保持干燥，容易感染真菌而发生花斑癣等癣病；所穿裤子过紧过厚不透气、长时间坐办公室，容易患股癣等癣病；经常穿胶鞋、皮鞋、运动鞋，如透气性差，脚部的湿度和温度增高，若再加上皮肤不干净，极易发生足癣等癣病。而且，身体的一种癣病，还会通过自身传播而使其他部位也发生癣病。

【症状】

根据发病部位，癣病可分为头癣、体癣、股癣、足癣、手癣、甲癣、花斑癣、癣菌疹等。在此主要指体癣、股癣、足癣、手癣、甲癣。

体癣：除去头部、掌跖、腹股沟、阴部、甲以外的真菌性皮肤病，多见于儿童及青少年。初起为红色丘疹或小水疱，继之形成有鳞屑的红色斑块，再向周围逐渐扩展成边界清楚的环形损害，边缘丘疹、丘疱疹、小水疱，中央色素沉着，自觉瘙痒。夏秋初发或症状加重，冬季减轻或静止。

股癣：发生于腹股沟、会阴、肛门周围和臀部，多见于成人男性。常为单侧，也可两侧对称分布。病情严重者，皮损可向上蔓延直达下腹部；往后扩展波及臀部；向下延伸而累及股部他处；瘙痒显著。病情与季节变化有关，通常入夏复发或加重，到冬天可缓解。

足癣：以中青年发病占多数，好发于跖趾间，尤其是第三、第四趾缝。皮损表现一般分为以下三型：

1. 水疱型，在趾间及足底处可见针头至粟粒大的深在性水疱，疱壁较厚，疏散或密集分布，邻近皮疹可融合，形成较大水疱。疱液自然吸收、干燥后转为鳞屑。

2. 糜烂型，惯发于趾间，患处潮湿而多汗。皮疹初起为浸渍，因瘙痒或揉擦后招致表皮破损，终于转呈糜烂潮红湿润。可伴渗液，常发出难闻恶臭。

3. 角化型，最为常见，好侵犯足底、足侧、趾间及足跟部。皮损表现为鳞屑，角质增厚，粗糙变硬，间有皲裂，每至冬季病情尤重。足癣发病与季节有关，往往冬轻夏重。

手癣：发生于掌指部位的皮肤癣菌感染。临床表现与足癣相似，但由于手是露出部位，通风性比足要好得多，故临床无糜烂型，而仅见水疱型和角化型。临床偶见糜烂出现，但往往是念珠菌感染所致，而并非皮肤癣菌引起的。

甲癣：又称为灰指甲，由指甲部感染皮肤癣菌所致。其病变始于甲远端、侧缘或甲褶部。表现为甲颜色和形态异常，多呈灰白色，且失去光泽；甲板增厚显著，表面高低不平。其质松碎，甲下常有角蛋白及碎屑沉积。有时甲板可与甲床分离。甲癣多伴发甲沟炎，表现为甲周红肿，自觉有痛感和压痛。甲沟常有渗液少许，但未见化脓。

【自我治疗原则】

1. 脸盆、脚盆、毛巾、浴巾等日常生活用品专人专用。

2. 避免搔抓，以免抓破后并发感染和引起自身传染。

3. 衣服和鞋袜要宽大透气，经常更换，贴身内衣裤袜煮沸灭菌，足癣者夏天穿布鞋或凉鞋。

4. 洗澡用淋浴。

5. 头癣患者应隔离治疗。

6. 不接触患癣疾的动物。

7. 加强体育锻炼，提高抗病能力。

8. 少吃辛辣刺激性食物和发物，戒烟酒，饮食以清淡为宜，多吃些新鲜蔬菜和水果。

9. 选用非处方药进行治疗。

【合理选用西药非处方药】

用于治疗癣病的抗真菌药物有以下几类：

1. 唑类，如克霉唑、益康唑、咪康唑、酮康唑、联苯苄唑等。

2. 多烯类抗生素，如制霉菌素、灰黄霉素等。

3. 烯丙胺类，如萘替芬、特比萘芬、布特萘芬等。

4. 其他，如环吡酮胺、水杨酸、水杨酰苯胺等。

也有以上药物与其他药物组成的复方制剂，如复方硝酸咪康唑软膏、酮康他索乳膏、复方联苯苄唑溶液、复方益康唑氧化锌撒粉、复方氯己定撒粉、鞣柳硼三酸散、硼砂甘油钾溶液等。

手足癣按分型选用药物：水疱型应选择比较温和的溶液和乳膏剂；浸渍糜烂型应先用溶液湿敷，待渗出不多时用粉剂，皮损干燥后用乳膏剂、水剂；角化过度型可先选用剥脱作用强的乳膏剂，适当配合应用软膏或乳剂。

【使用方法】

1. 硝酸咪康唑外用制剂　硝酸咪康唑为广谱抗真菌药，作用机制是抑制真菌细胞膜的合成及影响其代谢过程，对皮肤癣菌、念珠菌等有抗菌作用，对某些细菌也有一定疗效。溶液剂浓度为2%，用于体癣、股癣、手癣、足癣、花斑癣、甲沟炎，也可用于皮肤念珠菌病，洗净患部并擦干，喷涂，一日2~3次。

硝酸咪康唑乳膏浓度为2%，用于由皮真菌、酵母菌及其他真菌引起的皮肤、指（趾）甲感染，如体股癣、手足癣、花斑癣、头癣、须癣、甲癣；皮肤、指（趾）甲念珠菌病；口角炎、外耳炎。由于本品对革兰阳性菌有抗菌作用，可用于此类细菌引起的继发性感染。①皮肤感染：涂搽于洗净的患处，早晚各1次，症状消失后（通常需2~5周）应继续用药10天，以防复发。②指（趾）甲感染：尽量剪尽患甲，将本品涂擦于患处，一日1次，患甲松动后（需2~3周）应继续用药至新甲开始生长。确见疗效一般需7个月左右。

硝酸咪康唑散规格为2%，用于真菌与酵母菌引起的指（趾）间癣与腹股沟癣，尿布疹，撒于鞋袜可预防足癣。外用，撒在洗净的患处。早晚各1次；若与乳膏剂联合用药，每日分别各一次。撒于鞋袜可一日1次，一般疗程2~6周。在症状消失后，应继续用药一周，以防复发。

硝酸益康唑（溶液、乳膏、喷剂）、酮康唑（乳膏、洗剂）、联苯苄唑（乳膏、凝胶、溶液）、克霉唑（喷雾剂、溶液、乳膏、涂膜）的作用、用途与硝酸咪康唑相同，用法根据剂型而异。

2. 盐酸特比萘芬制剂　盐酸特比萘芬为广谱抗真菌药，能高度选择性地抑制真菌麦角鲨烯环氧化酶，阻断真菌细胞膜形成过程中的麦鲨烯环氧化反应而干扰真菌固醇的早期生物合成，从而发挥抑制和杀灭真菌的作用。用于治疗手癣、足癣、体癣、股癣、花斑癣等及皮肤念珠菌病等。

喷雾剂浓度为1%，喷于患处，一日2~3次，疗程1~2周。

凝胶浓度为1%，取适量涂敷于患处及其周围，一日2次。体癣、股癣连续使用2~4周；手癣、足癣、花斑癣连续用药4~6周。

溶液剂、搽剂浓度均为1%，取适量涂于患处及其周围，一日1次。体癣、股癣连用2~4周；手癣、足癣、花斑癣连用4~6周。

乳膏浓度为1%、2%，涂患处，一日2次，并轻揉片刻。疗程1~2周。

散剂规格为1%，用药前清洁和干燥患处，然后将本品薄薄撒于患处及其周围，一日1~2次。体癣、股癣连用1~2周；足癣2~4周，花斑癣2周。

盐酸萘替芬乳膏的作用、用途与盐酸特比萘芬相同。

3. 环吡酮胺乳膏　环吡酮胺为广谱抗真菌药，对皮肤癣菌、酵母菌、真菌等具有较强的抗菌作用，渗透性强。用于浅部皮肤真菌感染，如体癣、股癣、手、足癣（尤其是角化增厚型），花斑癣，皮肤念珠菌病，也适用于甲癣。乳膏规格为1%，取适量涂于患处，一日1~2次，疗程2~4周。治疗甲癣，先用温水泡软甲板，尽可能把病甲削薄，将药膏用胶布固定在患处，每天1次，疗程3~6个月。

环吡酮涂剂浓度为8%，用于指（趾）甲真菌病（灰指甲）。用药前先将病甲剪去，用提供的甲锉使甲表面变粗糙。用药第一月内，每隔日用药1次，第二月内每周至少涂药2次，第三月后每周涂药1次，每周1次用甲清洗剂清洁甲表面，疗程长短取决于感染严重程度，一般不超过6个月。

4. 复方硝酸咪康唑软膏　每克含硝酸咪康唑20 mg、薄荷脑35 mg、合成樟脑56 mg、水杨酸甲酯30 mg、冰片5 mg、麝香草酚2 mg、丙酸倍氯米松0.1 mg，其中硝酸咪康唑能抑制真菌细胞膜的合成及影响其代谢过程，对皮肤癣菌、念珠菌等有抗菌作用，对某些革兰阳性球菌也有一定疗效；丙酸倍氯米松是一种强效局部用糖皮质激素，能减轻和防止组织对炎症的反应，从而减轻炎症的表现。冰片有止痛消肿作用；薄荷脑局部应用时，有促进血循环及消炎、止痒等作用，可用于消炎、止痒、止痛、减轻水肿等；水杨酸甲酯具有消炎、止痒、消肿及止痛作用。用于体癣、股癣、手足癣等，亦用于丘疹性荨麻疹、湿疹、皮肤瘙痒症等。涂于患处，必要时可用敷料包扎或敷盖，每日2~3次。

5. 曲安奈德益康唑乳膏　每克含硝酸益康唑10 mg、曲安奈德1.0 mg，其中硝酸益康唑为抗真菌药，对皮肤癣菌、真菌和酵母菌（如念珠菌）等有抗菌活性，对某些革兰阳性菌也有效。曲安奈德为糖皮质激素，具有抗炎、止痒及抗过敏作用。用于以下疾病：伴有真菌感染或有真菌感染倾向的皮炎、湿疹；由皮肤癣菌、酵母菌和真菌所致的炎症性皮肤真菌病，如手足癣、体癣、股癣、花斑癣；尿布性皮炎；念珠菌性口角炎；甲沟炎；由真菌、细菌所致的皮肤混合感染。取适量本品涂于患处，每日早晚各1次。治疗皮炎、湿疹时，疗程2~4周。治疗炎症性真菌性疾病应持续至炎症反应消退，疗程不超过4周。

6. 复方水杨酸苯胺甲酯乳膏　每克含水杨酰苯胺0.05 g、水杨酸甲酯0.01 g、龙脑0.01 g，其中水杨酰苯胺为抗真菌药，水杨酸甲酯具有局部消炎、止痒、消肿和止痛作用。用于头癣、手癣、足癣及体癣等，涂于患处，一日1~2次。

7. 硼砂甘油钾溶液　每毫升含硼砂20 mg、甘油0.17 mL、碳酸钾22 mg，其中硼砂为消毒防腐药；甘油具有保湿作用，可增加皮肤柔韧性。用于手、足皲裂，也可用于角化型手、足癣引起的皲裂。用温水浸泡、洗净患处，擦干后，用本品适量涂擦患处，一日2~3次。如患处角质层过厚，可每晚用温水浸泡20~30 min，用钝刀刮去角质层，再用本药涂擦患处。

8. 复方氯己定撒粉　每克含盐酸氯己定 5 mg、氧化锌 22 mg、升华硫 2 mg、冰片 4 mg、薄荷脑 4 mg，其中盐酸氯己定为阳离子型表面活性消毒防腐剂，具有抗菌谱广、抗菌作用较强的特点，对革兰阳性菌和阴性菌有效，对真菌也有一定抑菌作用；氧化锌具有收敛、保护作用；硫黄对细菌、真菌有杀灭作用，并能软化表皮、溶解角质；冰片与薄荷脑具有清凉、减轻不适与疼痛的作用。用于各类型痱子、痱毒、间擦型足癣、间擦疹，也可用于蚊虫叮咬所致的皮肤瘙痒。清洗患处后，将药粉擦于患处，一日 1~4 次。

【使用注意事项】

1. 抗真菌药的外用单方制剂慎用于妊娠期及哺乳期妇女，特比萘芬制剂不得用于皮肤破溃处。

2. 复方硝酸咪康唑软膏禁用于皮肤损伤、糜烂或开放性伤口处及病毒感染者（如有疱疹、水痘），慎用于孕妇，哺乳期妇女慎用。不宜大面积、长期使用。连续使用不能超过 4 周，面部、腋下、腹股沟及外阴等皮肤细薄处连续使用不能超过 2 周。

3. 曲安奈德益康唑乳膏禁用于皮肤结核、梅毒或病毒感染者（如疱疹、牛痘、水痘）。不宜大面积、长期使用。连续使用不能超过 4 周，面部、腋下、腹股沟及外阴等皮肤细薄处连续使用不能超过 2 周。

4. 外用制剂避免接触眼睛和其他黏膜（如口腔内、鼻等）。

5. 婴幼儿不宜应用粉剂。

6. 使用足够的疗程。

【何时就医】

糖尿病或长期使用免疫抑制剂患者，用药部位如有烧灼感、红肿、肤色改变等情况时，应去医院就诊。

第二十节　跌打损伤

【概念】

跌打损伤是指人因跌、打、磕、碰等原因而受的伤，包括刀枪、跌仆、殴打、闪挫、刺伤、擦伤、运动损伤等，伤处多有疼痛、肿胀、出血或骨折、脱臼等，也可出现一些内脏损伤。这里主要指扭伤、挫伤所致的软组织损伤。

【病因】

扭伤为间接暴力使肢体和关节周围的筋膜、肌肉、韧带过度扭曲、牵拉，引起损伤或撕裂，多发生在关节及关节周围的组织。挫伤为直接暴力打击或冲撞肢体局部，引起该处皮下组织、肌肉、肌腱等损伤，以直接受损部位为主。

颈、肩、肘、腕、指间、腕、膝、腰等部位都可引起扭挫伤，其中以腰部扭挫伤为最常见，多见于青壮年。

【症状】

扭挫伤后由于毛细血管壁渗液或者出血，造成了组织的血液沉积物的形成，发生无菌性炎症，致使组织肿胀、疼痛，压痛明显，皮下瘀斑，肢体和关节活动受限。

【自我治疗原则】

1. 抬高受伤肢体，避免重负。

2. 扭伤当天冷敷以减少血肿形成，第二日后进行热敷和按摩以促进血肿吸收。

3. 肿痛减退后进行关节功能锻炼。

4. 扭伤期间应用药物。

【合理选用西药非处方药】

1. 非甾体消炎药，如布洛芬、酮洛芬、吲哚美辛、吡罗昔康等的外用制剂。

2. 局部麻醉药，如含氯乙烷、利多卡因的气雾剂。

3. 消肿止痛药，如含水杨酸甲酯、七叶皂苷的制剂及正红花油。

4. 其他，如热敷袋。

【使用方法】

1. 布洛芬搽剂　为外用的非甾体消炎镇痛药，能透过皮肤渗入深层疾病组织，通过抑制前列腺素合成而发挥镇痛抗炎作用，用于缓解局部疼痛，如肌肉痛、关节痛以及拉伤、扭伤和运动损伤引起的疼痛和肿胀，也可用于骨关节炎的对症治疗。制剂浓度为 5%，按照痛处大小，使用本品适量轻轻揉搓，一日 3～4 次。

2. 酮洛芬凝胶　为前列腺素合成抑制剂，具有抗炎、镇痛作用，局部应用时，药物可穿透皮肤到达炎症区域，缓解急、慢性炎症反应，对因外伤引起的炎症，可使炎性肿痛减轻，疼痛缓解，用于各种骨骼肌损伤的急慢性软组织（肌肉、韧带、筋膜）扭伤、挫伤及肌肉劳损所引起的疼痛，也可用于骨关节炎的对症治疗。制剂浓度为 2.50%，按照痛处大小，使用本品适量，轻轻揉搓，一日 1～2 次。

3. 吲哚美辛搽剂　为前列腺素合成抑制剂，具有抗炎、镇痛作用，局部应用，药物可穿透皮肤到达炎症区域，使炎性肿胀减轻、疼痛缓解，用于缓解局部疼痛，如肌肉痛、关节痛以及拉伤、扭伤和运动损伤引起的疼痛和肿胀，也可用于骨关节炎的对症治疗。制剂浓度为 1%，取适量涂布患处，轻轻揉搓，一日 2～3 次。

吲哚美辛乳膏的作用、用途、用法用量与吲哚美辛搽剂相同。

4. 双氯芬酸钠搽剂　为前列腺素合成抑制剂，具有抗炎、镇痛作用，局部应用，药物可穿透皮肤达到炎症区域，缓解急、慢性炎症反应，使炎性肿痛减轻、疼痛缓解，用于缓解肌肉、软组织和关节的轻至中度疼痛，如缓解肌肉、软组织的扭伤、拉伤、挫伤、劳损、腰背部损伤引起的疼痛以及关节疼痛等，也可用于骨关节炎的对症治疗。制剂浓度为 0.1%，根据疼痛部位大小，用本品 1～3 mL，均匀涂于患处，一日 2～4 次，每日总量不得超过 15 mL。

双氯芬酸二乙胺乳胶剂、双氯芬酸钠凝胶、双氯芬酸钠气雾剂、双氯芬酸钠乳膏、双氯芬酸钾凝胶的作用、用途与双氯芬酸钠搽剂相同。

5. 复方氯乙烷气雾剂　每 100 g 含氯乙烷 55 g、三七 0.3 g、黄柏 0.9 g、麝香 0.01 g、延胡索 0.6 g，其中氯乙烷具有冷冻麻醉作用，从而使局部产生快速镇痛效果；三七有散瘀止血、消肿定痛的作用；延胡索有活血、利气、止痛的作用；黄柏能清热燥湿、解毒；麝香有疏通经络、活血祛瘀、消肿、定痛的作用。上述五种药物组成复方溶于酒精中，能增强消肿止痛作用且药效持久，用于运动中各种急性闭合性损伤，如肌肉拉、挫伤，关节扭挫伤以及骨折、脱臼整复前镇痛等。喷洒：握住喷雾器距离患处 3～5 cm，压下按钮喷射 3～5 s，每日喷 1～3 次，或根据需要喷数次。

6. 复方水杨酸甲酯乳膏　为复方制剂，含水杨酸甲酯 127.3 mg、薄荷脑 58.8 mg，外用具有局部消炎、止痒、消肿及止痛作用，用于缓解扭伤、挫伤、拉伤、劳损等引起的肌肉、筋膜炎，创伤性关节滑膜炎及韧带损伤等引起的局部肿胀和疼痛，取适量涂于患处，并轻轻揉搓，每日 2～3 次。

7. 正红花油Ⅱ，为复方制剂，其组分为每 1 000 g 含水杨酸甲酯 713 g、桂叶油 38 g、桂油 47 g、香茅油 16 g、松节油 174 g、辣椒油 9 g、血竭 3 g，外用有明显的镇痛、抗炎、消肿作用，用于关节酸痛，扭伤肿胀，跌打损伤，轻微烫伤及蚊虫叮咬，取适量涂擦患处。

8. 复方七叶皂苷钠凝胶 为复方制剂，每克含七叶皂苷钠 10 mg、水杨酸二乙胺 50 mg，其中七叶皂苷钠具有抗组织水肿，促进血液循环，减少血管通透性，防止组织内水分存积和消除局部水肿引起的沉重感和压力的作用；水杨酸二乙胺可增强抗炎作用，并有止痛作用，用于急性软组织损伤，如挫伤、扭伤、压伤、血肿及腱鞘炎，取适量于患处涂一薄层，一日数次。

9. 热敷袋 为复方制剂，每袋中含铁屑 40 g、药用炭 7 g、锯木屑 3 g、蛭石 5 g、氯化钠 3 g，其中铁屑为二价铁，在空气中氧化生成三价铁，在碳粉的作用下又还原为二价铁，在氧化还原过程中，能产生 40~60℃ 的热度。维持 20~26 h，当热敷袋紧贴于患处时，热传至机体，5 min 后，局部皮肤血管扩张、充血、加速血液循环、促进局部的新陈代谢，从而达到物理治疗而止痛的目的；蛭石起保温作用，氯化钠可防腐。用于肩周炎、腰腿痛、关节痛、坐骨神经痛、软组织损伤、胃寒、腹痛、痛经。剪开外袋，轻揉内袋，即可发热，将热袋装在绷带内，除去绷带上的密封，将绷带上药面对准患部，热敷 24 h。

【使用注意事项】

1. 用药过程中可能出现皮肤过敏反应。

2. 对一种非甾体消炎药过敏的患者禁用非甾体消炎药制剂。

3. 外用制剂不得用于皮肤破溃或开放性伤口，避免接触眼睛和其他黏膜（如口、鼻等），不宜大面积使用。

4. 妊娠期、哺乳期妇女慎用，或使用前向医师、药师咨询。

【何时就医】

用药部位如有烧灼感、瘙痒、红肿等情况，或使用足够的疗程后症状未见改善，应去医院就诊。

第二十一节 鼻 炎

【概念】

鼻炎是指鼻腔黏膜和黏膜下组织的炎症，通常表现为充血或者水肿，患者经常会出现鼻塞，流清水涕，鼻痒，喉部不适，咳嗽等症状。

【病因】

引起鼻炎的病因有以下几种：

1. 遗传因素，有变态反应家族史者易患鼻炎，患者家庭多有哮喘、荨麻疹或药物过敏史。

2. 接触变应原，包括吸入性变应原（如花粉、真菌、屋尘螨、动物皮屑、羽毛、室内尘土等）和食入性变应原（如牛奶、蛋类、鱼虾、肉类、水果，甚至某种蔬菜）。接触变应原引起的鼻炎称为过敏性鼻炎。有些药物也可引起鼻炎。

3. 疾病因素，如经常感冒患者易患鼻炎。

【症状】

鼻炎患者通常有以下症状：鼻塞（特点为间歇性和交替性），多涕（常为黏液性或黏液脓性，偶呈脓性，脓性多于继发感染后出现），嗅觉下降，头痛、头昏。多数患者可见全身表现（头痛、食欲下降、易疲倦、记忆力减退及失眠等）。

【自我治疗原则】

1. 进行体育锻炼，增强体质和机体免疫力，预防感冒。

2. 饮食清淡，少吃辛辣、腥味食物。

3. 用盐水有效清洁鼻腔，调节鼻腔湿度，促进鼻腔血液循环。

4. 保持室内卫生清洁。

5. 对花粉引起的季节过敏性鼻炎，在春秋植物开花扬花时，提前使用药物。

6. 选用非处方药进预防和治疗。

【合理选用西药非处方药】

1. 血管收缩药，如萘甲唑林、羟甲唑啉、赛洛唑啉等。

2. 抗组胺药，如左卡巴斯汀、氯苯那敏、氯雷他定、酮替芬等。

3. 皮质激素类药，如丙酸倍氯米松、丙酸氟替卡松等。

4. 其他，如色甘酸钠。

【使用方法】

1. 盐酸羟甲唑啉滴鼻液　为咪唑啉类衍生物，具有直接激动血管 α_1 受体而引起血管收缩的作用，从而减轻炎症所致的充血和水肿，用于急慢性鼻炎、鼻窦炎、过敏性鼻炎、肥厚性鼻炎。规格为 0.05%。滴鼻，成人和 6 岁以上儿童，一次一侧 1～3 滴，早、晚各 1 次。

萘甲唑林和赛洛唑啉也是咪唑啉类衍生物，药理作用和用途与羟甲唑啉相同。

2. 盐酸左卡巴斯汀鼻喷雾剂　是一种强效、长效、速效、具有高度选择性的组胺 H_1 受体拮抗剂。局部应用于鼻部，几乎立刻起效，消除过敏性鼻炎的典型症状（喷嚏、鼻痒、流涕），作用可维持数小时。用于过敏性鼻炎的症状治疗。规格为 10 mL：5 mg（100 揿，每揿含左卡巴斯汀 50 μg）。喷鼻：常规剂量每鼻孔每次喷 2 揿，每日 2 次。也可增加至每次每鼻孔喷 2 揿，每日 3～4 次，连续用药直至症状消除。患者在用药前必须清洗鼻道（如擤鼻涕等），喷药时将药物吸入。第一次喷药前使气雾泵源充满，直至能很好地喷出气雾，然后再开始使用。

3. 氯雷他定分散片　为高效、作用持久的三环类抗组胺药，为选择性外周 H_1 受体拮抗剂，可缓解过敏反应引起的各种症状。用于治疗季节性过敏性鼻炎（减轻鼻部或非鼻部症状）及特发性荨麻疹。规格 10 mg，成人及 12 岁以上儿童一日口服 1 次，一次 1 片。

4. 富马酸酮替芬鼻吸入气雾剂　兼有组胺 H_1 受体拮抗作用和抑制过敏反应介质释放作用，用于过敏性鼻炎。规格 14 g：25.5 mg。用前摇匀即成混悬状，揿压喷头阀门即有相当量药物微粒喷出。用时将装在气雾剂上的鼻腔专用喷头对准鼻腔孔倒喷，在吸气时揿喷一次，喷时须将另一鼻孔用手堵住。一次 1～2 揿，一日 2～3 次。富马酸酮替芬还有滴鼻液、片剂和口服溶液。

5. 丙酸倍氯米松鼻气雾剂　为糖皮质激素类药物，具有强效的局部抗炎与抗过敏作用，用于预防和治疗常年性及季节性过敏性鼻炎，也可用于血管舒缩性鼻炎。规格 0.15%。鼻腔喷入：左手喷右侧鼻孔，右手喷左侧鼻孔，避免直接喷向鼻中隔。成人一次每鼻孔 2 揿，一日 2 次；也可一次每鼻孔 1 揿（50 μg），一日 3～4 次。一日总量不可超过 8 揿（400 μg）。

丙酸氟替卡松鼻喷雾剂的作用、用途与丙酸倍氯米松鼻气雾剂相同。

6. 吸入用色甘酸钠　对速发型过敏反应有良好的预防作用，能阻止肥大细胞释放组胺和其他致敏反应物质，用于预防哮喘及过敏性鼻炎。规格为每粒 20 mg。用于预防过敏性支气管哮喘：干粉（胶囊）喷雾吸入，一次 1 粒，一日 4 次；用于过敏性鼻炎：干粉（胶囊）鼻吸入，每侧半粒，一日

4~6次。

【使用注意事项】

1. 咪唑啉类衍生物禁用于萎缩性鼻炎及鼻腔干燥者、孕妇及2周岁以下儿童、正在接受单胺氧化酶抑制剂（如帕吉林、苯乙肼、多塞平等）治疗的患者，慎用于高血压、冠心病、甲状腺功能亢进、糖尿病等患者。滴药过频易致反跳性鼻充血，久用可致药物性鼻炎。使用本品时不能同时使用其他滴鼻剂。

2. 氯雷他定慎用于妊娠期、哺乳期妇女及同时服用酮康唑、大环内酯类抗生素、西咪替丁、茶碱等药物的患者。

3. 酮替芬制剂不得与口服降血糖药并用，服药期间不得驾驶机、车、船，不得从事高空作业、机械作业及操作精密仪器。避免与其他中枢抑制药合用。

4. 糖皮质激素类制剂应在接触过敏原之前使用，以防止过敏性鼻炎症状的发生，并且必须规律地用药才能获得最大疗效。自我治疗时间不得超过3个月，如需要超过3个月，应在医师指导下使用。

5. 吸入用色甘酸钠慎用于妊娠期、哺乳期妇女及肝肾功能不全者。在哮喘易发季节前1~2周用药。使用中不得突然停药，以免引起哮喘复发。

【何时就医】

咪唑啉类衍生物连续使用7天后还需使用，糖皮质激素类药物连续使用7天而症状仍无改善或虽然症状有改善但不能完全控制时，应去医院就诊。

第二十二节　咽　炎

【概念】

咽炎是咽部黏膜及黏膜下组织的炎症。根据病程的长短、病理改变性质的不同，分为急性咽炎、慢性咽炎。

急性咽炎是咽黏膜、黏膜下及淋巴组织的急性炎症，可单独发生，也常继发于急性鼻炎、急性扁桃体炎之后，亦可为上呼吸道感染的一部分，或为全身疾病的局部表现，或为急性传染病的前驱症状。多发生秋冬及冬春之交。

慢性咽炎主要为咽黏膜、黏膜下及淋巴组织的慢性炎症，属于常见病、多发病，易反复发作，感冒时加重，以中年人多见。

【病因】

急性咽炎由病毒（主要为柯萨奇病毒、腺病毒、副流感病毒及鼻病毒、流感病毒）、细菌（溶血性链球菌、葡萄球菌、肺炎链球菌等）感染引起，也可由高温、粉尘、烟雾、刺激性气体等引起。

慢性咽炎可由急性咽炎反复发作转变而来，也可由以下因素引起：上呼吸道慢性炎症刺激，如慢性鼻窦炎、慢性鼻咽炎等；长期烟酒过度，或受粉尘、有害气体的刺激；职业因素，如教师、歌唱家、播音员等，说话或用嗓过多，也易患本病；全身因素，如贫血、心血管病、慢性支气管炎、消化不良、反流性食管炎等都可引发本病。

【症状】

急性咽炎起病较急，初起时咽部干燥、灼热、咽痒，继之有咽痛，空咽时咽痛往往比进食时更明显，疼痛可放射至耳部，全身症状一般较轻。

慢性咽炎咽部可有各种不适感觉，如异物感、干燥、灼热、发痒、微痛等。由于咽后壁有黏稠分泌物附着，患者常有"吭、咯"等清嗓动作，有些患者晨起刷牙时可引起恶心、呕吐。

【自我治疗原则】

1. 戒除烟酒，少食煎炒和辛辣刺激性食物。

2. 注意休息，避免过劳。

3. 减少或避免长时过度用声等。

4. 改善工作和生活环境，避免灰尘和有害气体刺激。

5. 多食富有营养和具有清润作用的食物，改善消化功能，保持大便通畅。

6. 选用非处方药治疗。

【合理选用西药非处方药】

用于咽炎的非处方药有含漱液（如葡萄糖酸氯己定含漱液、醋酸氯己定溶液、复方硼砂含漱液）、含片［如复方地喹氯铵含片、溶菌酶含片、薄荷桉油含片（Ⅰ）、薄荷桉油含片（Ⅱ）、薄荷茴桉苯甲酸钠含片］、溶菌酶口腔药膜、复方氯己定达克罗宁乳膏。

【使用方法】

1. 薄荷桉油含片（Ⅰ）　每片含薄荷脑1.25 mg、桉叶油0.5 mg、薄荷油0.75 mg，薄荷脑、薄荷油、桉叶油等局部应用时可促进局部血液循环，有消炎、止痒、止痛的作用，用于缓解急、慢性咽炎及改善口臭。每隔0.5～1 h含服1片。

2. 薄荷桉油含片（Ⅱ）　组成成分、药理作用、用途与薄荷桉油含片（Ⅰ）相同，一次含服1～2片。

3. 薄荷茴桉苯甲酸钠含片　每片含苯甲酸钠5 mg、薄荷油4 mg、茴香油0.8 mg、桉叶油0.6 mg，苯甲酸钠为消毒防腐剂，薄荷油、桉叶油、茴香油有促进血液循环及消炎、止痒、止痛之作用，用于急、慢性咽炎及咽喉肿痛。一次含服1～2片，每隔0.5～1 h含服1片。

4. 复方硼砂含漱液　每100 mL含硼砂、碳酸氢钠各1.5 g，液化酚和甘油各0.3 mL，其中硼砂与低浓度液化酚具有消毒防腐作用；甘油除对口腔黏膜具有保护作用外，还能与硼砂、碳酸氢钠发生反应生成甘油硼酸钠，更有利于主药发挥药效，用于口腔炎、咽炎等的口腔消毒防腐。一次取少量（约10 mL）加5倍量的温开水稀释后含漱，一次含漱5 min后吐出，一日3～4次。

5. 其他　非处方药的使用参见第二十三节口腔溃疡和第二十四节牙龈炎。

【使用注意事项】

1. 含片在口中逐渐含化，勿吞下或嚼碎口服，含化后暂勿进食和饮水。

2. 在口腔内停留3～5 min，然后吐出，不要咽下。

3. 使用复方硼砂含漱液期间，欲使用其他口腔含漱液，应至少间隔2 h，并不与生物碱的盐、氯化汞、硫酸锌以及其他金属盐并用。

【何时就医】

急性咽炎患者除咽痛外，还可出现发热、畏寒、头痛、周身酸痛、食欲差，大便干、口干渴等全身中毒反应。有细菌感染时，血液白细胞数升高。如果咽痛剧烈，影响吞咽，还会造成体内营养、代谢失调，以上情况下应去医院就诊。

第二十三节 口 腔 溃 疡

【概念】

口腔溃疡也称为"口疮",又称为复发性阿弗他性口炎、复发性口腔溃疡、复发性口疮,是一种发生在口腔黏膜上的表浅性溃疡,具有周期性、复发性及自限性等特点,大小可从米粒至黄豆大小、成圆形或卵圆形,溃疡面凹陷、周围充血,好发于唇、颊、舌缘等。

【病因】

引起口腔溃疡的病因目前仍不清楚,可能与局部创伤、精神紧张、激素水平改变、维生素或微量元素缺乏有关,消化系统疾病、内分泌功能紊乱、自身免疫功能低下、遗传、感染等在其发生、发展中可能起重要作用。

【症状】

口腔溃疡可发生在口腔黏膜的任何部位,以口腔的唇、颊、软腭或齿龈等处的黏膜多见,发生单个或者多个大小不等、外形规则的圆形或椭圆形溃疡,表面覆盖灰白或黄色假膜,中央凹陷,边界清楚,周围黏膜红而微肿,溃疡局部灼痛明显,吃饭时疼痛加重,影响进食、讲话。

口腔溃疡一般病程较短,1~2 周可自愈,愈合后无瘢痕。可一年发病数次,甚至一个月病数次。

【自我治疗原则】

1. 注意口腔卫生,避免局部刺激和黏膜损伤。

2. 保持良好的心态。

3. 保证充足睡眠,避免过度劳累。

4. 注意生活规律,按时排便。

5. 营养均衡,戒烟限酒。

6. 口腔溃疡的治疗以局部治疗为主,严重者需全身治疗。应用的药物有局部抗菌药、局部止痛、局部抗炎药、微量元素制剂或由以上药物组成的复方制剂。

【合理选用西药非处方药】

1. 局部抗菌药,有葡萄糖酸氯己定含漱液、甲硝唑口颊片及粘贴片、浓甲硝唑含漱液、西地碘片、复方地喹氯铵含片(以上制剂的用法用量见第二十四节牙龈炎)以及度米芬滴丸及含片、溶菌酶含片及口腔药膜。

2. 含止痛药、抗菌药及其他成分的复方制剂,如复方苯佐卡因凝胶、氯己定苯佐卡因含片、复方氯己定地塞米松膜、复方庆大霉素膜。

3. 含锌制剂,如甘草锌胶囊及颗粒,葡萄糖酸锌片、胶囊、颗粒、口服溶液。

【使用方法】

1. 度米芬制剂 为阳离子表面活性剂,具有广谱杀菌作用,用于咽炎、鹅口疮和口腔溃疡。度米芬滴丸每丸 20 mg,一次口含 1 粒,一日 3~4 次;度米芬含片每片 0.5 mg,一次口含 1~2 片,每隔 2~3 h 含服 1 次。

2. 溶菌酶 为一种黏多糖溶解酶,可使构成革兰阳性菌细胞壁的不溶性多糖水解而起杀菌作用;还能分解稠厚的黏蛋白,使炎性分泌物易排出。溶菌酶含片每片 20 mg(12.5 万单位),用于急慢性咽炎、口腔溃疡,一次口含 1 片,一日 4~6 次。

3. 氯己定苯佐卡因含片　每片含盐酸氯己定 5 mg 和苯佐卡因 0.5 mg，其中氯己定为阳离子型表面活性防腐剂，具有广谱抗菌作用，机制是改变细菌细胞膜的通透性；苯佐卡因为局部麻醉药，有止痛作用。用于口腔溃疡，一次含服 1 片，一日 4～5 次。

4. 复方氯己定地塞米松膜　每片贴膜含盐酸氯己定 1.5 mg、维生素 B_2 1 mg、地塞米松磷酸钠 0.05 mg、盐酸达克罗宁 0.75 mg，其中氯己定为阳离子型表面活性消毒防腐剂，具有广谱抗菌作用；维生素 B_2 为体内辅酶的组成成分；地塞米松为糖皮质激素类药物，具有抗炎、抗过敏作用；盐酸达克罗宁为局部麻醉药。用于口腔溃疡，用时先洗净手指剥去涂塑纸，取出药膜，视口腔溃疡面的大小贴于患处。一次 1 片，一日 4 次，连用不得超过 1 周。

5. 甘草锌　所含锌为体内许多酶的重要组成成分，具有促进生长发育，改善味觉等作用。缺乏时出现生长停滞、生殖无能、伤口不易愈合、机体衰弱，还可发生结膜炎、口腔炎、舌炎、食欲缺乏、慢性腹泻、味觉丧失以及神经症状等。锌对儿童生长发育尤为重要，用于由于锌缺乏症引起的儿童厌食癖、异食癖、生长发育不良和口腔溃疡症。甘草锌胶囊每粒 0.25 g（相当于锌 12.5 mg，甘草酸 73.5 mg），饭后服用，5 岁以上一次 1 粒，一日 3 次。

6. 葡萄糖酸锌　作用和应用同甘草锌。葡萄糖酸锌胶囊 174 mg（相当于锌 25 mg），成人一次 1 粒，一日 2 次。其他规格的胶囊和制剂的用法用量参阅药品说明书。

【使用注意事项】

1. 甘草锌和葡萄糖酸锌适用于缺锌患者，且宜在饭后服用，以避免对胃肠道的刺激而引起恶心、呕吐、便秘等。不宜与牛奶及铝盐、钙盐、碳酸盐、鞣酸等同时使用。与青霉胺、四环素类药品同时使用，可降低青霉胺、四环素类的作用。

2. 对鸡蛋蛋白过敏者禁用溶菌酶含片和口腔药膜。

3. 膜剂在贴药前先漱口，并用洁净干燥的手撕取所用量药膜（或用洁净剪刀剪取所用量药膜亦可）贴于患处。宜于午睡前或晚睡前敷贴，贴后使口腔尽量处于静止状态，以免药膜移位或脱落而影响疗效。

【何时就医】

度米芬制剂连用 3 天、溶菌酶制剂连用 5 天后口腔溃疡未愈合，疼痛、发红持续无好转；症状恶化或出现肿胀；伴有皮疹或发热时应去医院就诊。

第二十四节　牙　龈　炎

【概念】

牙龈炎是指发生于牙龈（围绕和覆盖在牙齿周围及槽突表面的黏膜）的急、慢性炎症，通常表现为牙龈出血、红肿、胀痛。牙龈炎如不及时治疗，继续发展则可侵犯硬组织，导致出现牙周炎。

【病因】

引起牙龈炎的主要原因是口腔不洁，牙菌斑、牙结石及软垢在龈缘附近牙面沉积，食物嵌塞，以及厌氧菌、金黄色葡萄球菌等细菌感染。内分泌紊乱、维生素 C 缺乏、营养障碍等也可引起或加重牙龈炎。

【症状】

发生牙龈炎时，牙龈的色泽、质地有所改变。正常的牙龈为粉红色，质地柔韧致密，表面存在点状色彩。牙龈炎时牙龈呈暗红色，质地柔软肿胀，表面色彩消失；进食、刷牙、触碰时容易出血；此外，部分患者存在牙龈发痒、发胀及口臭，有些患者有龈沟溢脓。

【自我治疗原则】

1. 养成并保持良好的口腔卫生习惯，保持牙面清洁。

2. 掌握正确的刷牙方法（竖刷法），即将牙刷平置于口腔，刷毛指向牙龈，尖端轻压牙齿边缘，然后将刷毛逐渐转向牙面，沿牙齿的长轴上下用力。刷上牙时刷毛由上向下，刷下牙时刷毛由下向上，作弧形的旋转刷动。刷牙的次数每天不少于两次，做到早晚刷牙，强调睡前刷牙较晨间刷牙更为重要。

3. 每隔半年清洁牙齿（洗牙）一次，以彻底清除牙石，消除菌斑。

4. 牙龈红肿、出血者应用抗菌药物治疗。

【合理选用西药非处方药】

用于牙龈炎的非处方药主要为局部使用的抗菌药，包括碘制剂、氯己定、甲硝唑和替硝唑及其复方制剂。

【使用方法】

1. 碘制剂 有碘甘油和西地碘片，对细菌、真菌、病毒均有杀灭作用。1% 的碘甘油用于口腔黏膜溃疡、牙龈炎及冠周炎，用棉签蘸取少量涂于患处，一日 2~4 次。西地碘片每片 1.5 mg（以碘计），用于慢性咽喉炎、口腔溃疡、慢性牙龈炎、牙周炎，一次口含 1 片，一日 3~5 次。

2. 氯己定制剂 有枸橼酸氯己定口胶、醋酸氯己定溶液、葡萄糖酸氯己定含漱液，对金黄色葡萄球菌、链球菌、大肠杆菌、厌氧丙酸杆菌以及白念珠菌有杀菌作用。枸橼酸氯己定口胶每片 5 mg，一次口嚼 1 片，10 min 后将胶姆吐在纸上，一日 4 次，包好丢弃。0.02% 醋酸氯己定溶液和 0.01% 葡萄糖酸氯己定含漱液饭后含漱，成人一次 10 mL，儿童一次 5 mL，每次含漱 2~5 min 后吐弃。

3. 甲硝唑及替硝唑制剂 为专性抗厌氧菌药。甲硝唑制剂有甲硝唑口颊片（每片 3 mg，饭后置于牙龈和龈颊沟间含服，一次 1 片，一日 3 次，临睡前加用 1 片）、甲硝唑胶浆含漱液（0.5%，取本品 10 滴用 50 mL 温开水稀释，摇匀后在口腔内含漱 3~5 min 后吐弃，一日 3 次）、甲硝唑口腔粘贴片（每片 5 mg，用棉签擦干黏膜后，黏附于口腔患处，一次 1 片，一日 3 次，饭后使用）、甲硝唑口含片（每片 2.5 mg，含服，一次连续含 3~4 片，一日 3~4 次）、浓甲硝唑含漱液 [0.80%，含漱，一日 3 次，每次取 0.5 mL（约 10 滴）加纯化水或清水 50 mL，摇匀后备用，成人每次 10 mL，儿童 5 mL，含漱 2~5 min 后吐弃]。替硝唑制剂有浓替硝唑含漱液，浓度为 0.2%，含漱，一日 3 次，在 50 mL 温开水中加入本品 2 mL，在含嗽 1 min 后吐弃；儿童剂量减半。

4. 抗菌复方制剂 复方氯己定含漱液，每 500 mL 含葡萄糖酸氯己定 0.6 g、甲硝唑 0.1 g，用于牙龈炎、冠周炎、口腔黏膜炎等引起的牙龈出血、牙周脓肿、口腔黏膜溃疡等的辅助治疗，一次 10~20 mL 漱口，早晚刷牙后含漱，5~10 日为一疗程。氯己定甲硝唑乳膏，每克含醋酸氯己定 5 mg、甲硝唑 6 mg，用于牙龈炎、牙周炎，一次取 1~2 g 置于软毛牙刷上，在患处局部反复刷拭 5~8 min，一日 4 次。复方氯己定达克罗宁乳膏，每克含盐酸氯己定 5 mg、橄榄果水醇提取膏 10 mg、冰片 2 mg、盐酸达克罗宁 0.75 mg，用于口腔黏膜溃疡、牙龈炎、咽炎，取本品适量挤于牙膏上，刷牙后漱口，一日 2~3 次。复方地喹氯铵含片，每片含地喹氯胺 0.25 mg、短杆菌素 1 mg，用于急、慢性咽炎及口腔溃疡、牙龈炎，口含，一次 1 片，每 2~3 h 1 次，必要时可重复用药。

【使用注意事项】

1. 甲硝唑及替硝唑制剂禁用于妊娠期及哺乳期妇女、有活动性中枢神经疾患者，用药期间不得饮酒或含乙醇的饮料。

2. 各种抗菌制剂有过敏反应。甲硝唑制剂偶有味觉改变和口腔黏膜轻微刺痛、恶心、呕吐等，停药后可消失。氯己定制剂长期使用会使口腔黏膜表面、牙齿着色，舌苔发黑、味觉改变。

3. 外用制剂应用后不得咽下。

4. 使用一种制剂时不宜应用第二种制剂，需要应用时至少间隔 2 h。

5. 碘甘油不得与碱、生物碱、水合氯醛、苯酚、硫代硫酸钠、淀粉、鞣酸同用或接触，醋酸氯己定溶液不得与碳酸氢钠（小苏打）、碘化钾并用。

【何时就医】

抗菌药物制剂在应用 3~5 天后症状未见缓解或牙龈增生者（需施行牙龈成形术）应去医院就诊。

第二十五节　结　膜　炎

【概念】

结膜炎是结膜组织在外界和机体自身因素的作用而发生的炎性反应。由于大部分结膜与外界直接接触，因此容易受到周围环境中感染性（如细菌、病毒、衣原体等）和非感染性因素（外伤、化学物质及物理因素等）的刺激，而且结膜的血管和淋巴组织丰富，自身及外界的抗原容易使其致敏，故结膜炎是眼科常见病。

结膜炎通常根据其病因分为感染性（细菌性、病毒性、衣原体性、真菌性）、过敏性（变态反应性），共同的临床表现为突发结膜充血，烧灼感、痒、分泌物多，一般视力不受影响。检查发现眼睑红肿，睑结膜充血、乳头滤泡增生；球结膜周边性充血，有时水肿及结膜下出血，结膜囊内有分泌物。

【病因】

感染性结膜炎由细菌（如肺炎链球菌、金黄色葡萄球菌等）或病毒感染所引起。夏秋是本病的流行季节。发作时，有畏光、流泪、刺痛和有稀薄的分泌物，同时眼睑肿胀，眼结膜因扩张的血管和出血使之成为红色。

过敏性结膜炎可由花草、花粉、灰尘、真菌、动物等引起，可见眼红、眼痒、肿胀等不适，多为双眼发作。空气污染、烟雾、角膜接触镜佩戴不当，刺激性气体、化学药品等均可引起结膜炎症，可累及单眼或双眼。

【症状】

结膜炎时可出现眼红，眼睑红肿，眼痒、眼烧灼感，流泪或溢泪，晨起时分泌物多而难以睁眼。

【自我治疗原则】

1. 经常用温水和肥皂洗手，不要用手揉眼，不要与他人共用毛巾、眼水或眼膏。

2. 眼睛红肿时，不宜佩戴角膜接触镜，不宜眼部化妆。

3. 对过敏性结膜炎用冷敷，对细菌性结膜炎则用热敷。

4. 避开致敏的物质和环境。

5. 选用非处方药治疗。

【合理选用西药非处方药】

1. 感染性结膜炎用抗菌药眼用制剂，有盐酸金霉素眼膏、红霉素眼膏、杆菌肽眼膏、硫酸庆大霉素滴眼液、磺胺醋酰钠滴眼液、复方磺胺甲噁唑钠滴眼液。

2. 过敏性结膜炎用抗过敏药物眼用制剂，有盐酸萘甲唑林滴眼液、牛磺酸滴眼液、复方牛磺酸滴眼液、色甘酸钠滴眼液、醋酸可的松眼膏及滴眼液、醋酸氢化可的松眼膏、硫酸锌尿囊素滴眼液、富马酸酮替芬滴眼液。

【使用方法】

1. 盐酸金霉素眼膏　为四环素类广谱抗生素，作用机制主要是抑制细菌蛋白质合成，对眼部常见革兰阳性细菌及沙眼衣原体有抑制作用。制剂浓度为 0.5%，用于细菌性结膜炎、睑腺炎及细菌性眼睑炎，也用于治疗沙眼。涂于眼睑内，一日 1～2 次，最后一次宜在睡前使用。

2. 红霉素眼膏　为大环内酯类抗生素，作用机制是抑制细菌蛋白质合成，对革兰阳性细菌和沙眼衣原体有抗菌作用。制剂浓度为 0.5%，用于沙眼、结膜炎、睑缘炎及眼外部感染。涂于眼睑内，一日 2～3 次，最后一次宜在睡前使用。

3. 硫酸庆大霉素滴眼液　为氨基糖苷类广谱抗生素，其作用机制主要是抑制细菌合成蛋白质，对眼部常见革兰阴性菌有抗菌作用。制剂浓度为每毫升含硫酸庆大霉素 5 000 单位。用于结膜炎、眼睑炎、睑板腺炎。滴入眼睑内，一次 1～2 滴，一日 3～5 次。

4. 磺胺醋酰钠滴眼液　为广谱抑菌剂，作用机制是与细菌体内的对氨基苯甲酸（PABA）竞争，抑制二氢叶酸合成酶，从而阻碍细菌的生长、繁殖。制剂浓度为 15%、10%。用于结膜炎、睑缘炎，也可用于沙眼衣原体感染的辅助治疗。滴眼，一次 1～2 滴，一日 3～5 次。

5. 色甘酸钠滴眼液　系抗过敏药物，其作用机制是稳定肥大细胞膜，制止肥大细胞释放组胺、白三烯、5－羟色胺、缓激肽及慢反应物质等致敏介质，从而预防过敏反应的发生。制剂浓度为 2%、4%。用于预防春季过敏性结膜炎。滴眼，一次 1～2 滴，一日 4 次，重症可适当增加到一日 6 次。在好发季节提前 2～3 周使用。

6. 醋酸可的松眼膏　为糖皮质激素类药物，具有抗炎、抗过敏作用。制剂浓度为 0.5%、0.25%。用于过敏性结膜炎。涂于眼睑内，一日 2～3 次，最后一次宜在睡前使用。醋酸可的松滴眼液和醋酸氢化可的松眼膏的作用和用途与醋酸可的松眼膏相同。

7. 富马酸酮替芬滴眼液　为抗变态反应药物，具有抗组胺作用和过敏作用。制剂浓度为 0.05%。用于过敏性结膜炎。滴眼，一次 1～2 滴，一日 4 次（早、中、晚及睡前）。

【使用注意事项】

1. 眼用制剂仅限眼部使用。

2. 涂眼或滴眼前，注意清洁双手，管口勿接触手和眼睛，防止损伤和污染。

3. 眼用制剂在使用后应将瓶盖拧紧以免污染药品。

4. 感染性结膜炎不宜单独使用糖皮质激素类眼用制剂。

5. 使用富马酸酮替芬滴眼液期间不得驾驶机、车、船，不得从事高空作业、机械作业及操作精密仪器。

【何时就医】

结膜炎患者若出现充血、眼痒、水肿等症状，或眼用制剂连用 3～5 日（糖皮质激素类眼用制剂连用 2 周）症状未缓解，应去医院就诊。

第二十六节   外   耳   炎

【概念】

外耳包括耳和耳道。外耳炎是指细菌侵犯耳道而出现的炎症。

【病因】

外耳炎多由挖耳后皮肤损伤，细菌（主要为金黄色葡萄球菌、链球菌、铜绿假单胞菌、变形杆菌等）乘机侵入引起，也可因异物、中耳炎脓液和游泳、洗澡或洗头时进水等诱发。

【症状】

外耳炎发作时有外耳道肿胀、疼痛及流脓，耳痛剧烈，张口咀嚼时加重，并可放射至同侧头部；有耳郭牵引痛及耳屏压痛，多感全身不适，体温或可微升；外耳道软骨部皮肤有局限性红肿，红肿成熟破溃后，外耳道内的积脓流出耳外，此时耳痛减轻。当肿胀严重堵塞外耳道时，可有听力减退。

真菌也可引起外耳炎，好发于夏季，多见于气候潮湿、温暖地区，致病的真菌以曲霉菌、青霉菌及念珠菌等引起者较为多见，其诱因为游泳、淋浴、中耳长期流脓、耳内滴入不适当的药物。真菌性外耳炎早期可无症状，但一般均有耳内发痒或奇痒及闷胀感，有少量水样分泌物。若因炎症使脱落的上皮与菌丝共同形成痂皮，堵塞外耳道或覆盖在鼓膜表面，则可出现听力减退及耳鸣。

全身性疾病使身体抵抗力下降，外耳道也易感染发生炎症，且不易治愈，如糖尿病、慢性肾炎、内分泌紊乱、贫血等。

【自我治疗原则】

1. 注意个人卫生，养成良好的卫生习惯，不要用手指、发夹、火柴梗等挖耳，以免造成外耳道损伤，引发外耳道炎；耳道有耵聍（又称耳垢、耳屎）时，应请医生设法取出，以防耵聍浸水后，堵塞外耳道。

2. 保持外耳道干燥。游泳、洗澡后若耳道内积水，可将头偏向一侧，使耳道口朝下，单足跳跃数次，使耳道内的积水自动流出，然后用清洁的医用棉签轻轻拭干。

3. 不去卫生不达标的游泳场所游泳，尤其是糖尿病患者。

4. 选用非处方药进行治疗。

【合理选用西药非处方药】

参见第十八节疖肿。此外，硝酸咪康唑乳膏用于真菌性外耳炎。

【使用方法】

参见第十八节疖肿。硝酸咪康唑乳膏的使用参见第十九节癣。

【使用注意事项】

参见第十八节疖肿。硝酸咪康唑乳膏的使用参见第十九节癣。

【何时就医】

外耳炎患者伴有外耳道异物、耵聍栓塞（耵聍块）、急慢性化脓性中耳炎时，应去医院就诊。

（卢海儒   马全明）

本 章 小 结

本章介绍了非处方药适应病症中的普通感冒、流行性感冒、咳嗽、咳痰、发热、胃病（恶心、呕吐、腹胀、腹泻、消化不良）、便秘、慢性肝炎、贫血、晕动病、失眠、疼痛（头痛、关节痛）、痛经、阴道炎（滴虫阴道炎、念珠菌阴道炎）、过敏性皮肤病、湿疹、痤疮、疖肿、癣、跌打损伤、鼻炎、咽炎、口腔溃疡、牙龈炎、结膜炎、外耳炎共计 26 种疾病的概念、病因、症状，自我治疗原则，非处方药的合理选用及使用，使用注意事项（禁忌证、药物相互作用等），何种情况下就医，以指导患者对以上疾病选用非处方药进行自我诊治。

复 习 题

1. 简述解热镇痛药的作用机制、适应证和禁忌证、使用注意事项。
2. 简述复方抗感冒药的类别、药物组成及使用注意事项。
3. 简述镇咳药的类别和作用机制、使用注意事项。
4. 简述恶心、呕吐的病因以及西药非处方药的合理选用。
5. 简述缺铁性贫血的病因和铁剂使用注意事项。
6. 简述治疗晕动病的非处方药类别和使用注意事项。
7. 简述镇静催眠药的应用原则和西药非处方药的合理选用原则。
8. 简述滴虫阴道炎的自我治疗原则和主要治疗药物硝基咪唑类的使用注意事项。
9. 简述湿疹的治疗药物及根据分期合理选用药物的原则。
10. 简述用于过敏性皮肤病的组胺 H_1 受体拮抗剂的禁忌证和使用注意事项。
11. 简述癣的自我治疗原则和药物类别。
12. 简述鼻炎的自我治疗原则，药物类别、使用方法和注意事项。
13. 简述治疗结膜炎的非处方药类别及使用注意事项。

参 考 文 献

[1] 中国非处方药物协会. 中国非处方药用药手册. 北京：化学工业出版社，1999.
[2] 张石革，孙定人. 国家非处方药家庭应用指南. 广州：广东人民出版社，1999.
[3] 王功立. 非处方药适用病证. 北京：化学工业出版社，2005.
[4] 卢海儒. 药箱里的常备药. 北京：化学工业出版社，2008.

第三章

可自我诊治的常见病与非处方药（中医药部分）

学习目标

掌握中医非处方药适应病症中的感冒、咳嗽、内伤发热、便秘、胃痛、呕吐、泄泻、腹痛、胁痛、黄疸、眩晕、失眠、头痛、痛经、月经不调、痤疮、湿疹、阴痒、鼻衄、虚火喉痹（慢性咽炎）、风热喉痹（急性咽炎）、口疮、牙痛、耳疮（弥漫性外耳道炎）共计24种疾病的概念、病因病机、辨证分型、鉴别分型、治则、方药选择，以指导患者对以上疾病选用中医药的非处方药进行自我诊治。

核心概念

【疾病概念】某种疾病的定义，即对引起这种疾病的原因和疾病发生的部位、性质、表现等特征的高度综合性概括，可帮助患者了解这种疾病是怎么样的一种情况。

【病因病机】引起某种疾病的起因及其发生、发展和转归的阐述，可帮助患者了解疾病，根据自身实际情况进行针对性的自我治疗，包括生活注意事项、饮食治疗等，以及根据药物作用机制合理选用药物进行治疗。

【辨证分型】根据某种疾病出现的临床表现，分析划分出具体的证型，帮助患者根据这些表现正确识别是何种分型，以便进行正确的自我治疗。

【鉴别分型】应用临床具有特定意义的症状，帮助患者鉴别疾病的不同证型，进一步指导临床自我治疗。

【治则】根据某种疾病的证型特点，确定相应的治疗原则。

【方药选择】根据疾病具体证型划分，指导患者正确应用相应的药物及其具体的用药方法，帮助患者自我治疗。

引 言

非处方药适用于患者自我诊断的常见轻微疾病的治疗。本章对中医药非处方药适应病症中的24种疾病的概念、病因病机、辨证分型、治则、方药选择进行较为详细的介绍，以指导患者对以上疾病选用非处方药进行自我诊治。

第一节 感 冒

【病病概念】

感冒俗称伤风，是感触风邪或时行病毒，引起肺卫功能失调，出现鼻塞、流涕、喷嚏、咳嗽、头痛、恶寒、发热、全身不适等主要临床表现的一种外感病。

感冒一年四季均可发病，以春、冬季为多。因春冬两季气候多变，春季多风，风为六淫之首，善行数变，故极易犯人；冬季寒邪偏重，朔风凛冽，风寒相合，更易伤人。早在《内经》已认识到感冒主要是外感风邪所致。如《素问·骨空论》说："风为百病之始也……风从外入，令人振寒，汗出头痛，身重恶寒。"

感冒为外感病证，其病以卫表的症状最为突出。临床症状常呈多样化，以鼻咽部痒、干燥、不适为早期症状，继而喷嚏、鼻塞、流涕等，轻则上犯肺窍，症状不重，易于痊愈；重则高热、咳嗽、胸痛，呈现肺卫证候。时行感冒起病较急，全身症状较重，高热，体温可达 39～40℃，全身酸痛，然后出现鼻塞流涕、咽痛、干咳等肺系症状。重者高热不退，喘促气急，唇甲青紫，甚至咯血，部分患者会出现神昏谵语，小儿可发生惊厥，出现传变。中医药对普通感冒和时行感冒都有良好疗效。

【病因病机】

1. 六淫病邪 本病的病因主要是感受风寒暑湿燥火，其中尤以风邪为主，因"风为百病之长"，是感冒的主因。但并非全由风邪所致，往往夹时邪而侵入人体，如冬季夹寒，春季夹风，夏季夹暑湿，秋季夹燥。临床上以冬、春两季发病率较高，故而以夹寒、夹热为多见而成风寒、风热之证。风邪夹时令之邪，侵袭人体发病，其途径是由人体的皮毛、口鼻而入，侵犯肺卫。皮毛是人体抵御外邪的屏障，皮毛得卫气和津液的温养和滋润，发挥抵抗外邪的卫表作用，若外邪入侵，皮毛防御功能减弱，卫阳被遏，营卫失和，邪正相争，肺气失宣，而出现一系列鼻道和肺系的症状。

2. 时行病毒 主要指具有传染性的时行疫邪病毒侵袭人体而致病，大多由四时不正之气、天时疫疠之气流行而致。

六淫病邪和时行病毒侵袭人体，其途径或从口鼻而入，或从皮毛而入。感邪之后能否发病，与感邪轻重和人体正气的强弱有密切的关系。感冒的病变部位主要在肺卫。肺主皮毛，肺的宣发使得皮毛得到温润，若皮毛受邪，则肺卫功能失调。肺开窍于鼻，肺气不利，宣发不行，发为感冒。感冒之病，四季均可患。"邪之所凑，其气必虚"，体质偏弱，则卫外不固，若起居不当，或寒热失调，或受凉淋雨，或过度劳累，皆易感外邪为病。外感六淫病邪或时行病毒，由口鼻、皮毛而入，则肺卫首当其冲，感邪之后，卫表不和则恶寒、发热、头痛、身痛；肺失宣肃则鼻塞、流涕、咳嗽、咽痛，迅速出现卫表和上焦肺系症状。

【辨证分型】

中医一般将感冒分为风寒感冒、风热感冒、暑湿感冒和时行感冒（流行性感冒）四种类型。

1. 风寒感冒

症状 风寒外束，卫阳被郁，腠理闭塞，肺气不宣，出现鼻塞声重，喷嚏，流清涕，恶寒，不发热或发热不甚，无汗，周身酸痛，咳嗽痰白质稀，舌苔薄白，脉浮紧。

证候分析　风寒之邪外袭肌表，卫阳被遏，故见恶寒、发热；清阳不展，络脉失和则头痛、肢节酸痛。风寒上受，肺气不宣而致鼻塞流涕、咽痒、咳嗽；寒为阴邪故口不渴或渴喜热饮。舌苔薄白而润，脉浮紧，俱为表寒征象。

2. 风热感冒

症状　风热犯表，热郁肌腠，卫表失和，肺失清肃，出现鼻塞喷嚏，流稠涕，发热或高热，微恶风，汗出口干，咽痛，咳嗽痰稠，舌苔薄黄，脉浮数。

证候分析　风热犯表，热郁肌腠，卫表失和，故见身热、微恶风、汗出不畅；风热上扰则头胀痛；风热之邪熏蒸清道，故咽喉肿痛，咽燥口渴，鼻流浊涕；风热犯肺，肺失清肃，则咳嗽、痰黏或黄。苔白微黄，脉象浮数，为风热侵于肺卫之征。

3. 暑湿感冒

症状　暑湿遏表，湿热伤中，表卫不和，肺气不清，出现发热，汗出热不解，鼻塞流浊涕，头昏重胀痛，身重倦怠，心烦口渴，胸闷欲呕，尿短赤，舌苔黄腻，脉濡数。

证候分析　夏季感冒，感受当令之暑邪，暑多夹湿，每多暑湿并重。暑湿伤表，表卫不和，故身热、微恶风、汗少、肢体酸痛；风暑夹湿上犯清空，则头昏重胀痛；暑热犯肺，肺气不清，故咳嗽痰黏、鼻流浊涕；暑热内扰，热灼津伤，则心烦、口渴、小便短赤；湿热中阻，气机不展，故胸闷、恶心、口中黏腻、渴不多饮。舌苔薄黄腻，脉濡数为暑热夹湿之征。

4. 时行感冒

症状　时行疫毒，骤然伤人，卫表不和，肺失清肃，出现突然畏寒，高热，头痛，怕冷，寒战，头痛剧烈，周身酸痛，疲乏无力，鼻塞流涕，干咳，咽痛，胸痛，恶心，食欲下降，舌苔薄或厚，脉数。

证候分析　疫毒流行，充斥肌肤，卫表被遏，筋脉阻滞，故见畏寒、高热、头痛、怕冷、寒战、周身酸痛。肺失清肃，则鼻塞流涕，干咳，咽痛，胸痛。气机紊乱，胃失和降，故而恶心，食欲下降。舌苔薄或厚，脉数为疫毒充斥机体之象。

【鉴别分型】

首先，感冒之证当分清普通、时行。普通感冒以风邪为主因，冬春季节气候多变时发病率升高，呈散发性，病情较浅，症状不重，多无传变；而时行感冒以时行病毒为主因，发病无明显季节性，有广泛的传染流行疫情，起病急，病情重，全身症状明显，且易发生传变，入里化热，合并他症。其次，感冒要注意表寒、表热的区分，两者均有恶寒、发热、鼻塞、流涕、头痛身痛等症，但不同之处在于：

1. 风寒者　恶寒重，发热轻，无汗，鼻流清涕，口不渴，苔薄白，脉浮或浮紧。

2. 风热者　发热重，恶寒轻，有汗，鼻流浊涕，口渴，苔薄黄，脉浮数。

3. 暑湿者　出现发热，汗出热不解，鼻塞流浊涕，头昏重，身重倦怠，心烦口渴，舌苔黄腻，脉濡数。

4. 时行感冒　症见突然畏寒，高热，头痛，怕冷寒战，头痛剧烈，周身酸痛，疲乏无力，鼻塞流涕，舌苔薄或厚，脉数。

【治则】

感冒病变有肺、卫之分，故治疗关键在于卫表、肺系。以解表驱邪、宣通肺气为基本治疗原则。可根据病情给以辛温、辛凉或清暑解表，而时行感冒因其极易化热，发生传变，因此重在清热解毒。

【方药选择】

1. 风寒感冒　治宜辛温解表，宣肺散寒。可选用感冒清热颗粒或感冒软胶囊。
2. 风热感冒　治宜辛凉解表，宣肺清热。可选用银翘解毒丸。
3. 暑湿感冒　治宜清暑祛湿解表。可选用藿香正气水。
4. 时行感冒　治宜清热解毒，宣肺化痰。可选用清热解毒颗粒。

【药物介绍】

感冒清热颗粒（胶囊）

［药物组成］荆芥穗、防风、紫苏叶、白芷、柴胡、薄荷、葛根、芦根、苦地丁、桔梗、苦杏仁。

［功能主治］疏风散寒，解表清热。用于风寒感冒，头痛发热，恶寒身痛，鼻流清涕，咳嗽，咽干。

［注意事项］①服药期间忌食辛辣、油腻食物。②与环孢素 A 同用，可能引起环孢素 A 血药浓度升高。

［用法用量］颗粒剂：开水冲服。一次 1 袋，一日 2 次。胶囊剂：口服。一次 3 粒，一日 2 次。

感冒软胶囊

［药物组成］麻黄、桂枝、羌活、防风、荆芥穗、白芷、当归、川芎、苦杏仁、桔梗、薄荷、石菖蒲、葛根、黄芩。

［功能主治］疏风散寒，解表清热。用于外感风寒所致的感冒，症见恶寒无汗、发热头痛、鼻塞流涕、骨节痛、咳嗽、咽痛。

［注意事项］①风热感冒及寒郁化热明显者慎用。②服药期间忌食辛辣、油腻食物，可服热粥以助汗出。③本品高血压、心脏病者慎用。

［用法用量］口服。一次 2～4 粒，一日 2 次。

银翘解毒丸（片、颗粒、软胶囊、合剂）

［药物组成］金银花、连翘、薄荷、荆芥、淡豆豉、牛蒡子、桔梗、淡竹叶、甘草。

［功能主治］疏风解表，清热解毒。用于风热感冒，症见发热头痛、咳嗽口干、咽喉疼痛。

［注意事项］①本品疏风解表、清热解毒，风寒感冒者慎用。②孕妇慎用。③服药期间忌烟酒及辛辣、生冷、油腻食物。

［用法用量］丸剂：用芦根汤或温开水送服。大蜜丸一次 1 丸，水蜜丸一次 6 g，浓缩丸一次 5 丸，一日 2～3 次。片剂：口服。一次 4 片，一日 2～3 次。颗粒剂：开水冲服。一次 15 g 或 5 g，一日 3 次；重症者加服 1 次。软胶囊剂：口服。一次 2 粒，一日 3 次。合剂：口服。一次 10 mL，一日 3 次，用时摇匀。

藿香正气水（片、丸、胶囊、软胶囊、口服液）

［药物组成］广藿香、紫苏叶、白芷、厚朴、大腹皮、法半夏、陈皮、白术、茯苓、桔梗、生姜、大枣、甘草（丸、胶囊由以上药物组成）；广藿香油、紫苏叶油、白芷、厚朴、大腹皮、生半夏、陈皮、苍术、茯苓、甘草浸膏（水、片、滴丸、软胶囊、口服液由以上药物组成）。

［功能主治］解表化湿，理气和中。用于外感风寒、内伤湿滞或夏伤暑湿所致的感冒，症见头痛昏重、胸膈痞闷、脘腹胀痛、呕吐泄泻；胃肠型感冒见上述证候者。

［注意事项］①风热感冒者慎用。②孕妇慎用。③服药期间饮食宜清淡。

［用法用量］水剂：口服。一次 5～10 mL，一日 2 次，用时摇匀。片剂：口服。一次 4～8 片，

一日 2 次。丸剂：口服。大蜜丸一次 1 丸，水蜜丸一次 6 g，一日 2 次；浓缩丸一次 8 丸，一日 3 次。胶囊剂：口服。一次 4 粒，一日 2 次；小儿酌减。软胶囊剂：口服。一次 2 ~ 4 粒，一日 2 次。口服液：口服。一次 5 ~ 10 mL，一日 2 次，用时摇匀。

清热解毒颗粒（片、胶囊、软胶囊、口服液）

［药物组成］金银花、连翘、知母、石膏、黄芩、栀子、甜地丁、龙胆、板蓝根、麦冬、地黄、玄参。

［功能主治］清热解毒。用于热毒壅盛所致发热面赤、烦躁口渴、咽喉肿痛；流行性感冒、上呼吸道感染见上述证候者。

［注意事项］① 风寒感冒者慎用。② 服药期间饮食宜清淡，忌辛辣食物；忌烟酒。

［用法用量］颗粒剂：口服。一次 1 ~ 2 袋，一日 3 次。片剂：口服。一次 4 片，一日 3 次；儿童酌减。胶囊剂：口服。一次 2 ~ 4 粒，一日 3 次。软胶囊剂：口服。一次 2 ~ 4 粒。一日 3 次，或遵医嘱。口服液：口服。一次 10 ~ 20 mL，一日 3 次；儿童酌减或遵医嘱。

第二节　咳　　嗽

【疾病概念】

咳嗽是由六淫外邪侵袭肺系，或脏腑功能失调，内伤及肺，肺气不清，失于宣肃所成，临床以咳嗽、咳痰为主要表现。古称有声无痰为咳，有痰无声为嗽。一般多痰声并见，故咳嗽并称。

咳嗽在内科疾病中最为常见，发病率高，特别在寒冷地区的发病率更高。临床用中医中药治疗咳嗽积累了丰富的经验，而且极具优势。

咳嗽既是独立的证候，又是肺系多种疾病的一个症状。本篇论述以咳嗽为主要表现的一类疾病。若西医学中的急慢性支气管炎、支气管扩张、肺炎等以咳嗽为主症者，可参考本节内容进行辨证论治。

【病因病机】

咳嗽与外邪的侵袭及脏腑功能失调有关。咳嗽的病因，一是外感六淫之邪，二是脏腑之病气，均可引起肺气不清、失于宣肃，迫气上逆而作咳。

1. 外邪袭肺　外感六淫从口鼻或皮毛侵入，使肺气被束，肺失肃降。《河间六书·咳嗽论》谓："寒、暑、湿、燥、风、火六气，皆令人咳嗽"即是此意。由于四时主气不同，因而人体所感受的致病外邪亦有区别。风为六淫之首，其他外邪多随风邪侵袭人体，所以外感咳嗽常以风为先导，或挟寒，或挟热，或挟燥，其中尤以风邪挟寒者居多。

2. 内邪干肺　脏腑功能失于调节，影响及肺。可分其他脏腑病变涉及于肺和肺脏自病两端。他脏及肺的咳嗽，可因情志刺激，肝失调达，气郁化火，气火循经上逆犯肺，致肺失肃降而作咳；或因饮食不当，嗜烟嗜酒，辛辣助火之品，内生火热，熏灼肺胃，灼津生痰；或过食肥甘厚味，损伤脾胃，致使脾失健运，痰浊内生，上干于肺，阻塞气道，致肺气上逆而作咳。肺脏自病者，常由肺系疾病日久，迁延不愈，阴伤气耗，肺脏虚弱，肺主气功能失常，肃降无权而肺气上逆作咳。

由此可知，无论外感或内伤所致的咳嗽，均累及肺脏受病，肺气不清，失于宣肃所致。故《景岳全书·咳嗽》说："咳证虽多，无非肺病。"这是因为肺主气，其位最高，为五脏之华盖，肺又开窍于鼻，外合皮毛，故肺最易受外感、内伤之邪，而肺又为娇脏，不耐邪侵，邪侵则肺气不清，失于肃降，迫气上逆而作咳。《素问·咳论》说："五脏六腑皆令人咳，非独肺也。"说明咳嗽的病变脏腑不仅仅局限于肺，凡脏腑功能失调影响及肺，皆可为咳嗽病证相关的病变脏腑。

肺主气，咳嗽的基本病机是内外邪气干肺，肺气不清，肺失宣肃，肺气上逆、迫于气道而为咳。咳嗽是肺脏为了祛邪外达所产生的一种病理反应。

外感咳嗽属于邪实，为外邪犯肺，肺气壅遏不畅所致，其病理因素为风、寒、暑、湿、燥、火，以风寒为多，若不能及时驱邪外达，可进一步发生演变转化，表现为风寒化热、风热化燥或肺热蒸液成痰等情况。

内伤咳嗽病变性质属邪实与正虚并见。其病理因素主要为"痰"与"火"，而痰有寒热之别，火有虚实之分，痰可郁而化火，火能炼液灼津为痰。他脏及肺者，多因邪实导致正虚，如肝火犯肺每见气火耗伤肺津，炼津为痰。痰湿犯肺者，多因脾失健运，水谷不能化为精微上输以养肺，反而聚为痰浊，上贮于肺，肺气壅塞，上逆为咳。他脏及肺，若久病，肺脾两虚，气不化津，则痰浊更易滋生，此即"脾为生痰之源，肺为贮痰之器"的道理。久病咳嗽，甚者延及肾，由咳致喘。如痰湿蕴肺，遇外感引触，转从热化，则可表现为痰热咳嗽；若转从寒化，则表现为寒痰咳嗽。至于肺脏自病者则多因虚致实。如肺阴不足每致阴虚火旺，灼津为痰，肺失濡润，气逆作咳，或肺气亏虚，肃降无权，气不化津，津聚成痰，气逆于上，引起咳嗽。

外感咳嗽与内伤咳嗽可相互影响为病，病久则邪实转为正虚。外感咳嗽如迁延失治，邪伤肺气，更易反复感邪，而致咳嗽屡作，转为内伤咳嗽；肺脏有病，卫外不固，易受外邪引发或加重，特别在气候变化时尤为明显。久则从实转虚，肺脏虚弱，阴伤气耗。由此可知，咳嗽虽有外感、内伤之分，但两者又可互为因果。

【辨证分型】

中医一般将咳嗽分为外感咳嗽和内伤咳嗽两大类。外感咳嗽有风寒袭肺、风热犯肺、风燥伤肺之分，内伤咳嗽有痰湿蕴肺、痰热郁肺、肝火犯肺、肺阴亏耗的不同。

（一）外感咳嗽

1. 风寒袭肺

症状 咽痒、咳嗽声重，气急，咳痰稀薄色白，常伴鼻塞、流清涕、头痛、肢体酸楚、恶寒发热、无汗等表征，舌苔薄白，脉浮或浮紧。

证候分析 风寒袭肺，肺气壅塞不得宣通，故咳而声重、气急；风寒上受，肺窍不利，则鼻塞、流清涕、咽喉作痒；寒邪郁肺，气不布津，凝聚为痰，故痰稀薄色白；风寒外束肌腠，故伴有头痛、肢体酸楚、恶寒无汗等表寒征。舌苔薄白、脉浮或浮紧为风寒在表之征。

2. 风热犯肺

症状 咳嗽频剧，气粗或咳声嘎哑，喉燥咽痛，痰黄黏稠，不易咳出，咳时汗出，常伴鼻流浊涕、口渴、头痛、肢体酸楚、恶风、身热等表证，舌质或红，舌苔薄黄，脉浮数或浮滑。

证候分析 风热犯肺，肺失清肃，出现咳嗽气粗，或咳声嘎哑，肺热伤津则见口渴、喉燥咽痛；肺热内郁，蒸液成痰，故痰黄黏稠，不易咳出，鼻流浊涕；风热犯表，卫表不和而见汗出、恶风、身热等表热证。苔薄黄，脉浮数皆是风热在表之征。

3. 风燥伤肺

症状 喉痒干咳，连声作呛，咽喉干痛，唇干鼻燥，无痰或痰少而黏，不易咳出，或痰中带有血丝，口干，初起或伴鼻塞、头痛、恶寒、身热等表证，舌质红干而少津，苔薄白或薄黄，脉浮数或小数。

证候分析 风燥伤肺，肺失清润，出现干咳，连声作呛；燥热伤津则咽喉口鼻干燥，无痰或痰黏不易咳出；燥热伤肺，肺络受损，故痰中带血。本证多发于秋季，是燥邪与风热并见的温燥之证，故见风燥外客、卫气不和的表证。舌质红干而少津，脉浮数，均属燥热之征。

（二）内伤咳嗽

1. 痰湿蕴肺

症状 咳嗽反复发作，咳嗽声音重浊，尤以晨起或食后咳甚，进食甘甜油腻食物加重，胸闷脘痞，气憋，痰多，色白而稀或黏腻，痰出则咳缓。常伴神乏体倦，纳呆食少，腹胀，大便时溏，舌质淡红，苔白腻，脉濡滑。

证候分析 脾湿生痰，上渍于肺，壅遏肺气，出现咳嗽痰多，咳嗽声音重浊，痰白稀或黏腻；脾运不健，故食甘甜肥腻物品反而助湿生痰，湿痰中阻则胸闷脘痞；脾气虚弱，故食少，体倦，大便时溏。苔白腻，脉濡滑为痰湿内盛之征。

2. 痰热郁肺

症状 咳嗽气息粗促，痰多，色黄黏稠，难以咳出，或有热腥味，或吐血痰，胸肋胀满，咳时引痛，面赤，发热口渴，烦躁不宁，尿少色黄，大便干结，舌质红，苔黄腻，脉滑数或指纹紫。

证候分析 痰热壅肺，肺失肃降，出现咳嗽气息粗促，痰多质黏稠、色黄、难以咳出；痰热郁蒸，则痰有腥味；热伤血络，故胸肋胀满，咳时引痛，或咳吐血痰；肺热内郁，则有身热口渴。舌质红，苔黄腻，脉滑数均属痰热之候。

3. 肝火犯肺

症状 上气咳逆阵作，咳时面赤，口苦咽干，常感痰滞咽喉难于咳出，量少质黏，胸胁胀满疼痛，咳时引痛，口干苦。症状可随情绪波动而增减，舌红或舌边红，苔薄黄而少津，脉弦数。

证候分析 肝郁化火，上逆侮肺，肺失肃降，以致气逆作咳；肝火上炎，故咳时面赤，口苦咽干；木火刑金，炼液成痰，则痰黏滞咽喉难于咳出，肝脉布两胁，上注于肺，肝肺络气不和，故胸胁胀痛，咳时引痛，口苦。舌红苔黄而少津，脉弦数皆为肝火肺热之征。

4. 肺阴亏耗

症状 干咳，咳声短促，痰少黏白，或痰中带有血丝，或声音逐渐嘶哑，口干咽燥，或手足心热，盗汗，午后或有潮热颧红，神疲，起病缓慢，逐渐消瘦，舌红，苔少，脉细数。

证候分析 肺阴亏虚，虚热内灼，肺失润降，出现干咳，咳声短促；虚火灼津为痰，肺损络伤，故痰少黏白，或痰中带有血丝；阴虚肺燥，津液不能濡润上承，则咳声逐渐嘶哑，口干咽燥；阴虚火旺，故午后潮热，手足心热，颧红，盗汗；阴精不能充养而致形瘦身疲。舌红，脉细数均为阴虚内热之征。

【鉴别分型】

咳嗽的辨证，首先要辨别外感、内伤。外感咳嗽，多为新病，起病急，病程短，常常伴有肺卫表证。内伤咳嗽，多为久病，常反复发作，病程长，可伴见他脏他证。其次要辨别证候虚实，外感咳嗽以风寒、风热、风燥为主，均属实，而内伤咳嗽中的痰湿、痰热、肝火多为邪实正虚。

1. **风寒咳嗽者** 咽痒咳嗽声重，痰稀色白，常伴鼻塞，流清涕，头身酸楚疼痛，恶寒发热，无汗等表证，舌苔薄白，脉浮或浮紧。

2. **风热犯肺者** 咳嗽频剧，气粗或咳声嘎哑，喉燥咽痛，痰黄黏稠，常伴鼻流浊涕，口渴，头痛，肢体酸楚，身热等表证，舌红苔薄黄，脉浮数或浮滑。

3. **风燥伤肺者** 喉痒干咳，连声作呛，咽喉干痛，唇干鼻燥，无痰或痰少，口干，舌红干而少津，苔薄白或薄黄，脉浮数或小数。

4. **痰湿蕴肺者** 咳嗽反复发作，咳嗽声音重浊，尤以晨起咳甚，胸闷气憋，痰多，色白而稀或黏腻，舌淡红，苔白腻，脉濡滑。

5. **痰热郁肺者** 咳嗽痰多，色黄黏稠，难以咳出，发热口渴，尿少色黄，大便干结，舌红苔黄腻，脉滑数或指纹紫。

6. **肝火犯肺者** 上气咳逆阵作，咳时面赤，口苦咽干，常感痰滞咽喉难于咳出，胸胁胀满疼痛。症状可随情绪波动而增减。舌红或舌边红，苔薄黄而少津，脉弦数。

7. **肺阴亏耗者** 干咳，咳声短促，或痰中带有血丝，低热，盗汗，午后或有颧红，舌红苔少，脉细数。

【治则】

首先要分清邪正虚实。外感咳嗽，多为实证，应祛邪利肺，按病邪不同分风寒、风热、风燥论治。内伤咳嗽，多邪实正虚，应祛邪止咳，扶正祛邪，标本兼顾，分清虚实主次处理。

咳嗽的治疗，除直接治肺外，还应注意健脾、清肝、补肾等。外感咳嗽一定避免敛涩留邪，应因势利导，使肺气宣畅则咳嗽自止；内伤咳嗽要防止宣散伤正，重在调护正气。咳嗽的治疗决不能见咳止咳，而应针对不同病因病机分别论治。

【方药选择】

1. **风寒袭肺** 治宜疏风散寒，宣肺止咳。可选用通宣理肺丸。
2. **风热犯肺** 治宜疏风清热，宣肺止咳。可选用川贝枇杷糖浆。
3. **风燥伤肺** 治宜疏风清肺，润肺止咳。可选用蜜炼川贝枇杷膏。
4. **痰湿蕴肺** 治宜燥湿化痰，理气止咳。可选用二陈丸。
5. **痰热郁肺** 治宜清热肃肺，豁痰止咳。可选用蛇胆陈皮液。
6. **肝火犯肺** 治宜清肺泻肝，化痰止咳。可选用清热八味胶囊。
7. **肺阴亏耗** 治宜滋阴润肺，化痰止咳。可选用养阴清肺膏。

【药物介绍】

通宣理肺丸（片、颗粒、胶囊、口服液）

［药物组成］紫苏叶、麻黄、前胡、苦杏仁、桔梗、陈皮、半夏、茯苓、黄芩、枳壳、甘草。

［功能主治］解表散寒，宣肺止嗽。用于风寒束表，肺气不宣所致的感冒咳嗽，症见发热恶寒，咳嗽，鼻塞流涕，头痛无汗，肢体酸痛。

［注意事项］① 风热或痰热咳嗽、阴虚干咳者忌服。② 孕妇慎用。③ 饮食宜清淡，忌烟酒及辛辣刺激食物。④ 本方含有麻黄，心脏病、原发性高血压者慎用。

［用法用量］丸剂：口服。大蜜丸一次 2 丸，水蜜丸一次 7 g，一日 2～3 次。片剂：口服。一次 4 片，一日 2～3 次。颗粒剂：开水冲服。一次 9 g，一日 2 次。胶囊剂：口服。一次 2 粒，一日 2～3 次。口服液：口服。一次 20 mL，一日 2～3 次。

川贝枇杷糖浆（胶囊）

［药物组成］川贝母流浸膏、枇杷叶、桔梗、薄荷脑。

［功能主治］清热宣肺，化痰止咳。用于风热犯肺，痰热内阻所致的咳嗽痰黄或咳痰不爽、咽喉肿痛、胸闷胀痛；感冒、支气管炎见上述证候者。

［注意事项］① 本品为风热犯肺、痰热内阻证所设，外感风寒者忌用。② 饮食宜清淡，忌食辛辣油腻之品，以免助火生痰。

［用法用量］糖浆剂：口服。一次 10 mL，一日 3 次。胶囊剂：口服。一次 3 粒，一日 3 次。

蜜炼川贝枇杷膏

[药物组成] 枇杷叶、水半夏、川贝母、苦杏仁、款冬花、北沙参、陈皮、桔梗、五味子、薄荷脑。

[功能主治] 清热润肺，化痰止咳。用于肺燥咳嗽，痰黄而黏，胸闷，咽喉疼痛或痒，声音嘶哑。

[注意事项] ①本品清热润肺，外感风寒咳嗽者慎用。②服药期间饮食宜清淡，忌食辛辣油腻之品，以免助火生痰。

[用法用量] 口服。一次15 mL，一日3次；小儿酌减。

二陈丸

[药物组成] 半夏、陈皮、茯苓、甘草。

[功能主治] 燥湿化痰，理气和胃。用于痰湿停滞所致的咳嗽痰多，胸脘胀闷，恶心呕吐。

[注意事项] ①肺阴虚所致的燥咳、咯血者忌服。②本品辛香温燥易伤阴津，不宜久服。③忌食辛辣生冷油腻食物。

[用法用量] 口服。水丸一次9～15 g，一日2次。

蛇胆陈皮散（片、胶囊、口服液）

[药物组成] 蛇胆汁、陈皮（蒸）。

[功能主治] 理气化痰，祛风和胃。用于痰浊阻肺，胃失和降所致咳嗽、呕逆。

[注意事项] 饮食宜清淡，忌辛辣厚味食物，忌烟酒。

[用法用量] 散剂：口服。一次0.3～0.6 g，一日2～3次。片剂：口服。一次2～4片，一日3次。胶囊剂：口服。一次1～2粒，一日2～3次。口服液：口服。一次10 mL，一日2～3次；小儿酌减或遵医嘱。

清热八味胶囊[处]

[药物组成] 檀香、石膏、红花、苦地丁、瞿麦、胡黄连、麦冬、人工牛黄。

[功能主治] 清热解毒。用于脏腑热，肺热咳嗽，痰中带血，肝火胁痛。

[注意事项] 脾胃虚寒者慎服。

[用法用量] 胶囊剂：口服。一次3～5粒，一日1～2次，白糖水为引。丸剂：口服。水丸一次8～15粒，一日1～2次。

养阴清肺膏（丸、颗粒、口服液、糖浆）

[药物组成] 地黄、玄参、麦冬、白芍、牡丹皮、川贝母、薄荷脑、甘草。

[功能主治] 养阴润燥，清肺利咽。用于阴虚肺燥，咽喉干痛，干咳少痰或痰中带血。

[注意事项] ①脾虚便溏，痰多湿盛者慎服。②孕妇慎用。③忌食生冷、辛辣、油腻食物。

[用法用量] 膏剂：口服。一次10～20 mL，一日2～3次。丸剂：口服。大蜜丸一次1丸，水蜜丸一次6 g，一日2次。颗粒剂：口服。一次15 g，一日2次。口服液：口服。一次10 mL，一日2～3次。糖浆剂：口服。一次20 mL，一日2次。

第三节 内 伤 发 热

【疾病概念】

内伤发热是指以内伤为病因，脏腑功能失调，气、血、阴、阳失衡为基本病机，以发热为主要临床表现的病证。一般起病较慢，病程较长。临床表现以低热为多，或自觉发热而体温并不升高。

【病因病机】

1. 肝郁发热　情志抑郁，肝气不能条达，气郁化火而发热；或恼怒过度，肝火内盛而致发热。称为"五志之火"。

2. 瘀血发热　情志、外伤、劳倦等原因导致瘀血，经络阻滞，气血运行不畅，壅遏不通，因而引起发热。

3. 气虚发热　劳倦太过，饮食不调，或久病失于调理，中气不足，阴火内生而引起发热。

4. 血虚发热　脾虚不能生血，或久病心肝血虚，或长期慢性失血，导致血虚失于濡养，无以敛阳而引起发热。

5. 阴虚发热　素体阴虚，或热病日久，耗伤阴液，或误用、过用温燥之品等，导致阴精亏虚，阴衰则阳盛，水不制火，阳气偏盛而引起发热。

【辨证分型】

1. 肝郁发热

症状　时觉身热心烦，热势常随情绪波动而起伏，精神抑郁，胸胁胀满，烦躁易怒，喜叹息，口干而苦，纳食减少，舌红苔黄，脉弦数。妇女常兼月经不调，痛经，或乳房发胀。

证候分析　气郁化火为本证的主要病机。发热常随情绪波动而起伏，多见于女性，伴有肝气郁结的症状等。肝主疏泄，性喜条达，其经脉分布胁肋部，贯膈。肝气郁结，疏泄功能失常，经脉气机不利，故见精神抑郁，胸胁胀满，或月经不调，经行腹痛，乳房发胀等症。叹气则气机暂得舒畅，故喜叹息。气郁化火故见发热，烦躁易怒，口干而苦，苔黄，脉弦数等。

2. 瘀血发热

症状　午后或夜晚发热，或自觉身体某些部位发热，口燥咽干，但不多饮，肢体或躯干有固定痛处或肿块，甚则肌肤甲错，面色萎黄或晦暗，舌质紫暗或有瘀斑，脉弦或涩。

证候分析　瘀血阻滞，气血壅遏而热为主要病机。舌质紫暗或有瘀斑，痛处固定或有肿块，肌肤甲错等为辨证要点。瘀血病在血分，属阴，故发热多在午后或夜晚。瘀血停聚之处，气血运行受阻，故表现为痛处固定不移或有肿块。瘀血内阻，新血不生，血气不能濡养头面肌肤，以致面色萎黄或晦暗，肌肤甲错。舌质紫暗或有瘀斑，脉弦或涩，是血行不畅、瘀血内停的征象。

3. 气虚发热

症状　发热，热势或高或低，常在劳累后发作或加剧，倦怠乏力，气短懒言，自汗，平素易感冒，食少便溏，舌淡苔薄白，脉细弱。

证候分析　中气不足，阴火内生为本证的主要病机。发热在劳累后发生或加重，发热而伴有脾胃气虚的症状为辨证要点。脾胃气虚，中气下陷，虚火内生故见发热。本有气虚，劳则气耗，故发热多在劳累后发生或加重。脾胃虚衰，气血生化乏源，脏腑经络无以充养，以致头晕乏力，气短懒言，舌质淡，脉细弱。气虚表卫不固，则自汗，易于感冒。脾虚不运故食少便溏。

4. 血虚发热

症状　发热，热势多为低热，头晕眼花，身倦乏力，心悸不宁，面白少华，唇甲色淡，舌淡，脉细弱。

证候分析　血虚失于濡养，阴不配阳，为本证的主要病机。发热并伴有血虚的症状，常有失血过多的病史等为辨证要点。血本属阴，阴血不足则无以敛阳，因而引起发热。血虚不能上滋头目，外濡肢体，故见头晕眼花，身倦乏力。血不养心则心悸不宁。血虚不能上荣于面、充盈血脉，故致面白少华，唇甲色淡，舌淡，脉细弱。

5. 阴虚发热

症状　午后潮热，或夜间发热，不欲近衣，手足心热，或骨蒸潮热，心烦，少寐多梦，盗汗，口干咽燥，大便干结，尿少色黄，舌干红，或有裂纹，苔少甚至无苔，脉细数。

证候分析　阴虚则阳胜，水不制火，阳热亢盛为本证的主要病机。发热并见阴虚火旺的症状为辨证要点。阴虚阳盛，虚火内炽，故见午后或夜间发热，手足心热，骨蒸潮热。虚火上炎，扰乱心神，则致心烦、少寐、多梦。内热逼津液外泄则盗汗。阴虚火旺，津亏失润，故口干咽燥，便干尿黄。舌干红苔少甚至无苔，脉细数为阴虚火旺之象。

【鉴别分型】

首先要辨别虚实，在确诊为内伤发热的前提下，应根据病史、症状、脉象等辨明证候的虚实。因肝郁、瘀血所致的内伤发热属实，由气虚、血虚、阴虚所致的内伤发热属虚。

1. 肝郁发热　多为低热或潮热，热势随情志而波动，素情志抑郁或急躁易怒，舌红苔黄脉弦数。

2. 瘀血发热　常见午后或夜晚发热，或某部位发热，口燥咽干而不多饮，舌质青紫或有瘀点、瘀斑，脉弦或涩。

3. 气虚发热　多热势或高或低，常在劳累后发作或加剧，倦怠懒言，易感冒，舌淡苔薄白，脉细弱。

4. 血虚发热　热势多为低热，头晕眼花，心悸乏力，面白唇淡，舌淡脉细。

5. 阴虚发热　多于午后或夜间潮热，手足心热，少寐多梦，盗汗，咽干口燥，舌红苔少，脉细数。

【治则】

根据证候、病机不同而分别采用针对性的治法。实火宜泻，虚火宜补。属实者，治宜解郁、活血为主，适当配以清热。属虚者，治宜益气、养血、滋阴、温阳，除阴虚发热可适当配伍清退虚热的药物外，其余均应以补为主。对虚实夹杂者，应注意兼顾。

【方药选择】

1. 肝郁发热　治宜疏肝理气，解郁泄热。可选用加味逍遥丸。

2. 瘀血发热　治宜活血化瘀。可选用血府逐瘀口服液。

3. 气虚发热　治宜益气健脾，甘温除热。可选用补中益气丸。

4. 血虚发热　治宜益气养血。可选用四物膏。

5. 阴虚发热　治宜滋阴清热。可选用知柏地黄丸。

【药物介绍】

加味逍遥丸（胶囊）

［药物组成］柴胡、栀子（姜炙）、牡丹皮、薄荷、白芍、当归、白术、茯苓、甘草。

［功能主治］舒肝清热，健脾养血。用于肝郁血虚、肝脾不和，两胁胀痛，头晕目眩，倦怠食少，月经不调，脐腹胀痛。

［注意事项］①脾胃虚寒，脘腹冷痛，大便溏薄者慎用。②服药期间忌食生冷、油腻食物。③服药期间注意调节情志，切忌气恼劳碌。

［用法用量］丸剂：口服。大蜜丸一次 1 丸，水丸一次 6 g，一日 2 次。胶囊剂：口服。一次 3 粒，一日 2 次。

血府逐瘀胶囊（丸、颗粒、片、口服液）[处]

［药物组成］桃仁、红花、地黄、川芎、赤芍、当归、牛膝、柴胡、桔梗、枳壳、甘草。

［功能主治］活血祛瘀，行气止痛。用于气滞血瘀所致的胸痹、头痛日久、痛如针刺而有定处、内热烦闷、心悸失眠、急躁易怒。

［注意事项］① 气虚血瘀者慎用。② 孕妇禁用。③ 忌食生冷、油腻之品。④ 在治疗期间，如出现心绞痛严重发作，应及时救治。

［用法用量］胶囊剂：口服。一次6粒，一日2次。丸剂：口服。一次1~2丸，一日2次。颗粒剂：口服。一次1袋，一日3次。片剂：口服。一次6片，一日2次。口服液：口服。一次10 mL，一日3次；或遵医嘱。

补中益气丸（口服液、合剂、颗粒）

［药物组成］炙黄芪、党参、炒白术、炙甘草、陈皮、当归、升麻、柴胡。

［功能主治］补中益气，升阳举陷。用于脾胃虚弱，中气下陷所致的泄泻、脱肛、阴挺，症见体倦乏力，食少腹胀，便溏久泻，肛门下坠或脱肛，子宫脱垂。

［注意事项］① 阴虚内热者忌用。② 不宜与感冒药同时服用。③ 忌食生冷油腻、不易消化食物。

［用法用量］丸剂：口服。大蜜丸一次1丸，水丸一次6 g，一日2~3次；浓缩丸一次8~10丸，一日3次。口服液：口服。一次10 mL，一日2~3次。合剂：口服。一次10~15 mL，一日3次。颗粒剂：口服。一次3 g，一日2~3次。

四物膏（片、颗粒、胶囊）

［药物组成］当归、川芎、白芍、熟地黄。

［功能主治］养血调经。用于血虚所致的面色萎黄、头晕眼花、心悸气短及月经不调。

［注意事项］① 经期忌食生冷饮食。② 服本药时不宜和感冒药同时服用。

［用法用量］膏剂：口服。一次14~21 g，一日3次。片剂：口服。薄膜衣片一次4~6片，一日3次。颗粒剂：温开水冲服。一次5 g，一日3次。胶囊剂：口服。一次4~6粒，一日3次。

知柏地黄丸

［药物组成］熟地黄、山茱萸、山药、知母、黄柏、茯苓、泽泻、牡丹皮。

［功能主治］滋阴降火。用于阴虚火旺，潮热盗汗，口干咽痛，耳鸣遗精，小便短赤。

［注意事项］① 本品为阴虚火旺证而设，气虚发热及实热者忌服。② 感冒者慎用，以免表邪不解。③ 本品药性滋腻而寒凉，凡脾虚便溏、气滞中满者不宜使用。④ 服药期间饮食宜选清淡易消化之品，忌食辛辣、油腻之品。

［用法用量］丸剂：口服。大蜜丸一次1丸，水蜜丸一次6 g，一日2次；浓缩丸一次8丸，一日3次。

第四节 便 秘

【疾病概念】

便秘是指由于大肠传导失常，导致大便秘结，排便周期延长；或周期不长，但粪质干结，排出艰难；或粪质不硬，虽有便意，但排便费力的病证。

便秘是临床上常见的症状，可出现于各种急、慢性病证过程中。本节论述是以便秘为主要表现的病证。西医学中的功能性便秘即属本病范畴，同时肠易激综合征、肠炎恢复期、直肠及肛门疾病所致便秘、药物性便秘、内分泌及代谢性疾病的便秘及肌力减退所致的排便困难等，可参照本节辨证论治。

【病因病机】

饮食入胃，经过脾胃的运化，吸收其精华之后，所剩糟粕，最后由大肠传送而出，即成大便。如果胃肠功能正常，则大便通畅，不致发生便秘。若肠胃受病，或因燥热内结，或因气滞不行，或因气虚传送无力，血虚肠道干涩，以致阴寒凝结等，皆能导致各种不同性质的便秘。

1. 肠胃积热　素体阳盛，或热病之后，余热未清，或肺热下移大肠，或饮酒过多，过食辛辣厚味，均可致肠胃积热，耗伤津液，肠道干涩，粪质干燥，难于排出，即所谓的"热秘"。

2. 气机郁滞　忧愁思虑，脾伤气结；或抑郁恼怒，肝郁气滞；或久坐少动，气机不利均可导致气机郁滞，通降失常，传导失职，糟粕内停，不得下行而成便秘，即所谓的"气秘"。

3. 阴寒积滞　外感寒邪，积聚胃肠；或恣食生冷，凝滞胃肠；或过服寒凉，阴寒内结，均可导致阴寒内盛，胃肠失于传导，糟粕不行而成冷秘。

4. 气虚阳衰　素体虚弱，阳气不足；或年老体弱，气虚阳衰；或久病产后，正气未复；或过食生冷，损伤阳气；或饮食劳倦，脾胃受损；或苦寒攻伐，伤阳耗气，均可导致气虚阳衰，气虚则大肠传导无力，阳虚则肠道失于温煦，阴寒内结，便下无力，大便艰涩难下。

5. 阴亏血少　素体阴虚，津亏血少；或病后产后，阴血虚少；或失血大汗，伤津亡血；或年高体弱，阴血亏虚；或辛香燥热，损耗阴血，均可导致阴亏血少，血虚则大肠失荣，阴亏则大肠干涩，导致大便干结，便下困难。

总之，便秘的直接原因主要为热、实、冷、虚四种。各种原因常相兼为病，而且可相互演变。然而，便秘总以虚实为纲，热秘、冷秘、气秘属实，阴阳气血不足的虚秘属虚。实者病机在于邪滞胃肠，壅塞不通；虚证病机在于肠失温润，推送无力；虚实也可相互转化。

便秘的基本病变属于大肠传导失职，但同时与脾、胃、肝、肺、肾等脏腑功能失调有密切关系。

【辨证分型】

（一）实秘

1. 肠胃积热（热秘）

症状　大便干结，腹胀腹痛，口干口臭，面红身热，心烦不安，小便短赤，舌红，苔黄燥，脉滑数。

证候分析　胃为水谷之海，肠为传导之官，若肠胃积热，耗伤津液，则大便干结。热伏于内，脾胃之热熏蒸于上，故见口干口臭。热积胃肠，腑气不通，故腹胀腹痛。身热面赤，亦为阳明热盛之候。热移膀胱，则小便短赤。苔黄燥为热已伤津化燥，脉滑数为里实之征。

2. 气机郁滞（气秘）

症状　大便干结，或不甚干结，欲便不得出，或便而不爽，肠鸣矢气，腹中胀痛，嗳气频作，纳呆食少，胸胁痞满，苔薄腻，脉弦。

证候分析　情志失和，肝脾之气郁结，导致传导失常，故大便秘结，欲便不得。腑气不通，则气不下行而上逆，故嗳气频作，胸胁痞满。糟粕内停，气机郁滞，则腹中胀痛。肠胃气阻，则脾气不运，故纳食减少。苔薄腻、脉弦为肝脾不和，内有湿滞之象。

3. 阴寒积滞（冷秘）

症状　大便艰涩，腹痛拘急，胀满拒按，胁下偏痛，手足不温，呃逆呕吐，舌苔白腻，脉弦紧。

证候分析　大肠为传导之官，阴寒之邪，侵袭人体，内结于肠，传导失职，故大便艰涩。寒主收引，见腹痛拘急，胀满拒按。寒为阴邪，不能温煦，故见手足不温。苔白腻，脉弦紧均为阴寒内滞之征。

（二）虚秘

1. 气虚秘

症状 大便并不干硬，虽有便意，但努挣乏力，便难排出，汗出气短，便后乏力，面色㿠白，神疲气怯，肢倦懒言，舌淡苔白，脉虚弱。

证候分析 气虚为肺脾功能受损，肺与大肠相表里，肺气虚则大肠传送无力，虽有便意，但努挣乏力，便难排出，而大便并不干硬。肺卫不固，腠理疏松，故努挣则汗出气短。脾虚则健运无权，化源不足，故面色㿠白，神疲气怯。舌淡苔白，脉虚弱，便后乏力均属气虚之象。

2. 血虚秘

症状 大便干结，面色无华，心悸气短，健忘，口唇色淡，舌淡苔白，脉细。

证候分析 血虚津少，不能下润大肠，故大便干结。血虚不能上荣，故面色无华。心失所养则心悸。血虚不能滋养于脑，故头晕目眩，健忘。口唇色淡，舌淡苔白，脉细为阴血不足之象。

3. 阴虚秘

症状 大便干结，如羊屎状，形体消瘦，头晕耳鸣，两颧红赤，心烦少眠，潮热盗汗，腰膝酸软，舌红少苔，脉细数。

证候分析 阴虚液耗，无以下溉，则肠道失润而大便干结，如羊屎状。肾阴亏虚，阴虚不能制阳，故见头晕耳鸣、心烦、腰膝酸软等症；阴虚生内热，故见两颧红赤，潮热。舌红少苔，脉细数为阴虚内热之征。

4. 阳虚秘

症状 大便干或不干，排出困难，小便清长，面色㿠白，四肢不温，腹中冷痛，得热则减，腰膝冷痛，舌淡苔白，脉沉迟。

证候分析 阳气虚衰，寒自内生，肠道传送无力，故大便艰涩，排出困难。阴寒内盛，气机阻滞，故腹中冷痛，喜热怕冷。阳虚温煦无权，故四肢不温，腰膝酸冷，小便清长。面色㿠白，舌淡苔白，脉沉迟，均为阳虚内寒之象。

【鉴别分型】

便秘的辨证首先要分清虚实，实者包括热秘、气秘、冷秘，虚证当辨气虚、血虚、阴虚和阳虚的不同。

1. 热秘者 大便干结，腹胀腹痛，口干口臭，面红身热，舌红苔黄燥，脉滑数。
2. 气秘者 大便干结，或欲便不得出，腹中胀痛，胸胁痞满，苔薄腻，脉弦。
3. 冷秘者 大便艰涩，手足不温，舌苔白腻，脉弦紧。
4. 气虚秘 大便并不干硬，虽有便意，但排便困难，舌淡苔白，脉弱。
5. 血虚秘 大便干结，面色无华，口唇色淡，舌淡苔白，脉细。
6. 阴虚秘 大便干结，如羊屎状，形体消瘦，潮热盗汗，舌红少苔，脉细数。
7. 阳虚秘 大便干或不干，排出困难，四肢不温，舌淡苔白，脉沉迟。

【治则】

实证以祛邪为主，给以泻热、温散、通导之法，并可辅以顺气导滞之品。虚证以扶正为先，给以滋阴养血、益气温阳之法，辅以甘温温润之药。

【方药选择】

1. 肠胃积热（热秘） 治宜泻热导滞，润肠通便。可选用麻仁润肠丸。

2. 气机郁滞（气秘） 治宜顺气导滞。可选用四磨汤口服液。

3. 阴寒积滞（冷秘） 治宜温里散寒，通便止痛。可选用大黄附子汤。

4. 气虚秘 治宜益气润肠。可选用芪蓉润肠口服液。

5. 血虚秘 治宜养血润燥。可选用麻仁滋脾丸。

6. 阴虚秘 治宜滋阴通便。可选用增液汤。

7. 阳虚秘 治宜温阳通便。可选用济川煎。

【药物介绍】

麻仁润肠丸（软胶囊）

［药物组成］火麻仁、大黄、炒苦杏仁、白芍、陈皮、木香。

［功能主治］润肠通便。用于肠胃积热，胸腹胀满，大便秘结。

［注意事项］① 虚寒性便秘慎用。② 孕妇禁服。③ 忌食辛辣香燥刺激性食物。

［用法用量］丸剂：口服。大蜜丸一次 1～2 丸，一日 2 次。软胶囊剂：口服。一次 8 粒，一日 2 次。年老体弱者酌情减量使用。

四磨汤口服液

［药物组成］木香、枳壳、乌药、槟榔。

［功能主治］顺气降逆，消积止痛。用于婴幼儿乳食内滞证，症见腹胀、腹痛、啼哭不安、厌食、食欲下降、腹泻或便秘；中老年气滞、食积证，症见脘腹胀满、腹痛、便秘；腹部手术后促进肠胃功能的恢复。

［注意事项］① 孕妇、肠梗阻、肠道肿瘤、消化道术后禁用。② 一般手术患者在手术后 12 h 第一次服药，再隔 6 h 第二次服药，以后常法服用或遵医嘱。③ 冬天服用时，可将药瓶放置于温水中加温 5～8 min 后服用。

［用法用量］口服。成年人一次 20 mL，一日 3 次，疗程 1 周；新生儿一次 3～5 mL，一日 3 次，疗程 2 日；幼儿一次 10 mL，一日 3 次，疗程 3～5 日。

大黄附子汤[处]

［药物组成］大黄、附子、细辛。

［功能主治］温里散寒，通便止痛。用于寒积里实证，腹痛便秘，胁下偏痛，发热，手足厥冷，舌苔白腻，脉弦紧。（本方常用于急性阑尾炎、急性肠梗阻、睾丸肿痛、胆绞痛、胆囊术后综合征、慢性痢疾、尿毒症等属寒积里实者。）

［用法用量］水煎，每剂分 2 次服。

芪蓉润肠口服液

［药物组成］黄芪、肉苁蓉、白术、太子参、地黄、玄参、当归、黄精、桑葚、黑芝麻、火麻仁、郁李仁、枳壳、蜂蜜。

［功能主治］益气养阴，健脾滋肾，润肠通便。用于气阴两虚，脾肾不足，大肠失于濡润而致虚证便秘。

［注意事项］① 实热证者禁用。② 感冒发热时停服。③ 孕妇慎用。

［用法用量］口服。一次 20 mL，一日 3 次；或遵医嘱。

麻仁滋脾丸

［药物组成］火麻仁、大黄、炒苦杏仁、郁李仁、当归、白芍、姜厚朴、麸炒枳实。

［功能主治］润肠通便，消食导滞。用于胃肠积热、肠燥津伤所致的大便秘结、胸腹胀满、饮食

无味、烦躁不宁、舌红少津。

[注意事项]　① 脾胃虚寒性便秘慎用。② 孕妇慎用。③ 忌食辛辣香燥刺激性食物。

[用法用量]　口服。大蜜丸一次 1 丸，小蜜丸一次 9 g，一日 2 次。

增液汤[处]

[药物组成]　玄参、麦冬、生地。

[功能主治]　增液润燥。阳明温病，津亏便秘证。大便秘结，口渴，舌干红，脉细数或沉而无力。

[注意事项]　本方增液有余，攻下不足，是为津液少，而燥结不甚者而设。若阳明里实热结所致便秘，则非所宜；如津液不足，燥结正甚者亦非本方所能胜任。

[用法用量]　水煎，分 2 次服。口干则与饮令尽；不便，再作服。

济川煎[处]

[药物组成]　当归、牛膝、肉苁蓉、泽泻、升麻、枳壳。

【功用主治】　温肾益精，润肠通便。老年肾虚。肾阳虚弱，精津不足证。大便秘结，小便清长，腰膝酸软，头目眩晕，舌淡苔白，脉沉迟。习惯性便秘、老年便秘、产后便秘等属于肾虚精亏肠燥者。

[注意事项]　凡热邪伤津及阴虚者忌用。虚甚者不必用枳壳。

[用法用量]　水煎分 2 次，饭前服。

第五节　胃　痛

【疾病概念】

胃痛又称胃脘痛，是以上腹胃脘部近心窝处疼痛为主症的病证。由外感邪气、内伤饮食、情志、脏腑功能失调等导致气机郁滞，胃失所养而致。

胃痛是临床常见病、多发病，中药治疗有显著效果。本病证以胃脘部疼痛为主症，但同时兼有恶心、脘闷、嗳气、大便不调等症状。西医学中的急性胃炎、慢性胃炎、胃溃疡、十二指肠溃疡、胃痉挛、胃下垂、胃黏膜脱垂症、胃神经症等疾病，如出现上腹部疼痛为主要表现时，均可参考本节辨证论治。

【病因病机】

1. 外邪客胃　外感寒、湿、热邪，皆可使胃脘气机阻滞，胃气不和，不通则痛，其中尤以寒邪多见。

2. 饮食伤胃　饮食不节，暴饮暴食，损伤脾胃，胃气壅滞，致胃中气机阻滞，胃气不和而痛。

3. 情志不畅　忧思恼怒，情志不遂，肝失疏泄，气机阻滞，横逆犯胃，胃失和降，而发胃痛。

4. 脾胃虚弱　脾胃为仓廪之官，主受纳和腐熟水谷。若素体不足，或劳倦过度，或饮食所伤，或久病脾胃受损，或肾阳不足，不能温煦脾阳，均可引起脾胃虚弱，中焦虚寒，导致胃失温养而痛；或热病伤阴，或胃热火郁，灼伤胃阴，或久服香燥之品，耗伤胃阴，使得胃失濡养而致胃痛。

胃为五脏六腑之大源，主受纳，腐熟水谷，以降为顺。以上各种原因，皆可引起胃受纳腐熟之功能失调，胃失和降，而发生疼痛。若感受寒邪，寒客胃中，则气机受阻而为痛。若暴饮暴食，胃之受纳过量，纳谷不下，腐熟不及，食物停滞而痛。若饮酒过量，嗜食肥甘厚味辛辣之品，则易耗伤胃阴，或过食生冷、寒凉药物等，则易耗伤中阳。久之，胃的阴阳失调，出现偏胜。产生偏寒偏热或寒热错杂的胃痛证。

本病早期多由外邪、饮食、情志所伤，多为邪实；后期常见脾虚、肾虚等正气亏虚之证，并常常兼夹食滞、挟热、兼瘀等虚实夹杂之证。

病变脏腑主要在胃，但与肝、脾、肾、胆等也关系密切。总的病机在于胃气失和，气机不利，不通则痛，或胃失濡养，不荣而痛。

【辨证分型】

1. 寒邪客胃

症状　胃痛暴作，畏寒喜暖，得温痛减，遇寒加重，口淡不渴，或喜热饮，舌质淡，苔薄白，脉弦紧。

证候分析　寒主收引，寒邪内客于胃，则阳气被寒邪所遏而不得舒展，气机阻滞，故胃痛暴作。寒邪得阳则散，遇寒而凝，故畏寒喜暖，得温痛减，遇寒加重。胃无热邪，故口淡不渴。热能胜寒，故喜热饮。苔薄白属寒，脉弦主痛，紧主寒。

2. 饮食停滞

症状　胃脘胀痛，胀满拒按，嗳腐吞酸，或吐未消化的食物，气味腐臭，吐后痛减，食欲不振，大便不爽，矢气后稍舒，舌苔厚腻，脉滑。

证候分析　暴饮暴食，饮食停滞，致胃中气机阻塞，故胃脘胀痛，胀满拒按。健运失司，腐熟无权，谷浊之气不能下行而上逆，所以嗳腐吞酸，或吐未消化的食物。吐则宿食上越，矢气则腐浊下排，故吐食或矢气痛减。胃中饮食停滞，导致肠道传导受阻，故大便不爽。舌苔厚腻为食滞之象，脉滑为宿食之征。

3. 肝气犯胃

症状　胃脘胀痛，攻撑作痛，痛连两胁，胸闷嗳气，喜叹息，每因烦恼郁怒而痛作，大便不畅，得嗳气、矢气则舒，舌苔薄白，脉弦。

证候分析　肝主疏泄，性喜条达，若情志不舒，则肝气郁结不得疏泄，横逆犯胃而作痛。胁为肝之分野，而气多走窜游移，故攻撑作痛，痛连两胁。气机不利，肝胃气逆，故脘胀、嗳气。气滞肠道，传导失常，故大便不畅。如情志失和，则肝郁更重，气结复加，故每因烦恼郁怒而痛作。嗳气、矢气可使气机暂得疏通，故得嗳气、矢气则舒。苔薄白为病在气分而湿浊不甚。病在里而属肝，弦主痛，故见脉沉弦。

4. 肝胃郁热

症状　胃脘灼痛，痛势急迫，烦躁易怒，泛酸嘈杂，口干口苦，舌红苔黄，脉弦数。

证候分析　肝气郁结，日久化热，邪热犯胃，故胃脘灼痛，痛势急迫。肝胃郁热，逆而上冲，故烦躁易怒，泛酸嘈杂。肝胆互为表里，肝热夹胆火上乘，故口干口苦。舌红苔黄为里热之象，脉见弦数为肝胃郁热之征。

5. 湿热中阻

症状　胃脘疼痛，灼热嘈杂，口干口苦，渴而不欲饮，头重肢倦，纳呆恶心，小便色黄，大便不畅，舌质偏红，苔黄腻，脉滑数。

证候分析　嗜食辛辣，酿生湿热，阻滞中焦，气机不畅，胃气上逆，故胃脘疼痛，灼热嘈杂，纳呆恶心。脾主肌肉四肢，湿邪困脾，故头重肢倦。湿热中阻，津不能上承，故口渴而不欲饮。湿热中阻，肠道传导不利，故大便不畅。舌红，苔黄腻，脉滑数皆为湿热中阻之象。

6. 瘀血停滞

症状　胃脘疼痛，痛如针刺、刀割，痛有定处，按之痛甚，疼痛持久，纳食加剧，入夜尤甚，或见吐血、黑便，舌质紫暗或有瘀斑，脉涩。

证候分析 气为血帅，血随气行，气滞日久，则血瘀内停，由于瘀血有形，故痛有定处而拒按。瘀停之处，脉络壅而不通，故痛如针刺、刀割。进食则触动瘀血，故食后痛甚。若瘀停于胃者，则多见吐血；瘀停于肠，则多见黑便。舌质紫暗或有瘀斑，为血瘀而舌少滋养。血瘀而血行不通，故脉来艰滞而涩。

7. 胃阴亏虚

症状 胃脘隐隐灼痛，嘈杂似饥而不欲饮食，口干咽燥，五心烦热，消瘦乏力，口渴欲饮，大便干结，舌红少津，脉细数。

证候分析 胃痛日久，郁热伤阴，胃失濡养，故见胃痛隐隐。阴虚津少，无以上承，则口干咽燥。阴虚液耗，无以下溉，则肠道失润而大便干结。舌红少津，为阴虚液耗之象，脉细数为阴虚血热之象。

8. 脾胃虚寒

症状 胃脘隐痛，绵绵不休，喜温喜按，得食痛减，空腹痛甚，劳累或受凉后发作或加重，泛吐清水，纳差，便溏，神疲乏力，手足不温，舌淡，苔白，脉虚弱或迟缓。

证候分析 脾胃虚寒，病属正虚，故胃痛隐隐。寒得温而散，气得按而行，所以喜温喜按。脾虚中寒，水不能运化而上逆，故泛吐清水。脾胃虚寒，则受纳运化失常，故食纳不健。胃虚得食，则产热助正以抗邪，所以得食痛减。脾主肌肉而健运四旁，中阳不振，则健运无权，肌肉筋脉皆失其温养，故见神疲乏力，手足不温。脾虚生湿下渗肠间，故大便溏薄。舌淡，苔白，脉虚弱或迟缓，皆为脾胃虚寒，中气不足之象。

【鉴别分型】

胃痛的证型鉴别当辨虚实寒热，在气在血，还应辨兼夹证。实者多痛剧，痛处固定不移，疼痛拒按，脉实。虚证多痛势较缓，痛处不定，喜按，脉虚。遇寒痛剧，得温痛减者为寒证。胃脘灼痛，痛势急迫，得寒痛减，遇热痛甚者为热证。

一般初病多在气，久病多在血。气滞者多见胀痛，或痛及两胁，或兼见嗳气频频，疼痛与情志因素密切相关。气虚者，除胃痛外，兼见纳少，食后腹胀，便溏，面色少华，舌淡脉弱。在血者，痛处固定不移，痛如针刺，舌质紫暗或有瘀点瘀斑，脉涩。证型区别详述如下：

1. 寒邪客胃者 一般有感寒或偶食生冷史，胃痛暴作，得温痛减，遇寒加重，舌质淡，苔薄白，脉弦紧。

2. 饮食停滞者 多数患者有暴饮暴食史，胃脘胀痛，胀满拒按，嗳腐吞酸，或吐未消化的食物，气味腐臭，舌苔厚腻，脉滑。

3. 肝气犯胃者 一般有情志不遂或精神刺激的病史，胃脘胀痛，攻撑作痛，痛连两胁，每因烦恼郁怒而痛作，舌苔薄白，脉弦。

4. 肝胃郁热者 胃脘灼痛，痛势急迫，烦躁易怒，泛酸嘈杂，舌红苔黄，脉弦数。

5. 湿热中阻 胃脘疼痛，灼热嘈杂，口干口苦，渴而不欲饮，舌质偏红，苔黄腻，脉滑数。

6. 瘀血停滞者 胃脘疼痛，痛如针刺、刀割，痛有定处，入夜尤甚，舌质紫暗或有瘀斑，脉涩。

7. 胃阴亏虚者 胃脘隐隐灼痛，嘈杂似饥而不欲饮食，口干咽燥，五心烦热，舌红少津，脉细数。

8. 脾胃虚寒者 胃脘隐痛，绵绵不休，喜温喜按，得食痛减，空腹痛甚，舌淡，苔白，脉细弱。

【治则】

治疗上以理气和胃止痛为基本治则，审证求因，辨证施治。邪实者以驱邪为急，正虚者当先扶正，虚实夹杂者应邪正兼顾。"通则不痛"，但此处的"通"，要广义地理解和运用。或散寒，或消食，或理气，或泄热，或除湿，或化瘀，或温阳，或养阴等治法，均可起到"通"的作用。

【方药选择】

1. 寒邪客胃　治宜温胃散寒，理气止痛。可选用良附丸。
2. 饮食停滞　治宜消食导滞，和胃止痛。可选用越鞠保和丸。
3. 肝气犯胃　治宜疏肝理气，和胃止痛。可选用气滞胃痛颗粒。
4. 肝胃郁热　治宜疏肝理气，泄热和胃。可选用加味左金丸。
5. 湿热中阻　治宜清化湿热，理气和胃。可选用三九胃泰颗粒。
6. 瘀血停滞　治宜活血化瘀，和胃止痛。可选用胃康胶囊。
7. 胃阴亏虚　治宜养阴益胃，和中止痛。可选用养胃舒胶囊或阴虚胃痛颗粒。
8. 脾胃虚寒　治宜温中健脾，和胃止痛。可选用温胃舒胶囊或附子理中丸。

【药物介绍】

良附丸

［药物组成］高良姜、香附。

［功能主治］温胃理气。用于寒凝气滞，脘痛吐酸，胸腹胀满。

［注意事项］① 胃部灼痛，口苦便秘之胃热者忌用；湿热中阻胃痛、呕吐者不宜用。② 忌食生冷油腻、酸性及不易消化食物。

［用法用量］口服。水丸一次 3 ~ 6 g，一日 2 次。

越鞠保和丸

［药物组成］香附、木香、陈皮、苍术（米泔水制）、白术、茯苓、法半夏、当归、川芎、连翘、黄芩、栀子、黄连、六神曲、山楂、莱菔子、枳实。

［功能主治］舒肝解郁，开胃消食。用于气食郁滞所致的胃痛，症见脘腹胀痛，倒饱嘈杂，纳呆食少，大便不调，消化不良见上述证候者。

［注意事项］孕妇慎用，忌生冷、硬黏难消化食物。

［用法用量］口服。一次 6 g，一日 1 ~ 2 次。

气滞胃痛颗粒（胶囊）

［药物组成］柴胡、香附、白芍、延胡索、枳壳、炙甘草。

［功能主治］舒肝理气，和胃止痛。用于肝郁气滞，胸痞胀满，胃脘疼痛。

［注意事项］① 忌食辛辣油炸食品。② 肝胃郁火、胃阴不足所致胃痛者慎用。③ 孕妇慎用。④ 忌气怒，宜保持心情舒畅，以免加重病情。

［用法用量］颗粒剂：开水冲服。一次 5 g，一日 3 次。胶囊剂：口服。一次 6 粒，一日 3 次。

加味左金丸

［药物组成］黄连（姜炙）、吴茱萸（甘草炙）、柴胡、延胡索、木香、香附、枳壳（去瓤麸炒）、郁金、陈皮、青皮、黄芩、白芍、当归、甘草。

［功能主治］平肝降逆，疏郁止痛。用于肝郁化火、肝胃不和引起的胸脘痞闷、急躁易怒、嗳气吞酸、胃痛少食。

［注意事项］① 孕妇慎服。② 肝寒犯胃及体虚无热者慎用。③ 忌气恼，忌食生冷、辛辣、油腻、不易消化食物。

［用法用量］口服。水丸一次 6 g，一日 2 次。

三九胃泰颗粒（胶囊）

[药物组成] 三桠苦、九里香、两面针、木香、黄芩、茯苓、地黄、白芍。

[功能主治] 清热燥湿，行气活血，柔肝止痛。用于湿热内蕴，气滞血瘀所致的胃痛，症见脘腹隐痛、饱胀反酸、恶心呕吐、嘈杂纳减。浅表性胃炎、糜烂性胃炎、萎缩性胃炎见上述证候者。

[注意事项] ① 胃寒患者慎用。② 忌食油腻生冷难消化食物。

[用法用量] 颗粒剂：开水冲服。一次 1 袋，一日 2 次。胶囊剂：口服。一次 2～4 粒，一日 2 次。

胃康胶囊

[药物组成] 白及、海螵蛸、香附、黄芪、白芍、三七、鸡内金、乳香、没药、百草霜、鸡蛋壳（炒焦）。

[功能主治] 行气健胃，化瘀止血，制酸止痛。用于气滞血瘀所致的胃脘疼痛，痛处固定，吞酸嘈杂，或见吐血、黑便。胃溃疡及十二指肠溃疡、慢性胃炎、上消化道出血见上述证候者。

[注意事项] ① 孕妇及脾胃虚弱者慎用。② 忌食辛辣、油腻、生冷之品，戒烟酒。

[用法用量] 口服。一日 2～4 粒，一日 3 次。

养胃舒胶囊（颗粒）

[药物组成] 黄精（蒸）、党参、白术、山药、菟丝子、北沙参、玄参、乌梅、陈皮、山楂、干姜。

[功能主治] 扶正固本，滋阴养胃，行气消导。用于慢性萎缩性胃炎及其他慢性胃炎引起的胃脘灼热胀痛、口干口苦、纳少消瘦、手足心热等症。

[注意事项] ① 肝胃火盛吞酸嗳腐及湿热胃痛证者慎用。② 服药期间饮食宜清淡，忌辛辣刺激性食物，戒烟酒。③ 孕妇忌用。

[用法用量] 颗粒剂：开水冲服。一次 10～20 g，一日 2 次。胶囊剂：口服。一次 3 粒，一日 2 次。

阴虚胃痛颗粒（胶囊）

[药物组成] 北沙参、麦冬、石斛、川楝子、玉竹、白芍、炙甘草。

[功能主治] 养阴益胃，缓急止痛。用于胃阴不足所致的胃脘隐隐灼痛，口干舌燥，纳呆干呕。慢性胃炎、消化性溃疡见上述证候者。

[用法用量] 颗粒剂：开水冲服。一次 10 g，一日 3 次。胶囊剂：口服。一次 2～3 粒，一日 3 次。

温胃舒胶囊（颗粒、片）

[药物组成] 党参、附子、黄芪、白术、山药、肉桂、肉苁蓉、补骨脂、砂仁、乌梅、山楂、陈皮。

[功能主治] 温中养胃，行气止痛。用于中焦虚寒所致的胃痛，症见胃脘冷痛，腹胀嗳气，纳差食少，畏寒无力。慢性萎缩性胃炎、浅表性胃炎见上述证候者。

[注意事项] ① 胃脘灼热、重度胃痛慎用。② 本品含大辛大热、活血通经之品，孕妇慎用。③ 胃出血时忌用。

[用法用量] 颗粒剂：开水冲服。一次 1～2 袋，一日 2 次。胶囊剂：口服。一次 3 粒，一日 2 次。片剂：口服。一次 2 片，一日 3 次。

附子理中丸（片）

[药物组成] 附子、干姜、党参、炒白术、甘草。

［功能主治］温中健脾。用于脾胃虚寒，脘腹冷痛，呕吐泄泻，手足不温。

［注意事项］① 大肠湿热泄泻者慎用。② 孕妇禁用。

［用法用量］丸剂：口服。大蜜丸一次 1 丸，小蜜丸一次 9 g，水蜜丸一次 6 g，一日 2 ~ 3 次；浓缩丸一次 8 ~ 12 丸，一日 3 次。片剂：口服。糖衣片一次 6 ~ 8 片，一日 1 ~ 3 次。

第六节　呕　　吐

【疾病概念】

呕吐是指胃失和降，气逆于上，迫使胃中之物从口中吐出的一种病证。一般有声有物谓之呕，有物无声谓之吐，有声无物谓之干呕。临床呕与吐常同时发生，难于截然分开，故常并称呕吐。

呕吐是临床常见症状，西医学的疾病，如急性胃炎、神经性呕吐、胃黏膜脱垂症、幽门痉挛、幽门梗阻、贲门痉挛、十二指肠壅积症、肠梗阻、肝炎、胰腺炎、胆囊炎、尿毒症、颅脑疾病等，当以呕吐为主要表现时，均可参考本节辨证论治。

【病因病机】

胃主受纳腐熟，其气主降，以下行为顺，若邪气犯胃或胃虚失和，气逆而上，则发生呕吐。

1. 外邪犯胃　感受风、寒、暑、湿、燥、火六淫之邪，或秽浊之气，邪犯胃腑，气机不利，胃失和降，胃中水谷随逆气上出，发生呕吐。在六淫之中，以寒邪最易引起呕吐的发生。

2. 饮食不节　暴饮暴食，过食生冷，恣食肥甘、醇酒、辛辣，误食不洁之物，皆可伤胃滞脾，食滞内停，胃气失于和降，上逆而发呕吐。

3. 情志失调　郁怒伤肝，肝失调达，横逆犯胃，胃失和降；或忧思伤脾，脾失健运，食停难化，胃失和降，也可致呕。也有脾胃素弱，运化无力，水谷易于停留，偶因恼怒，食随气逆，而致呕吐。

4. 脾胃虚弱　脾胃素虚，或病后体虚，或劳倦过度，耗伤中气，胃虚不能受谷，脾虚不化精微，停留胃中，上逆为呕。若脾阳不振，不能腐熟水谷，以致寒浊内生，气逆而呕；或热病伤阴，或久呕不愈，以致胃阴不足，胃失濡养，不得润降，而成呕吐。

由上可知，外感六淫，七情内伤，以及饮食不节，劳倦过度，引起胃气上逆，都可发生呕吐。

【辨证分型】

呕吐的病机分虚实两大类，实者由外邪、饮食、痰饮、郁气等邪气犯胃，导致胃失和降，上逆而发。发病较急，病程较短，呕吐量多，呕吐物酸臭。虚证多由内伤、气虚、阴虚不同，呕吐物不多，常伴有精神萎靡、倦怠无力等症。

（一）实证

1. 外邪犯胃

症状　突然呕吐，起病急，常伴有发热恶寒，头身疼痛，胸脘满闷，不思饮食，舌苔白或腻，脉濡缓。

证候分析　外感风寒之邪，或夏令暑湿秽浊之气，内扰胃腑，浊气上逆，故突发呕吐。邪束肌表，营卫不和，故发热恶寒，头身疼痛。湿浊中阻，气机不利，故胸脘满闷。苔白或腻，脉濡缓，皆是湿浊壅阻之征。

2. 饮食停滞

症状　呕吐酸腐，脘腹胀满，嗳气厌食，得食愈甚，吐后反快，大便或溏或结，气味臭秽，舌苔厚腻，脉滑实。

证候分析 食滞内阻，浊气上逆，故呕吐酸腐。升降失常，传导失司，则大便或溏或结。食滞中焦，气机不利，故脘腹胀满，嗳气厌食。苔厚腻，脉滑实，为食滞内停之候。

3. 痰饮内停

症状 呕吐清水痰涎，胸脘满闷，不思饮食，头眩心悸，舌苔白腻，脉滑。

证候分析 脾不运化，痰饮内停，胃气不降，则脘闷不食，呕吐清水痰涎。水饮上犯，清阳之气不展，故头眩。水气凌心则心悸。苔白腻，脉滑，为痰饮内停之征。

4. 肝气犯胃

症状 呕吐吞酸，嗳气频繁，胸胁胀痛，烦闷不舒，每因情志不遂而诱发或加重，舌边红，苔薄腻，脉弦。

证候分析 肝气不舒，横逆犯胃，胃失和降，故呕吐吞酸，嗳气频频，胸胁胀痛，烦闷不舒。情志不遂则肝气横逆犯胃尤甚，故诱发或加重呕吐。舌边红，脉弦，为气滞肝旺之征。

（二）虚证

1. 脾胃虚寒

症状 食欲下降，饮食稍有不慎，极易呕吐，时作时止，面色㿠白，倦怠乏力，口干而不欲饮，四肢不温，大便溏薄，舌质淡，苔薄白，脉濡弱。

证候分析 脾胃虚弱，中阳不振，水谷腐熟运化能力不及，故饮食稍有不慎即吐，时作时止。阳虚不能温布则面色㿠白，四肢不温，倦怠乏力。中焦虚寒，气不化津，故口干而不欲饮。脾虚则运化无常，故大便溏薄，舌淡，脉濡弱，为脾阳不足之象。

2. 胃阴不足

症状 呕吐反复发作，或时作干呕，口燥咽干，胃中嘈杂，似饥而不欲食，舌红少津，脉细数。

证候分析 胃热不消，耗伤胃阴，导致胃失濡养，气失和降，所以呕吐反复发作，时作干呕，胃中嘈杂，似饥而不欲食。津液不能上承，故口燥咽干。舌红少津，脉细数，为津液耗伤，虚中有热之象。

【鉴别分型】

呕吐的鉴别首先当分虚实。实证多由感受外邪、饮食停滞、情志失调所致，起病较急，病程较短，呕吐量多，呕吐物多为酸腐臭秽，或伴有表证，脉实有力。虚证多属内伤所致，有脾胃虚弱、胃阴不足之分。起病缓慢，病程较长，呕而无力，时作时止，酸臭不甚，常伴有精神疲倦，脉弱无力。

1. 外邪犯胃者 突然呕吐，起病急，常伴有卫表症状。

2. 饮食停滞者 呕吐酸腐，脘腑胀满，嗳气厌食，舌苔厚腻，脉滑实。

3. 痰饮内停者 呕吐清水痰涎，胸脘满闷，舌苔白腻，脉滑。

4. 肝气犯胃者 呕吐吞酸，嗳气频繁，胸胁胀痛，每因情志不遂而诱发或加重，舌质红，苔薄腻，脉弦。

5. 脾胃虚寒者 食欲下降，饮食稍有不慎极易呕吐，时作时止，脘腹痞闷，倦怠乏力，大便溏薄，舌质淡，苔薄白，脉虚。

6. 胃阴不足者 呕吐反复发作，或时作干呕，口燥咽干，舌红少津，脉细数。

【治则】

呕吐总的病机为胃失和降，胃气上逆所致，故治疗以和胃降逆为原则，但要区分虚实辨证论治。实者以祛邪为主，邪去则呕吐自止，分别采用解表、消食、化痰、理气之法。虚者以扶正为主，正复则呕吐自愈，分别采用健运脾胃、益气养阴等法。

【方药选择】

（一）实证

1. 外邪犯胃　治宜解表疏邪，降逆和中。可选用藿香正气水。

2. 饮食停滞　治宜消食化滞，和胃降逆。可选用保和丸。

3. 痰饮内停　治宜温中化饮，和胃降逆。可选用二陈丸合苓桂术甘汤。

4. 肝气犯胃　治宜疏肝理气，降逆和胃。可选用沉香舒气丸。

（二）虚证

1. 脾胃虚弱　治宜益气健脾，和胃降逆。可选用香砂养胃颗粒。

2. 胃阴不足　治宜滋养胃阴，降逆止呕。可选用养胃舒胶囊。

【药物介绍】

藿香正气水（片、丸、胶囊、软胶囊、口服液）

［药物组成］广藿香、紫苏叶、白芷、厚朴、大腹皮、法半夏、陈皮、白术、茯苓、桔梗、生姜、大枣、甘草（丸、胶囊由以上药物组成）；广藿香油、紫苏叶油、白芷、厚朴、大腹皮、生半夏、陈皮、苍术、茯苓、甘草浸膏（水、片、滴丸、软胶囊、口服液由以上药物组成）。

［功能主治］解表化湿，理气和中。用于外感风寒、内伤湿滞或夏伤暑湿所致的感冒，症见头痛昏重、胸膈痞闷、脘腹胀痛、呕吐泄泻；胃肠型感冒见上述证候者。

［注意事项］① 风热感冒者慎用。② 孕妇慎用。③ 服药期间饮食宜清淡。

［用法用量］水剂：口服。一次 5～10 mL，一日 2 次，用时摇匀。片剂：口服。一次 4～8 片，一日 2 次。丸剂：口服。大蜜丸一次 1 丸，水蜜丸一次 6 g，一日 2 次。浓缩丸一次 8 丸，一日 3 次。胶囊剂：口服。一次 4 粒，一日 2 次；小儿酌减。软胶囊剂：口服。一次 2～4 粒，一日 2 次。口服液：口服。一次 5～10 mL，一日 2 次，用时摇匀。

保和丸（颗粒）

［药物组成］焦山楂、六神曲、炒莱菔子、炒麦芽、半夏、陈皮、茯苓、连翘。

［功能主治］消食，导滞，和胃。用于食积停滞，脘腹胀满，嗳腐吞酸，不欲饮食。

［注意事项］服药期间宜选清淡易消化饮食，忌暴饮暴食及食油腻食物。

［用法用量］丸剂：口服。大蜜丸一次 1～2 丸，水丸一次 6～9 g，一日 2 次；小儿酌减。浓缩丸一次 8 丸，一日 3 次。颗粒剂：开水冲服。一次 4.5 g，一日 2 次。

二陈丸

［药物组成］半夏、陈皮、茯苓、甘草。

［功能主治］燥湿化痰，理气和胃。用于痰湿停滞所致的咳嗽痰多，胸脘胀闷，恶心呕吐。

［注意事项］① 肺阴虚所致的燥咳、咯血者忌服。② 本品辛香温燥易伤阴津，不宜久服。③ 忌食辛辣生冷油腻食物。

［用法用量］口服。水丸一次 9～15 g，一日 2 次。

苓桂术甘汤[处]

［药物组成］茯苓、桂枝、白术、炙甘草。

［功能主治］温阳化饮，健脾利湿。用于中阳不足之痰饮。胸胁支满，目眩心悸，短气而咳，舌苔白滑，脉弦滑或沉紧。慢性支气管炎、支气管哮喘、心源性水肿、慢性肾小球肾炎水肿、梅尼埃病、神经症等属水饮停于中焦者。

［注意事项］使用注意若饮邪化热，咳痰黏稠者，非本方所宜。

【用药禁忌】本方药性偏温，对中医辨证属阴虚，津液不足者，用之宜慎。

［用法用量］一日一剂，水煎分两次服。

沉香舒气丸

［药物组成］沉香、香附、青皮、枳壳、柴胡、乌药、木香、郁金、延胡索、片姜黄、五灵脂、厚朴（姜炙）、槟榔、草果仁、豆蔻、砂仁、山楂、甘草。

［功能主治］舒气化郁，和胃止痛。用于肝郁气滞，肝胃不和引起的胃脘胀痛、两胁胀满疼痛或刺痛、烦躁易怒、呕吐吞酸、呃逆嗳气、倒饱嘈杂、不思饮食。

［注意事项］①肝寒犯胃者慎用。②本品含降气、破气、活血化瘀药较多，孕妇慎用。③忌情绪激动或生闷气，忌食生冷、油腻、辛辣、刺激性和不易消化的食物。④虚弱之人及小儿、老人体质虚弱者不宜。

［用法用量］口服。大蜜丸一次 2 丸，一日 2~3 次。

香砂养胃丸（颗粒、片）

［药物组成］白术、木香、砂仁、豆蔻、广藿香、陈皮、厚朴、香附、茯苓、枳实、半夏、甘草。

［功能主治］温中和胃。用于胃阳不足，湿阻气滞所致的胃痛、痞满，症见胃痛隐隐、脘闷不舒，呕吐酸水，嘈杂不适，不思饮食，四肢倦怠。

［注意事项］①本品药性偏于温燥，胃阴不足或湿热中阻所致痞满、胃痛、呕吐者慎用。②忌食生冷油腻及酸性食物，宜食清淡易消化之品。③应用颗粒剂时，糖尿病患者应选无糖型。

［用法用量］丸剂：口服。大蜜丸一次 1 丸，水丸一次 9 g，一日 2 次；浓缩丸一次 8 丸，一日 3 次。片剂：口服。一次 4~8 片，一日 2 次。颗粒剂：开水冲服。一次 5 g，一日 2 次。

养胃舒胶囊（颗粒）

［药物组成］黄精（蒸）、党参、白术、山药、菟丝子、北沙参、玄参、乌梅、陈皮、山楂、干姜。

［功能主治］扶正固本，滋阴养胃，行气消导。用于慢性胃炎引起的胃脘灼热胀痛、口干口苦、纳少消瘦、手足心热等症。

［注意事项］①肝胃火盛及湿热胃痛证者慎用。②服药期间饮食宜清淡，忌辛辣刺激性食物，戒烟酒。③孕妇忌用。

［用法用量］颗粒剂：开水冲服。一次 10~20 g，一日 2 次。胶囊剂：口服。一次 3 粒，一日 2 次。

第七节 泄 泻

【疾病概念】

泄泻是以排便次数增多，粪质稀薄或完谷不化，甚至泻出如水样为主症的病证。泄泻的发生主要是由于脾虚湿盛所致，一年四季均可发病，但以夏秋两季为多见。

泄泻可见于多种疾病，凡属消化器官发生功能性或器质性病变导致的腹泻，如急慢性肠炎、肠易激综合征、肠结核、吸收不良综合征等，均可参照本节进行辨证论治。

【病因病机】

泄泻的主要病变在于脾胃与大小肠。其致病原因有感受外邪、饮食所伤、七情不和及脏腑虚弱等，但主要关键在于脾胃功能障碍。脾胃功能障碍可以由多种原因引起，外邪影响、脾胃本身虚弱、肝脾不和以及肾阳不足等，均可导致脾胃功能失常，而发生泄泻。

1. 感受外邪　外感寒、湿、暑、热之邪均可引起泄泻，其中以感受湿邪者最为多见。脾喜燥恶湿，外感湿邪，最易困阻脾土，导致升降失职，清浊不分，水谷混杂而下，发生泄泻。寒邪和暑热之邪，除了可以侵袭皮毛肺卫，也可夹湿邪为患，直接损伤脾胃，导致运化失常，清浊不分，发生泄泻。

2. 饮食所伤　暴饮暴食，停滞不化，或恣食肥甘辛辣，湿热内生，或误食腐馊不洁，损伤脾胃，或过食生冷，寒邪伤中，均能化生寒、湿、热、食滞之邪，使脾运失职，升降失调，清浊不分，而发生泄泻。

3. 情志失调　抑郁恼怒，肝气不舒，横逆克脾，脾失健运，升降失调；或忧思伤脾，脾失运化，升降失职，而成泄泻。

4. 脾胃虚弱　先天不足，禀赋虚弱，或素体脾胃虚弱，或劳倦内伤，或久病体虚，或长期饮食不节，饥饱失调，均不能正常受纳腐熟水谷，运化精微，聚水成湿，清浊不分，混杂而下，遂成泄泻。

5. 肾阳虚衰　年老体弱，肾气不足，或久病体虚，肾阳受损，或房劳伤肾，命门火衰，脾失温煦，运化失职，水谷不化，而成泄泻。

【辨证分型】

泄泻的临床辨证，首先分缓急。急性泄泻，起病较急，病程较短，泄泻次数频多；慢性泄泻，起病较缓，病程较长，泄泻常呈间歇性发作，常因饮食不当、劳累过度而引发。

（一）急性泄泻

1. 寒湿泄泻

症状　大便清稀，甚则如水样，腹痛肠鸣，脘闷食少，舌苔白或白腻，脉濡缓。或兼外感风寒，则恶寒，发热，头痛，肢体酸痛，苔薄白，脉浮。

证候分析　外感寒湿或风寒之邪，侵袭肠胃，或过食生冷，脾失健运，升降失调，清浊不分，饮食不化，传导失司，故大便清稀。寒湿内盛，肠胃气机受阻，则腹痛肠鸣。寒湿困脾，则脘闷食少。恶寒，发热，头痛，肢体酸痛，为风寒外束之征。苔白腻，脉濡缓，为寒湿内盛之象。

2. 湿热泄泻

症状　泄泻腹痛，泻下急迫，或泻而不爽，粪色黄褐，气味臭秽，肛门灼热，烦热口渴，小便短赤，舌质红，苔黄腻，脉滑数或濡数。

证候分析　湿热之邪或感受夏令暑湿之邪，伤及肠胃，传导失司，而发生泄泻。暴注下迫，皆属于热，肠中有热，故泻下急迫。湿热互结，则泻而不爽。湿热下注，故肛门灼热，粪便色黄褐而臭，小便短黄。烦热口渴，舌苔黄腻，脉濡数或滑数，均为湿热内盛之征。

3. 伤食泄泻

症状　腹痛肠鸣，泻下粪便臭如败卵，泻后痛减，脘腹胀满，嗳腐酸臭，不思饮食，舌苔厚腻或垢浊，脉滑。

证候分析　饮食不节，宿食内停，阻滞肠胃，传化失常，故腹痛肠鸣，脘腹痞满。宿食不化，则浊气上逆，故嗳腐酸臭。宿食下注，则泻下粪便臭如败卵。泻后腐浊外泄，故腹痛减轻。舌苔厚腻或垢浊，脉滑，均为宿食内停之象。

（二）慢性泄泻

1. 脾虚泄泻

症状　大便时溏时泻，迁延反复，完谷不化，食少，脘闷不舒，稍进油腻食物，则大便次数明显增加，面色萎黄，神疲肢倦，舌淡苔白，脉细弱。

证候分析 脾胃虚弱，运化无权，水谷不化，清浊不分，故大便时溏时泻。脾阳不振，运化失常，则饮食减少，脘腹胀闷不舒，稍进油腻之物，大便次数增多。久泻不止，脾胃虚弱，气血来源不足，故面色萎黄，肢倦乏力。舌淡苔白，脉细弱，为脾胃虚弱之象。

2. 肾虚泄泻

症状 黎明前脐腹作痛，肠鸣即泻，完谷不化，泻后则安，腹部喜暖，形寒肢冷，腰膝酸软，舌淡苔白，脉沉细。

证候分析 久病或年老，肾阳虚衰，不能温养脾胃，运化失常，黎明之前阳气未振，阴寒较盛，故腹部作痛，肠鸣即泻，故又称为"五更泻"。泻后则腑气通利，故泻后则安。形寒肢冷，腰膝酸软，舌淡苔白，脉沉细，为脾肾阳气不足之征。

3. 肝郁泄泻

症状 泄泻肠鸣，腹部攻窜，矢气频作，素有胸胁胀闷，嗳气食少，每因抑郁恼怒，或情绪紧张而发泄泻，舌淡红，脉弦。

证候分析 七情所伤，情绪紧张之时，气机不利，肝失条达，横逆侮脾，失其健运，故腹部攻窜作痛，泄泻肠鸣。肝失疏泄，故胸胁胀闷，嗳气食少。舌淡红，脉弦，为肝旺脾虚之象。

【鉴别分型】

泄泻的辨证当注意轻重缓急，寒热虚实。急性者起病急，病程短，泄泻次数频多；久泻者起病缓，病程较长，呈间歇性。大便黄褐臭秽，泻下急迫，肛门灼热者，多属热证；大便清稀，或完谷不化者，多为寒证。急性暴泻，泻下腹痛，痛势急迫拒按，泻后痛减，多属实证；慢性久泻，病程较长，反复发作，喜温喜按，神疲肢冷，多属虚证。证型区别详述如下：

1. 寒湿泄泻者 大便清稀，甚则如水样，腹痛肠鸣，舌苔白或白腻，脉濡缓。

2. 湿热泄泻者 泄泻腹痛，泻下急迫或不爽，肛门灼热，舌质红，苔黄腻，脉滑数或濡数。

3. 伤食泄泻者 腹痛肠鸣，泻下粪便臭如败卵，泻后痛减，脘腹胀满，舌苔厚腻或垢浊，脉滑。

4. 脾虚泄泻者 大便时溏时泻，迁延反复，完谷不化，食少，神疲肢倦，舌淡苔白，脉细弱。

5. 肾虚泄泻者 黎明前脐腹作痛，肠鸣即泻，泻后则安，形寒肢冷，腰膝酸软，舌淡苔白，脉沉细。

6. 肝郁泄泻者 泄泻肠鸣，腹部攻窜，矢气频作，每因抑郁恼怒，或情绪紧张而发泄泻，舌淡红，脉弦。

【治则】

湿邪的治疗大法为运脾化湿，急性泄泻以湿盛为主，重在化湿，佐以分利。再针对寒湿和湿热的不同，分别采用温化寒湿与清化湿热之法。夹有表邪者，佐以疏解；夹有暑邪者，佐以清暑；兼见伤食者，佐以消导。久泄者，当健脾。木乘脾土者，当抑肝扶脾。中气下陷，久泻不止，当升提固涩。肾阳虚衰者，当温肾健脾。暴泄者，不可骤用补涩，以免关门留寇；久泻者不可分利太过，以防劫伤阴液。

【方药选择】

（一）急性泄泻

1. 寒湿泄泻 治宜芳香化湿，解表散寒。可选用藿香正气水（详见"第六节呕吐"）。

2. 湿热泄泻 治宜清热燥湿，分利止泻。可选用葛根芩连微丸。

3. 伤食泄泻 治宜消食导滞，和中止泻。可选用保和丸（详见"第六节呕吐"）。

（二）慢性泄泻

1. 脾虚泄泻 治宜健脾益气，化湿止泻。可选用参苓白术丸。

2. 肾虚泄泻　治宜温补脾肾，固涩止泻。可选用四神丸。

3. 肝郁泄泻　治宜抑肝扶脾。可选用痛泻要方。

【药物介绍】

葛根芩连微丸（片、口服液）

〔药物组成〕葛根、黄芩、黄连、炙甘草。

〔功能主治〕解肌透表，清热解毒，利湿止泻。用于湿热蕴结所致的泄泻腹痛，便黄而黏，肛门灼热；以及风热感冒所致的发热恶风，头痛身痛。

〔注意事项〕① 脾胃虚寒腹泻、慢性虚寒性痢疾者慎用。② 不可过量、久服。③ 服药期间忌食辛辣油腻食物。

〔用法用量〕丸剂：口服。微丸一次 3 g，小儿一次 1 g，一日 3 次；或遵医嘱。片剂：口服。素片一次 3~4 片，一日 3 次。口服液：口服。一次 1 支，一日 2 次。

参苓白术散（丸、颗粒）

〔药物组成〕人参、白术、茯苓、山药、莲子、白扁豆、薏苡仁、砂仁、桔梗、甘草。

〔功能主治〕补脾胃，益肺气。用于脾胃虚弱，食少便溏，气短咳嗽，肢倦乏力。

〔注意事项〕① 湿热内蕴所致泄泻、厌食、水肿及痰火咳嗽者不宜使用。② 宜饭前服用。③ 服药期间忌食荤腥油腻、不易消化食品。④ 孕妇慎用。⑤ 忌恼怒、忧郁、劳累过度，保持心情舒畅。

〔用法用量〕丸剂：口服。水丸一次 6 g，一日 3 次。散剂：口服。一次 6~9 g，一日 2~3 次。颗粒剂：开水冲服。一次 1 袋，一日 3 次。

四神丸（片）

〔药物组成〕补骨脂、肉豆蔻、吴茱萸、五味子、大枣。

〔功能主治〕温肾散寒，涩肠止泻。用于肾阳不足所致的泄泻，症见肠鸣腹胀，五更溏泄，食少不化，久泻不止，面黄肢冷。

〔注意事项〕① 湿热痢疾、湿热泄泻者不宜使用。② 忌食生冷、油腻之品。

〔用法用量〕丸剂：口服。水丸一次 9 g，一日 1~2 次。片剂：口服。一次 4 片，一日 2 次。

痛泻要方（白术芍药散）[处]

〔药物组成〕炒白术、炒白芍、炒陈皮、防风。

〔功能主治〕补脾柔肝，祛湿止泻。脾虚肝旺之痛泻。肠鸣腹痛，大便泄泻，泻必腹痛，泻后痛缓（或泻后仍腹痛），舌苔薄白，脉两关不调，左弦而右缓者。急慢性肠炎、慢性结肠炎、神经性腹泻、肠易激综合征、小儿消化不良等属肝强脾弱者。

〔注意事项〕① 阳明湿热之腹痛泄泻忌用。② 热毒之腹痛泄泻忌用。

〔用法〕或煎，或丸，或散皆可。

第八节　腹　　痛

【疾病概念】

腹痛是指胃脘以下、耻骨毛际以上的部位发生疼痛为主要表现的病证。脐以上为大腹，属脾胃，为足太阴、足阳明经脉所主；脐以下为小腹，属肾、大小肠、膀胱、胞宫，为足少阴、手阳明、手足太阳经脉及冲脉、任脉、带脉所主；小腹两侧为少腹，属肝、胆，为足厥阴、足少阳经脉所过。

腹痛是临床上极为常见的一个症状，西医学的肠易激综合征、消化不良、胃肠痉挛、肠粘连、不完全肠梗阻、肠系膜和腹膜病变、腹型过敏性紫癜、泌尿系结石、急慢性胰腺炎、肠道寄生虫等，以腹痛为主要表现，并能排除外科、妇科疾病时，均可参照本节内容进行辨证论治。

【病因病机】

腹痛为外感时邪、饮食不节、情志失调及素体阳虚等导致的气机郁滞、脉络瘀阻及经脉失养所致。

1. 外邪入侵 六淫外邪，侵入腹中，使脾胃运化功能失调，邪滞于中，气机阻滞，不通则痛，可引起腹痛。伤于风寒，则寒凝气滞，导致脏腑经脉气机阻滞，不通则痛；若伤于暑热，或寒邪不解，郁而化热，或外感湿热，湿热壅滞，热结于肠，传导失职，腹气不通，可发为腹痛。

2. 饮食所伤 饮食不节，暴饮暴食，损伤脾胃，饮食停滞；恣食肥甘厚味、辛辣之品，酿生湿热，蕴蓄肠胃；误食腐馊，饮食不洁，或过食生冷，寒湿内停等，均可损伤脾胃，腑气通降不利，发为腹痛。

3. 情志失调 抑郁恼怒，肝失调达，气机不畅，气滞而痛；或忧思伤脾，或肝郁克脾，肝脾不和，气机不利，腑气通降不顺而发腹痛。或气滞日久，血行不畅，气滞血瘀，不通则痛。

4. 阳气素虚 素体脾阳不振，虚寒中生，或过服寒凉，损伤脾阳，渐致脾阳衰惫，气血不足，不能温养脏腑，而致腹痛；甚至久病肾阳不足，肾失温煦，脏腑虚寒，腹痛日久不愈。

此外，跌扑损伤，络脉瘀阻，或腹部手术，血络受伤，均可导致腹中瘀血，不通而痛。

总之，腹痛的基本病机为脏腑气机阻滞，气血运行不畅，经脉痹阻，"不通则痛"；或脏腑经脉失养，不荣而痛。

【辨证分型】

1. 寒邪内阻

症状 腹痛急暴，得温痛减，遇寒痛甚，手足不温，口不渴，小便清长，大便自可或溏薄，舌质淡，苔白腻，脉沉紧。

证候分析 寒为阴邪，寒主收引，寒邪入侵，阳气不运，气血被阻，故腹痛急暴，得温则寒散而痛减，遇寒则寒凝而痛甚。如中阳未伤，运化正常，则大便自可；如中阳不足，运化不健，则大便溏薄。口不渴为胃里无热之象。小便清长，舌淡，苔白，脉沉紧，为里寒之征。

2. 湿热壅滞

症状 腹部胀痛，烦渴引饮，胸闷痞满，大便秘结，或溏滞不爽，身热汗出，小便短赤，舌质红，苔黄燥或黄腻，脉滑数。

证候分析 湿热内结，气机壅滞，腑气不通，不通则痛，故腹部胀痛不舒。湿热之邪耗伤津液，胃肠传导功能失常，故大便秘结，或溏滞不爽，烦渴引饮。热迫津液外泄，故身热汗出。小便短赤，苔黄，脉滑数均为实热之象。

3. 饮食停滞

症状 脘腹胀满，疼痛拒按，嗳腐吞酸，厌食呕恶，痛而欲泻，泻后痛减，或大便秘结，舌苔厚腻，脉滑实。

证候分析 宿食停滞胃肠，此病邪属有形之邪，故脘腹胀满，疼痛拒按。宿食不化，浊气上逆，故嗳腐吞酸，厌食呕恶。食滞中阻，升降失司，运化无权，故腹痛而泻。泻则宿食减少，病邪消弱，故泻后痛减；宿食燥结，腑气不行，故大便秘结。舌苔厚腻，脉滑实，均属食积之征。

4. 肝郁气滞

症状   脘腹胀满，疼痛拒按，攻窜不定，时作时止，得嗳气或矢气则舒，遇忧思恼怒则剧，舌质红，苔薄白，脉弦。

证候分析   气机郁滞不通，不通则痛，故脘腹胀满，疼痛拒按。气属无形，走窜游移，故疼痛攻窜而无定处，时作时止。嗳气或矢气后，气机稍得疏通，故胀痛酌减而舒。遇忧思恼怒则气郁更甚，故胀痛加剧。肝气不舒故现弦脉。

5. 瘀血阻滞

症状   腹痛较剧，痛如针刺，痛有定处，经久不愈，舌质紫暗，脉细涩。

证候分析   腹部手术或跌扑外伤，瘀血阻滞，血属有形，则痛处固定不移，痛如针刺，疼痛较剧，经久不愈。舌质紫暗，脉涩为瘀血之象。

6. 中虚脏寒

症状   腹痛绵绵，时作时止，喜温恶凉，痛时喜按，饥饿劳累后加重，得食或休息后减轻，神疲乏力，气短懒言，怯寒怕冷，胃纳不佳，面色无华，大便溏薄，舌质淡，苔薄白，脉沉细。

证候分析   正虚不足，内失温养，故腹痛绵绵。病属正虚，而非邪实，故时作时止。遇热、得食或休息，则助正以胜邪，故腹痛稍减。遇凉、逢饥或劳累，则伤正以助邪，故腹痛更甚。脾阳不振，运化失司，故可见大便溏薄。中阳不足，卫阳不固，故见神疲、气短、怯寒等症，舌淡苔白，脉沉细，皆为虚寒之象。

【鉴别分型】

腹痛的辨证当注意疼痛性质的鉴别：

1. 寒邪内阻者   腹痛拘急，得温痛减，遇寒痛甚，手足不温。
2. 湿热壅滞者   腹部拒按，胸闷痞满，大便秘结，或溏滞不爽。
3. 饮食停滞者   脘腹胀满，疼痛拒按，嗳腐吞酸，厌食呕恶。
4. 肝郁气滞者   脘腹胀满，疼痛拒按，攻窜两胁，遇忧思恼怒则剧。
5. 瘀血阻滞者   痛如针刺，痛有定处。
6. 中虚脏寒者   腹痛喜温喜按，便溏，怯寒，得食痛减。

【治则】

治疗腹痛，以"通"立法，根据寒热虚实，在气在血，确立相应治法。实者泻之，热者寒之，滞者通之，瘀者散之，审因论治。对于久痛不愈的，加入活血之剂。

【方药选择】

1. 寒邪内阻   治宜温中散寒，理气止痛。可选用良附丸（详见"第五节胃痛"）。
2. 湿热壅滞   治宜通腑泄热，行气导滞。可选用大承气汤。
3. 饮食停滞   治宜消食导滞，理气止痛。可选用枳实导滞丸。
4. 肝郁气滞   治宜疏肝解郁，理气止痛。可选用柴胡舒肝丸。
5. 瘀血阻滞   治宜活血化瘀，通络止痛。可选用少腹逐瘀颗粒。
6. 中虚脏寒   治宜温中补虚，缓急止痛。可选用参桂理中丸。

【药物介绍】

大承气汤[处]

[药物组成] 大黄、厚朴、枳实、芒硝。

[功能主治] 峻下热结。用于：① 阳明腑实证。大便不通，频转矢气，脘腹痞满，腹通拒按，按

之硬，甚或潮热谵语，手足濈然汗出，舌苔黄燥起刺，或焦黑燥裂，脉沉实。② 热结旁流。下利清水，色纯青，其气臭秽，脐腹疼痛，按之坚鞕有块，口舌干燥，脉滑数。③ 里热实证之热厥、痉病或发狂等。急性单纯性肠梗阻、急性胆囊炎、急性阑尾炎等见上述证候者。

[用法] 水煎服，大黄后下，芒硝溶服。

枳实导滞丸

[药物组成] 大黄、枳实、六神曲、黄芩、黄连、茯苓、白术、泽泻。

[功能主治] 消积导滞，清利湿热。用于饮食积滞、湿热内阻所致的脘腹胀痛、不思饮食、大便秘结、痢疾里急后重。

[注意事项] ① 虚寒痢疾不宜。② 本品清热攻下力猛，易伤正气，久病正虚、年老体弱及妇女胎前产后慎用。③ 饮食宜清淡，忌辛辣刺激性食物，忌暴饮暴食偏食。

[用法用量] 口服。水丸一次 6~9 g，一日 2 次。

柴胡舒肝丸

[药物组成] 柴胡、青皮、陈皮、防风、醋香附、麸炒枳壳、木香、乌药、姜半夏、茯苓、桔梗、姜厚朴、紫苏梗、豆蔻、甘草、炒山楂、炒槟榔、六神曲、酒大黄、酒白芍、当归、醋三棱、醋莪术、黄芩、薄荷。

[功能主治] 舒肝理气，消胀止痛。用于肝气不舒，胸胁痞闷，食滞不消，呕吐酸水。

[注意事项] ① 肝胆湿热、脾胃虚弱诸证者慎用。② 切忌郁闷、恼怒，应保持心情舒畅。③ 孕妇禁用。

[用法用量] 口服。大蜜丸一次 1 丸，小蜜丸一次 10 g，一日 2 次。

少腹逐瘀颗粒

[药物组成] 当归、蒲黄、五灵脂、赤芍、延胡索、没药、川芎、肉桂、炮姜、小茴香。

[功能主治] 温经活血，散寒止痛。用于寒凝血瘀所致月经后期痛经、产后腹痛，症见经行后错，行经小腹冷痛，经血暗紫有血块，产后小腹疼痛喜暖、拒按。

[注意事项] ① 本品温经散寒，活血化瘀，故湿热为患，阴虚有热者慎用。② 治疗产后腹痛应排除胚胎或胎盘组织残留。服药后腹痛不减轻时应请医生诊治。③ 孕妇禁用。④ 服药期间忌食寒凉之品。⑤ 感冒时不宜服用。

[用法用量] 用温黄酒或温开水送服。一次 1 袋，一日 3 次。

参桂理中丸

[药物组成] 附子、干姜、人参、肉桂、白术、甘草。

[功能主治] 温中散寒，祛湿定痛。用于脾胃虚寒、阳气不足所致的腹痛泄泻，手足厥冷，胃寒呕吐，寒湿疝气及妇女虚寒痛经。

[注意事项] ① 孕妇禁用。② 实热证者慎用。

[用法用量] 用姜汤或温开水送服。一次 1~2 丸，一日 1~2 次。

第九节 胁 痛

【疾病概念】

胁痛是指一侧或两侧胁肋部疼痛为主要表现的病证。胁痛是临床上常见的一种自觉症状，西医学中急慢性肝炎、肝硬化、急慢性胆囊炎、胆结石、肝胆寄生虫病、肋间神经痛等，出现以胁肋疼痛为主要症状者，均可参照本节辨证施治。

【病因病机】

肝位于胁下，其经脉分布于两胁，胆附于肝，其脉亦循胁，故胁痛与肝胆关系极为密切。肝主疏泄，性喜条达，所以情志失调，肝气郁结；或气郁日久，气滞血瘀，瘀血停聚；或阴血亏耗，肝阴不足，脉络失养；或脾失健运，湿热内郁，疏泄不利等，均可导致胁痛。

1. 肝气郁结　肝为刚脏，主疏泄，性喜条达，若肝失疏泄引起情志失调，可出现抑郁和亢奋两种变化，疏泄不及，气机郁结；疏泄太过，暴怒气逆，均可导致肝脉不畅，气机不和而发生胁痛。

2. 瘀血阻络　肝主疏泄，调畅气机，肝主藏血，体阴而用阳。气行则血行，气滞则血凝，气机郁滞导致血行不畅，瘀血停留，阻塞肝络，"不通则痛"。

3. 肝胆湿热　肝主疏泄，助脾胃升降运化及胆汁的分泌，肝胆为表里之脏。湿邪外侵或脾虚生内湿，湿郁化热，湿热互结侵犯肝胆而使肝胆失于疏泄条达而致胁痛。

4. 肝阴不足　久病耗伤，劳欲过度，或各种原因所致精血亏虚，水不涵木，肝阴不足，肝络失养，导致"不荣而痛"。

【辨证分型】

1. 肝气郁结

症状　两侧胁肋胀痛，痛处走窜不定，甚则连及胸肩背，每逢情志不畅时则痛剧，胸闷纳呆，善太息，得嗳气则舒，脘腹胀满，舌苔薄白，脉弦。

证候分析　情志抑郁，或暴怒伤肝，肝失调达，疏泄不利，气阻络痹，而致两侧胁肋胀痛。气为无形之邪，聚散无常，故痛处走窜不定。情志不畅之时，气机阻滞更甚，故疼痛加剧。太息或嗳气之后，可使气机暂得疏通，故喜太息，得嗳气则舒。气机中阻，升降失调故胸闷纳呆。脉弦为肝气郁结之象。

2. 瘀血阻络

症状　胁肋刺痛，痛处固定不移，疼痛拒按，入夜尤甚，或面色晦暗，舌质紫暗，脉沉弦。

证候分析　肝气郁结日久，气滞血瘀，或跌扑损伤，导致瘀血停聚，痹阻络脉，故胁肋刺痛，痛处固定不移，入夜尤甚。瘀血内停，阻碍新血对肌肤的正常润养，故面色晦暗。舌质紫暗，脉沉弦，均为内有瘀血之征。

3. 肝胆湿热

症状　胁肋胀痛，胸闷纳呆，或伴有恶心呕吐，厌食油腻，口干口苦，腹胀尿少，或有目黄、身黄、小便黄赤，舌红苔黄腻，脉弦滑。

证候分析　湿热蕴结于肝胆，肝络失和，胆失疏泄，故胁肋胀痛，口苦。湿热中阻，升降失常，故胸闷纳呆，恶心呕吐。湿热交蒸，胆汁不循常道而外溢，可出现目黄、身黄、小便黄赤。舌红苔黄腻，脉弦滑均为肝胆湿热之征。

4. 肝阴不足

症状　胁肋隐痛，绵绵不已，遇劳加重，口干咽燥，心中烦热，双目干涩，头晕目眩，舌质红，苔少，脉弦细数。

证候分析　肝郁日久化热，耗伤肝阴，或久病体虚，精血亏损，不能濡养肝络，故胁肋隐痛，绵绵不休，遇劳加重。阴虚生内热，故口干咽燥，心中烦热。精血亏虚，不能上濡，故两目干涩，头晕目眩。舌红少苔，脉弦细数，均为阴虚内热之象。

【鉴别分型】

胁痛的辨证当注意辨别虚实、气血。

1. 肝气郁结者 两侧胁肋胀痛，痛处走窜不定，甚则连及胸肩背，每逢情志不畅时则痛剧，舌苔薄白，脉弦。

2. 瘀血阻络者 胁肋刺痛，痛处固定不移，疼痛拒按，入夜尤甚，舌质紫暗，脉沉弦。

3. 湿热蕴结者 胁肋胀痛，触痛明显，疼痛拒按，伴有纳呆厌油，口干口苦，舌红苔黄腻，脉弦滑。

4. 肝阴不足者 胁肋隐痛，绵绵不已，口干咽燥，双目干涩，舌质红，苔少，脉弦细数。

【治则】

胁痛的治疗根据"通则不痛""荣则不痛"的理论，以柔肝和络止痛为基本治则。实证宜理气、活血、清热利湿，虚证滋阴、养血、柔肝。

【方药选择】

1. 肝气郁结 治宜疏肝理气。可选用柴胡舒肝丸（详见"第八节腹痛"）。

2. 瘀血阻络 治宜活血化瘀，通络止痛。可选用血府逐瘀胶囊（详见"第三节内伤发热"）。

3. 湿热蕴结 治宜清热化湿，理气通络。可选用龙胆泻肝丸。

4. 肝阴不足 治宜滋阴柔肝，养血通络。可选用一贯煎。

【药物介绍】

龙胆泻肝丸（片、胶囊）

［药物组成］龙胆、黄芩、栀子、车前子、泽泻、木通、当归、地黄、柴胡、炙甘草。

［功能主治］清肝胆，利湿热。用于肝胆湿热，头晕目赤，耳鸣耳聋，耳肿疼痛，胁痛口苦，尿赤涩痛，湿热带下。

［注意事项］① 脾胃虚寒者慎用。② 孕妇慎用。③ 服药期间忌食辛辣、油腻食物。④ 体弱年老者慎用，对于体质壮实者，亦应中病即止，不可久用。

［用法用量］丸剂：口服。大蜜丸一次 1～2 丸，水丸一次 3～6 g，一日 2 次。片剂：口服。一次 4～6 片，一日 2～3 次。胶囊剂：口服。一次 4 粒，一日 3 次。

一贯煎[处]

［药物组成］北沙参、麦门冬、生地黄、当归、枸杞子、川楝子。

［功能主治］滋阴疏肝。肝肾阴虚，肝气不舒证。胸脘胁痛，吞酸吐苦，咽干口燥，舌红少津，脉细弱或虚弦。慢性肝炎、慢性胃炎、胃溃疡及十二指肠溃疡、肋间神经痛、神经症等属阴虚气滞见上述证候者。

［注意事项］方中滋腻药较多，故有停痰积饮而舌苔白腻，脉沉弦者，不宜使用。

［用法用量］水煎服，每日 1 剂，分 2～3 次服。

第十节 黄 疸

黄疸是感受湿热疫毒，肝胆气机受阻，疏泄失常，胆汁外溢所致的以目黄、身黄、尿黄为主症的一种病证，其中以目睛黄染为本病的重要特征。本病包括阳黄、阴黄与急黄。黄疸常与胁痛、癥积、鼓胀、肝癌等病证并见。西医学中的肝细胞性黄疸、阻塞性黄疸、溶血性黄疸、病毒性肝炎、肝硬化、胆石症、胆囊炎及某些消化系统肿瘤等疾病，凡出现黄疸者，均可参照本节辨证施治。

【病因病机】

黄疸的发生，外因主要由于湿浊之邪，内因不外脾胃肝胆。基本病机为湿浊阻滞，胆汁不循常道，外溢而发为黄。从外邪来看，外邪不得泄越是发黄的重要因素，从内因来看，湿邪蕴结中焦，气机被阻，肝失疏泄，胆汁不循常道，外溢浸淫，发为黄疸。由于致病因素不同及个体素质差异，湿邪可从热化或从寒化。中阳偏盛，湿从热化，湿热为患，发为阳黄；中阳不足，湿从寒化，寒湿为患，则发为阴黄；若湿热蕴积化毒，疫毒炽盛，充斥三焦，深入营血，内陷心肝，可发为急黄。

1. 感受时邪疫毒　时邪疫毒自口而入，蕴结于中焦，脾胃运化失常，湿热交蒸肝胆，肝失疏泄，胆汁不循肠道，浸淫肌肤，下注膀胱，故出现身黄、目黄、小便黄。若疫毒较重，其病来势暴急，证候凶险，具有传染性，表现为热毒炽盛、伤及营血等严重现象者，称为急黄。

2. 饮食所伤　饥饱失常或嗜酒过度，损伤脾胃，以致运化功能失司，内生湿浊，郁久化热，熏蒸肝胆，胆汁不循常道而外溢，浸淫肌肤而发为黄疸。

3. 脾胃虚弱　素体脾胃虚弱，运化失司，气血生化乏源，久之肝失所养，疏泄失职而致胆汁外溢。或病后脾阳受伤，湿从寒化，寒湿阻滞中焦，胆汁受阻，溢于肌肤而发黄。

【辨证分型】

（一）阳黄

1. 热重于湿

症状　身目俱黄，黄色鲜明，发热口渴，或见心中懊恼，腹部胀满，恶心呕吐，纳呆，口干口苦，小便短赤，大便秘结，舌苔黄腻，脉象弦数。

证候分析　湿热蕴蒸，胆汁外溢肌肤，故身目俱黄。因热为阳邪，故黄色鲜明。发热口渴，小便短赤，是湿热之邪方盛，热耗津液，膀胱为邪热所扰，气化不利所致。阳明热盛则大便秘结，腑气不通则腹部胀满。湿热蕴结，肝胆热盛故见苔黄腻，脉弦数。心中懊恼，恶心呕吐，口干口苦，均为湿热熏蒸，胃之浊气和胆汁上逆所致。

2. 湿重于热

症状　身目俱黄，黄色不及前者鲜明，头身困重，胸脘痞满，食欲减退，纳呆呕恶，腹胀或大便溏垢，舌苔厚腻微黄，脉象濡数或濡缓。

证候分析　湿遏热壅，胆汁不循肠道，溢于肌肤，故身目俱黄。但湿重于热，湿为阴邪，故黄色不及前者鲜明。头重身困，为湿邪内阻，清阳不得发越所致。湿困脾胃，浊邪不化，脾胃运化功能减退，故见胸脘痞满，食欲减退，纳呆呕恶，腹胀或大便溏垢。舌苔厚腻微黄，脉象濡数或濡缓，均为湿重热轻之征。

3. 胆腑郁热

症状　身目发黄，黄色鲜明，右胁肋胀闷疼痛，牵引肩背，身热不退或寒热往来，伴有口苦咽干，呕吐呃逆，尿黄便秘，舌红苔黄，脉弦滑数。

证候分析　湿浊不化，郁久化热，熏蒸肝胆，胆汁不循常道而外溢，浸淫肌肤而发为黄疸。热为阳邪，故黄色鲜明。胆腑郁热，疏泄不利，故右胁肋胀闷疼痛，牵引肩背。少阳枢机不利，故身热不退或寒热往来。湿热中阻，津不上承，胃气和胆汁上逆，故呕吐呃逆，口干口苦。尿黄便秘，舌红苔黄，脉弦滑数均为胆腑郁热之征。

4. 疫毒炽盛（急黄）

症状　起病急骤，黄疸迅速加深，身目呈深黄色，壮热口渴，胁痛腹满，疼痛拒按，烦躁不安，神昏谵语，或见衄血、尿血、便血，或肌肤瘀斑，舌质红绛，苔黄而燥，脉弦数或洪大。

证候分析 湿热夹毒，郁而化火，热毒炽盛，故发病急骤，壮热口渴。热毒迫使胆汁外溢肌肤，故黄疸迅速加深，身目呈深黄色。热毒内盛，气机失调，故胁痛腹满，疼痛拒按。神昏谵语，烦躁不安，为热毒内陷心包。如热毒迫血妄行，则见衄血、尿血、便血，或肌肤瘀斑。舌质红绛，苔黄而燥，脉弦数或洪大，均为肝胆热盛，灼伤津液之象。

（二）阴黄

症状 身目俱黄，黄色晦暗，或如烟熏，痞满食少，神疲畏寒，腹胀便溏，口淡不渴，舌淡苔腻，脉濡缓或沉迟。

证候分析 寒湿阻滞脾胃，阳气不宣，胆汁外泄，因寒湿为阴邪，故身目俱黄，黄色晦暗，或如烟熏。痞满食少，腹胀便溏，口淡不渴等症，都是湿困中焦，脾阳不振，运化功能失常的表现。神疲畏寒，是阳气已虚，气血不足。舌质淡苔腻，脉濡缓或沉迟，是阳虚湿浊不化，寒湿留于阴分之象。

【鉴别分型】

黄疸的辨证，以阴阳为纲。阳黄由湿热疫毒所致，起病急，病程短，黄色鲜明如橘色，口干发热，溲黄便秘，一般预后好。其中有热重于湿、湿重于热、胆腑郁热与疫毒炽盛的不同。

1. 热重于湿者 身目俱黄，黄色鲜明，发热口渴，溲赤便秘，舌苔黄腻，脉象弦数。

2. 湿重于热者 身目俱黄，黄色不及前者鲜明，头身困重，胸脘痞满，舌苔厚腻微黄，脉象濡数或濡缓。

3. 胆腑郁热者 身目发黄，黄色鲜明，右胁肋胀闷疼痛，牵引肩背，身热不退或寒热往来，舌红苔黄，脉弦滑数。

4. 疫毒炽盛（急黄）者 起病急骤，黄疸迅速加深，身目呈深黄色，壮热口渴，神昏谵语，舌红绛苔黄燥，脉弦数或洪大。

5. 阴黄 以脾虚寒湿为主，起病缓，病程长，黄色晦暗如烟熏，脘闷腹胀，神疲畏寒，口淡不渴，病情缠绵。

【治则】

黄疸的治疗以化湿邪，利小便为重要方法。热重时予清热利湿。

【方药选择】

（一）阳黄

1. 热重于湿 治宜清热通腑，利湿退黄。可选用茵栀黄颗粒。

2. 湿重于热 治宜除湿运脾，泄热化浊。可选用茵陈五苓丸。

3. 胆腑郁热 治宜疏肝泄热，利胆退黄。可选用益胆片。

4. 疫毒炽盛 治宜清热解毒，凉血开窍。可选用千金犀角散（犀角以水牛角代替）。

（二）阴黄

治宜温中化湿，健脾和胃。可选用茵陈术附汤。

【药物介绍】

茵栀黄颗粒（胶囊）

［药物组成］茵陈提取物、栀子提取物、黄芩苷、金银花提取物。

［功能主治］清热解毒，利湿退黄。用于肝胆湿热所致的黄疸，症见面目悉黄，胸胁胀痛，恶心呕吐，小便黄赤。急、慢性肝炎见上述证候者。

［注意事项］① 阴黄者慎用。② 用药期间宜食清淡易消化之品，忌饮酒，忌食辛辣油腻。

［用法用量］颗粒剂：开水冲服。一次 2 袋，一日 3 次。1 个月为一疗程。胶囊剂：口服。一次 3 粒，一日 3 次。

茵陈五苓丸[处]

［药物组成］茵陈、茯苓、白术、泽泻、猪苓、肉桂。

［功能主治］清湿热，利小便。用于肝胆湿热、脾肺郁结所致的黄疸，症见身目发黄，脘腹胀满，小便不利。

［注意事项］① 孕妇慎用。② 服药期间忌酒，忌食辛辣、油腻食物。

［用法用量］口服。一次 6 g，一日 2 次。

益胆片（胶囊）

［药物组成］郁金、金银花、白矾、甘草、硝石、滑石粉、玄参。

［功能主治］行气散结，清热通淋。用于胆石症、肾结石、膀胱结石、阻塞性黄疸、胆囊炎等病见湿热蕴结之症者。

［注意事项］① 服药期间忌酒，忌食辛辣、油腻食物。② 治疗急性胆囊炎、胆石症时应密切观察病情，如症状无明显好转时，应请外科紧急诊治。

［用法用量］片剂：口服。薄膜衣片一次 3 片，一日 2 次。胶囊剂：口服。一次 3 粒，一日 2 次。

第十一节 眩 晕

【疾病概念】

眩是眼花或眼前发黑，晕指头晕或视物旋转。临床上以头晕、眼花常同时并见，故统称为眩晕。其轻者闭目即可，重者如坐车船，旋转不定，不能站立，或伴有恶心、呕吐、汗出、面色苍白，甚则昏倒等症状。

眩晕是临床常见症状，引起眩晕发生的病因很多，本节主要讨论由于内伤引起的眩晕。西医学中的高血压病、低血压、梅尼埃病、脑动脉硬化、椎－基底动脉供血不足、贫血、神经衰弱等，临床表现以眩晕为主要症状者，可参照本节辨证论治。

【病因病机】

眩晕的发生，属于虚者居多，如阴虚则易肝风内动，血少则脑失所养，精亏则髓海不足，均可导致眩晕。其次，痰浊壅遏，或痰浊化火上蒙，或瘀血阻滞脑窍等也可形成眩晕。

1. 肝阳上亢　素体阳盛，肝阳太过，发为眩晕；或长期抑郁恼怒，气郁日久，化火伤阴，风阳升动，上扰清空，发为眩晕；或素体肾阴亏虚，水不涵木，肝失所养，肝阳上亢，发为眩晕。

2. 气血亏虚　脾胃虚弱，不能健运水谷，化生气血，或久病不愈，耗伤气血，或失血之后，气随血脱，虚而不复，导致气血两虚，气虚则清阳不展，血虚则脑失所养，皆能发生眩晕。

3. 肾精不足　肾为先天之本，主藏精生髓，若先天不足，或年老肾亏，或房劳过度，导致肾精亏耗，不能生髓，而脑为髓海，髓海不足，上下俱虚，发为眩晕。

4. 痰湿中阻　嗜酒无度，过食肥甘，暴饮暴食，损伤脾胃，以致健运失司，水谷不化精微，聚湿生痰，痰湿中阻，则清阳不升，浊阴不降，脑窍失养，发为眩晕。

5. 瘀血阻窍　跌扑坠损，颅脑外伤，瘀血停留，阻滞经络，而致气血不能荣养头目，故眩晕时作。

【辨证分型】

1. 肝阳上亢

症状　眩晕，耳鸣，头目胀痛，失眠多梦，每遇劳累、恼怒而头晕、头痛加重，甚则扑倒，急躁易怒，颜面潮红，或腰膝酸软，口苦，舌质红，苔黄，脉弦细数。

证候分析　肝阳上亢，上冒清空，故头晕头痛。过劳则伤肾，怒则伤肝，均可使肝阳更盛，故头晕头痛加盛。阳升则颜面潮红，肝旺则急躁易怒。肝火扰动心神，故失眠多梦。口苦，舌质红，苔黄，脉弦，皆是肝阳上亢之征。

2. 气血亏虚

症状　头晕目眩，动则加剧，遇劳即发，面色㿠白，神疲乏力，倦怠懒言，心悸少寐，唇甲不华，舌淡苔薄白，脉细弱。

证候分析　气虚则清阳不展，血虚则脑失所养，故头晕且遇劳即发，动则加剧。心主血脉，其华在面，血虚则面色苍白，唇甲不华。血不养心，心神不宁，故心悸少寐。气虚则神疲乏力，倦怠懒言。舌质淡，苔白脉细弱，均是气血亏虚之象。

3. 肾精不足

症状　眩晕日久不愈，精神萎靡，腰膝酸软，少寐多梦，健忘，两目干涩，视力减退，或遗精滑泄，耳鸣齿松。偏阴虚者五心烦热，舌红少苔，脉细数。偏阳虚者，四肢不温，形寒怯冷，舌质淡，脉沉细无力。

证候分析　肾主骨生髓，脑为髓海，肾虚精亏，不能上充于脑，故眩晕，精神萎靡。肾虚则心肾不交，故少寐、多梦、健忘。腰为肾之府，肾虚则腰膝酸软。肾开窍于耳，肾虚则耳鸣。精关不固，所以遗精滑泄。偏阴虚则生内热，故五心烦热，舌质红，脉弦细数。偏阳虚则生外寒，故四肢不温，形寒怯冷，舌质淡，脉沉细无力。

4. 痰湿中阻

症状　眩晕，头重昏蒙，视物旋转，胸闷恶心，呕吐痰涎，纳差多寐，苔白腻，脉濡滑。

证候分析　痰浊蒙蔽清阳，则眩晕，头重昏蒙。痰浊中阻，浊阴不降，气机不利，故胸闷恶心。浊气犯胃而上逆，故呕吐痰涎。脾阳不振，故纳差多寐。苔白腻，脉濡缓，均为痰浊内蕴之象。

【鉴别分型】

眩晕的辨证当注意脏腑、虚实的鉴别。

1. 肝阳上亢者　眩晕，耳鸣，头目胀痛，遇劳累、恼怒加重，急躁易怒，舌红苔黄，脉弦细数。

2. 气血亏虚者　头晕目眩，动则加剧，遇劳即发，神疲乏力，倦怠懒言，舌淡苔薄白，脉细弱。

3. 肾精不足者　眩晕日久不愈，精神萎靡，腰膝酸软，少寐健忘，两目干涩，五心烦热，舌红少苔或舌淡嫩，脉细数或脉弱。

4. 痰湿中阻者　眩晕，头重昏蒙，胸闷恶心，呕吐痰涎，苔白腻，脉濡滑。

【治则】

眩晕的治疗原则是补虚泻实，调整阴阳。虚者当滋补肝肾，添精生髓，调补脾胃，补益气血。实者当平肝潜阳，清泻肝火，祛痰逐瘀。

【方药选择】

1. 肝阳上亢　治宜平肝潜阳，滋养肝肾。可选用天麻钩藤颗粒。

2. 气血亏虚　治宜补益气血，调养心脾。可选用人参归脾丸。

3. 肾精不足   治宜滋养肝肾，益阴填髓。可选用杞菊地黄丸。

4. 痰湿中阻   治宜燥湿化痰，健脾和胃。可选用眩晕宁片。

【药物介绍】

天麻钩藤颗粒

［药物组成］天麻、钩藤、石决明、栀子、黄芩、牛膝、盐杜仲、益母草、桑寄生、首乌藤、茯苓。

［功能主治］平肝息风，清热安神。用于肝阳上亢所引起的头痛、眩晕、耳鸣、眼花、震颤、失眠；高血压见上述证候者。

［注意事项］① 阴虚之动风证忌用。② 饮食宜清淡。③ 戒恼怒、节房事。

［用法用量］开水冲服。一次 1 袋，一日 3 次；或遵医嘱。

杞菊地黄丸（胶囊、口服液）

［药物组成］熟地黄、酒萸肉、山药、枸杞子、菊花、茯苓、泽泻、牡丹皮。

［功能主治］滋肾养肝。用于肝肾阴亏，眩晕耳鸣，羞明畏光，迎风流泪，视物昏花。

［注意事项］① 实火亢盛所致头晕、耳鸣者慎用。② 服药期间忌酸冷食物。③ 脾虚便溏者慎用。

［用法用量］丸剂：口服。大蜜丸一次 1 丸，小蜜丸一次 9 g，水蜜丸一次 6 g，一日 2 次；浓缩丸一次 8 丸，一日 3 次。胶囊剂：口服。一次 5 ~ 6 粒，一日 3 次。口服液：口服。一次 10 mL，一日 2 次。

眩晕宁片

［药物组成］泽泻、菊花、陈皮、白术、茯苓、半夏、女贞子、墨旱莲、牛膝、甘草。

［功能主治］利湿化痰，补益肝肾。用于痰湿中阻、肝肾不足引起的眩晕，症见头晕目眩、胸脘痞闷、腰膝酸软。

［注意事项］① 孕妇禁用。② 服药期间忌食辛辣寒凉食物。③ 平素大便干燥者慎用。

［用法用量］片剂：口服。薄膜衣片一次 2 ~ 3 片，一日 3 ~ 4 次。

人参归脾丸

［药物组成］人参、炙黄芪、当归、龙眼肉、白术、茯苓、远志、酸枣仁、木香、炙甘草。

［功能主治］益气补血，健脾养心。用于心脾两虚、气血不足所致心悸、怔忡、失眠健忘、食少体倦、面色萎黄以及脾不统血所致的便血、崩漏、带下。

［注意事项］① 热邪内伏，阴虚脉数以及痰实壅盛者慎用。② 服药期间应进食营养丰富而易消化吸收的食物，饮食有节。忌食生冷食物，忌烟酒、浓茶。③ 保持精神舒畅，劳逸适度。忌过度思虑，避免恼怒、抑郁、惊恐等不良情绪。

［用法用量］口服。大蜜丸一次 1 丸，小蜜丸一次 9 g，水蜜丸一次 6 g，一日 2 次。

第十二节   失   眠

【疾病概念】

失眠是以经常不能获得正常睡眠为特征的一类病证，也称"不寐"。主要表现为睡眠时间、睡眠深度的不足，轻者入睡困难，或寐而不酣，时寐时醒，或醒后不能再寐，重则彻夜不寐。常常影响正常的工作、生活、学习和健康。

失眠一证，即可单独出现，也可与头痛、眩晕、心悸、健忘等证同时出现。

失眠是临床常见病证之一，西医学的神经症、更年期综合征、贫血、动脉粥样硬化症等以失眠为主要临床表现时，可参考本节内容辨证论治。

【病因病机】

形成失眠的原因很多，思虑劳倦，内伤心脾，阳不交阴，心肾不交，阴虚火旺，肝阳扰动，心胆气虚以及胃中不和等因素，均可影响心神而导致失眠。失眠的原因很多，但总是与心脾肝肾及阴血不足有关，其病理变化，总属阳盛阴衰，阴阳不交所致。

1. 情志失调 由于情志不遂，肝气郁结，郁而化火，邪火扰动心神，神不安而不寐；或由五志过极，心火内炽，扰动心神而不寐；或由思虑过度，损伤心脾，心血暗耗，神不守舍，脾虚生化乏源，营血亏虚，不能奉养心神；或嬉笑无度，心神激动，神魂不安而不寐；或由暴受惊恐，导致心虚胆怯，神魂不安，夜不能寐。

2. 饮食不节 暴饮暴食，宿食停滞，脾胃受损，酿生痰热，壅遏于中，痰热上扰，胃气失和，而不得安眠。

3. 病后体虚 久病血虚，产后失血，年迈血少，引起心血不足，心失所养，心神不安而不寐。

4. 禀赋不足 素体阴虚，或因房劳伤肾，肾阴亏耗，不能上奉于心，水火不济，心火独亢，或肝肾阴虚，肝阳偏亢，心神扰动，心肾不交而神志不宁。

【辨证分型】

（一）实证

1. 肝火扰心

症状 不寐多梦，甚则彻夜不寐，急躁易怒，伴有头晕头胀，目赤耳鸣，口干口苦，不思饮食，便秘溲赤，舌质红，苔黄，脉弦而数。

证候分析 本证大多因恼怒伤肝，肝失条达，气郁化火，上扰心神则不寐。肝气犯胃则不思饮食。肝郁化火，肝火乘胃，胃热则口渴喜饮。肝火偏旺，则急躁易怒。火热上扰，故口苦目赤。肝胆互为表里，肝胆火盛，内扰清窍，故头晕头胀，耳鸣。便秘溲赤，舌红，苔黄，脉弦而数，均为热象。

2. 心火炽盛

症状 心烦不寐躁扰不宁，口干咽燥，小便短赤，口舌生疮，舌尖红，苔薄黄，脉数而有力，或细数。

证候分析 本证多因五志过极，心火内炽，扰乱心神而心烦不寐。火为阳邪，内耗阴津，津不上承，故口干咽燥。心火上炎，故口舌生疮。心火下移小肠，则见小便短赤。舌质红，苔黄，脉数而有力，均为心火炽盛之征。

3. 痰热扰心

症状 心烦不寐，头重，痰多胸闷，恶食嗳气，恶心吞酸，口苦，目眩，舌红，苔黄腻，脉滑数。

证候分析 本证多因宿食停滞，积湿生痰，因痰生热，痰热上扰则心烦不寐。宿食痰湿壅遏于中，故胸闷。清阳被蒙，故头重目眩。痰食停滞则气机不畅，胃失和降，故恶食、嗳气、恶心。舌质红，苔黄腻，脉滑数，均为痰热、宿食内停之征。

（二）虚证

1. 心脾两虚

症状 多梦易醒，心悸健忘，神疲食少，头晕目眩，伴有四肢倦怠，腹胀便溏，面色少华，舌淡苔薄，脉细无力。

证候分析 心主血，脾为生血之源，心脾亏虚，血不养心，神不守舍，故多梦易醒，心悸健忘。气血亏虚，不能上奉养脑，清阳不升，故头晕目眩。血虚不能上荣于面，故面色少华，舌质淡。血少气虚，故四肢倦怠，脉细无力。

2. 心胆气虚

症状 不寐多梦，易于惊醒，胆怯心悸，触事易惊，伴有气短自汗，倦怠乏力，舌淡，脉弦细。

证候分析 心虚则心神不安，胆虚则善惊易恐，故不寐多梦，心悸易惊。气虚可见气短自汗，倦怠乏力，小便清长。舌质淡，脉弦细，均为气血不足之象。

3. 心肾不交

症状 心烦不寐，入睡困难，心悸多梦，伴有头晕耳鸣，腰酸梦遗，潮热盗汗，五心烦热，咽干少津，舌红少苔，脉细数。

证候分析 肾阴不足，不能上交于心，心肝火旺，火性炎上，虚热扰神，故心烦不寐，入睡困难，心悸多梦。肾精亏耗，髓海空虚，故头晕耳鸣。腰府失养，故腰酸。心肾不交，精关不固，则梦遗。阴虚津亏不能上承，故见咽干少津。五心烦热，舌红，脉细数，均为阴虚火旺之象。

【鉴别分型】

失眠的辨证当注意脏腑、虚实的鉴别。

1. 肝火扰心者 不寐多梦，急躁易怒，伴有头晕头胀，目赤耳鸣，口干口苦，舌红苔黄，脉弦而数。

2. 心火炽盛者 心烦不寐，躁扰不宁，口舌生疮，舌尖红，苔薄黄，脉数而有力，或细数。

3. 痰热扰心者 心烦不寐，胸闷脘痞，泛恶，头重，舌红，苔黄腻，脉滑数。

4. 心脾两虚者 多梦易醒，心悸健忘，神疲食少，头晕目眩，舌淡苔薄，脉细无力。

5. 心胆气虚者 心烦不寐，多梦易醒，胆怯心悸，触事易惊，舌淡，脉弦细。

6. 心肾不交者 心烦不寐，心悸多梦，伴有头晕耳鸣，腰膝酸软，潮热盗汗，五心烦热，舌红少苔，脉细数。

【治则】

补虚泻实，调整阴阳为原则。虚者宜补其不足，益气养血，滋补肝肾；实者宜泻其有余，消导和中，清火化痰。实证日久，气血耗伤，则会转为虚证。虚实夹杂者，应补泻兼顾。

【方药选择】

1. 肝火扰心 治宜清肝泻火，镇心安神。可选用龙胆泻肝丸（详见"第九节胁痛"）。

2. 心火炽盛 治宜清心泻火，安神宁心。可选用朱砂安神丸。

3. 痰热扰心 治宜清化痰热，和中安神。可选用温胆汤。

4. 心脾两虚 治宜补益心脾，养血安神。可选用人参归脾丸（详见第十一节眩晕）。

5. 心胆气虚 治宜益气镇惊，安神定志。可选用解郁安神颗粒。

6. 心肾不交 治宜滋阴降火，养心安神。可选用天王补心丸。

【药物介绍】

朱砂安神丸[处]

［药物组成］朱砂、黄连、地黄、当归、甘草。

［功能主治］清心养血，镇惊安神。用于胸中烦热，心悸不宁，失眠多梦。

［注意事项］①忌食辛辣，油腻食物。②心气不足、脾胃虚弱者忌用。③孕妇忌服。④本品含有朱砂，不宜过量、久服。⑤不宜与碘化物、溴化物并用，以防发生不良反应。

[用法用量] 丸剂：口服。大蜜丸一次 1 丸，水蜜丸一次 6 g，一日 1～2 次。

温胆汤[处]

[药物组成] 半夏、竹茹、枳实、陈皮、甘草、炙茯苓、生姜、大枣。

[功能主治] 理气化痰，和胃利胆．用于胆郁痰扰证，症见胆怯易惊，头眩心悸，心烦不眠，夜多异梦；或呕恶呃逆，眩晕，苔白腻，脉弦滑。神经症、急慢性胃炎、消化性溃疡、慢性支气管炎、梅尼埃病、更年期综合征、癫痫等属胆郁痰扰者。

[用法] 水煎服。

解郁安神颗粒

[药物组成] 柴胡、郁金、龙齿、酸枣仁、远志、百合、白术、茯苓、栀子、石菖蒲、胆南星、半夏、当归、炙甘草、大枣、浮小麦。

[功能主治] 疏肝解郁，安神定志。用于情志不畅、肝郁气滞所致的失眠、心烦、焦虑、健忘，以及神经症、更年期综合征见上述证候者。

[注意事项] ① 睡前不宜服用咖啡、浓茶等兴奋性饮品。② 保持心情舒畅。

[用法用量] 开水冲服。一次 5 g，一日 2 次。

天王补心丸（片）

[药物组成] 地黄、天冬、麦冬、酸枣仁、柏子仁、当归、党参、五味子、茯苓、远志、石菖蒲、玄参、丹参、朱砂、桔梗、甘草。

[功能主治] 滋阴养血，补心安神。用于心阴不足，心悸健忘，失眠多梦，大便干燥。

[注意事项] ① 本品含有朱砂，不宜久服。② 肝肾功能不全者禁用。③ 严重心律失常者，需急诊观察治疗。④ 不宜饮用浓茶、咖啡等兴奋性饮品。

[用法用量] 丸剂：口服。大蜜丸一次 1 丸，小蜜丸一次 9 g，水蜜丸一次 6 g，一日 2 次；浓缩丸一次 8 丸，一日 3 次。片剂：口服。一次 4～6 片，一日 2 次。

第十三节 头 痛

【疾病概念】

头痛是临床常见的自觉症状，可单独出现，也可见于多种疾病的过程中。本节所讨论头痛，是指外感六淫、内伤杂病而引起的，以头痛为主要表现的一类病证。

头痛可见于西医学内科、外科、神经科、精神科、五官科等各科疾病中。本节所讨论头痛主要针对内科常见的头痛，如血管性头痛、紧张性头痛、三叉神经痛、外伤后头痛、神经症及某些感染性疾病、五官科疾病引起的头痛等，均可参照本节内容进行辨证论治。

【病因病机】

头为"诸阳之会""清阳之府"，又为髓海之所在，居于人体最高位，五脏精华之血，六腑清阳之气皆上注于头，手足三阳经亦上会于头。若遇外感六淫，上犯清空，邪气羁留，阻遏清阳则为头痛，或内伤诸疾，或瘀滞、痰浊闭阻经络，壅遏经气，或情志不遂、肝阳上扰，或气虚清阳不升，或血虚清窍失养，或肾精不足，髓海空虚，均可导致头痛的发生。

1. 外感头痛 多因起居不慎，坐卧当风，感受风、寒、湿、热等外邪六淫，而以风邪为主。"伤于风者，上先受之"，故外邪自表侵袭经络，上犯巅顶，清阳之气受阻，气血不畅，阻遏络道，而致头痛。风为百病之长，多夹时气而发病。风挟寒邪，凝滞血脉，络道不通，不通则痛；风挟热邪，风热炎上，清空被扰，发为头痛；风挟湿邪，湿蒙清空，清阳不展，而致头痛。

2. 内伤头痛　"脑为髓之海"，依赖肝肾精血的濡养和脾胃精微物质的充养，故内伤头痛多与肝、脾、肾三脏功能失调有关。肝主疏泄，性喜条达，若肝气郁结，失于疏泄，郁而化火，上犯巅顶而头痛。或肝肾阴虚，肝阳偏亢发为头痛；肾主骨生髓，脑为髓海；若房劳过度或先天禀赋不足，使肾精亏虚，无以生髓，脑髓空虚，发为头痛；清窍有赖于精微物质的滋养，脾胃为气血生化之源，若饥饱劳倦，或病后产后体虚，脾胃虚弱，生化不足，或失血之后，营血亏虚，不能上荣于脑髓脉络，而致头痛；若饮食不节，嗜酒肥甘，脾失健运，痰浊内生，阻塞气机，清阳不升，浊阴不降，清窍被蒙发为头痛；若外伤跌扑，或久病入络，气血瘀滞，头部脉络瘀阻，不通则痛，亦可发生头痛。

【辨证分型】

（一）外感头痛

1. 风寒头痛

症状　有感受外邪史，头痛多连及项背，伴有拘急收紧感，或伴有恶风畏寒，遇风尤剧，口不渴，苔薄白，脉浮或紧。

证候分析　头为诸阳之会，风寒外袭，循太阳经上犯巅顶，清阳之气被遏，故头痛发作。太阳经主一身之表，其经脉上行巅顶，循项背，故其痛连及项背。风寒束于肌表，卫阳被遏，不得宣达，故恶风畏寒。寒为阴邪，其性收引，故伴有拘急收紧感，遇风尤剧。无热则口不渴。苔薄白，脉浮或紧，均为风寒在表之征。

2. 风热头痛

症状　头痛而胀，甚则痛胀如裂，发热或恶风，面红目赤，口渴欲饮，便秘溲赤。舌质红，苔薄黄，脉浮数。

证候分析　热为阳邪，其性炎上，风热之邪外袭，上扰清窍，故头痛而胀，甚则头痛如裂。风热之邪犯卫，故发热恶风。热邪上炎，故见面红目赤。热盛耗津，则口渴欲饮，便秘溲赤。舌质红，苔黄，脉浮数均为风热之邪偏盛之象。

3. 风湿头痛

症状　头痛如裹，肢体困重，脘闷纳呆，小便不利，大便溏薄，苔白腻，脉濡。

证候分析　风湿外感，上犯巅顶，清空为邪阻遏，故头痛如裹。脾主运化而主四肢，湿浊中阻，脾阳被湿所困，故肢体困重，脘闷纳呆。湿邪内蕴，影响小肠分清泌浊，故小便不利，大便溏薄。苔白腻，脉濡均为湿浊中阻之象。

（二）内伤头痛

1. 肝阳头痛

症状　头昏胀重，以两侧尤甚，心烦易怒，夜寐不宁，或兼胁痛，口干口苦，面红目赤，舌质红，苔少或黄，脉弦有力。

证候分析　"诸风掉眩，皆属于肝"，肝失调达，肝阳偏亢，循经上扰清窍，故头昏重胀。肝胆相表里，胆经循行头之两侧，故头痛以两侧尤甚。肝火偏亢，扰乱心神，则心烦易怒，夜寐不宁。肝胆气郁化火，肝阳上亢，故胁肋疼痛，口苦口干，面红目赤。苔黄，脉弦有力，均为肝阳偏盛之象。

2. 血虚头痛

症状　头痛隐隐，头晕眼花，心悸失眠，面色少华，神疲乏力，遇劳加重，舌淡，苔白，脉细弱。

证候分析　血虚不能上荣清窍，故头痛隐隐，头晕眼花。血虚则心神失养，故心悸失眠。气血相生相随，血虚日久导致气虚，故面色少华，神疲乏力。遇劳则气血更耗，故遇劳加重。舌质淡，脉细弱均为血虚之象。

3. 痰浊头痛

症状 头痛昏重，胸脘满闷，纳呆食少，呕恶痰涎，身体困重，苔白腻，脉滑或弦滑。

证候分析 脾失健运，痰浊中阻，上蒙清窍，清阳不展，故头痛昏重。痰浊中阻，中焦气机受阻，故胸脘满闷，纳呆食少。湿为阴邪，其性重浊，故身体困重。痰浊上逆，故呕恶痰涎。苔白腻，脉滑或弦滑均为痰浊内停之征。

4. 肾虚头痛

症状 头痛且空，眩晕耳鸣，腰膝酸软，神疲乏力，遗精带下，舌红少苔，脉沉细无力。

证候分析 脑为髓海，其主在肾，肾虚导致髓海空虚，故头痛且空，眩晕耳鸣。腰为肾之府，肾虚则腰膝酸软。肾虚精关不固而遗精，女子则带脉不束而带下。舌红少苔，脉沉细无力是肾阴不足，心肾不交之象。

5. 瘀血头痛

症状 头痛缠绵不愈，痛有定处，势如锥刺，或有外伤史，妇女月经色褐有块，舌质暗或有瘀斑，瘀点，苔薄白，脉细或细涩。

证候分析 头部外伤，瘀血内停，或久病入络，脉络不畅，故头痛缠绵不愈，痛有定处，势如锥刺。舌质暗或有瘀斑、瘀点，脉细或细涩，为瘀血内阻之征。

【鉴别分型】

头痛证型的鉴别当注意外感与内伤、疼痛的性质。外感头痛一般病程短，预后较好。内伤头痛一般起病缓，病程较长，病性较为复杂。一般来说，气血亏虚、肾精不足所致的头痛属虚证，肝阳、痰浊、瘀血所致者多属实证。虚实在一定条件下可互相转化。

1. 风寒头痛者 有感受外邪史，头痛多连及项背，或伴有风寒表证。

2. 风热头痛者 头痛而胀，甚则痛胀如裂，发热或恶风脉浮数。

3. 风湿头痛者 头痛如裹，肢体困重，苔白腻，脉濡。

4. 肝阳头痛者 头昏胀重，以两侧尤甚，心烦易怒，脉弦有力。

5. 血虚头痛者 头痛隐隐，头昏眼花，心悸失眠，舌淡，苔白，脉细弱。

6. 痰浊头痛者 头痛昏重，胸脘满闷，呕恶痰涎，身体困重，苔白腻，脉滑或弦滑。

7. 肾虚头痛者 头痛且空，眩晕耳鸣，腰膝酸软，舌红少苔，脉沉细无力。

8. 瘀血头痛者 头痛缠绵不愈，痛有定处，势如锥刺，舌质暗或有瘀斑、瘀点，脉细或细涩。

【治则】

外感头痛，属实证，以风邪为主，故治疗主以疏风，兼以散寒、清热、祛湿。内伤头痛多属虚证或虚实夹杂。针对病因病机，虚证治以滋阴养血，益肾填精，实证当以平肝、化痰、祛瘀。

【方药选择】

（一）外感头痛

1. 风寒头痛 治宜祛风散寒，通络止痛。可选用川芎茶调颗粒。

2. 风热头痛 治宜疏风清热，和络止痛。可选用清眩片。

3. 风湿头痛 治宜祛风胜湿，通窍止痛。可选用羌活胜湿汤。

（二）内伤头痛

1. 肝阳头痛 治宜平肝潜阳熄风止痛。可选用天麻钩藤颗粒（详见"第十一节眩晕"）。

2. 血虚头痛　治宜养血滋阴，和络止痛。可选用四物膏。

3. 痰浊头痛　治宜健脾燥湿，化痰降逆。可选用半夏白术天麻汤。

4. 肾虚头痛　治宜滋阴补肾，添精生髓。可选用大补元煎丸。

5. 瘀血头痛　治宜活血化瘀，通窍止痛。可选用通天口服液。

【药物介绍】

川芎茶调颗粒（丸、散、片）

［药物组成］川芎、羌活、白芷、荆芥、薄荷、防风、细辛、甘草。

［功能主治］疏风止痛。用于外感风邪所致的头痛，或有恶寒、发热、鼻塞。

［注意事项］①久病气虚、血虚、肝肾不足、肝阳上亢头痛者慎用。②服药期间忌食辛辣、油腻食物。

［用法用量］颗粒剂：饭后用温开水或浓茶冲服。一次1袋，一日2次；儿童酌减。丸剂：饭后清茶冲服。浓缩丸一次8丸，一日3次。散剂：饭后清茶冲服。一次3~6g，一日2次。片剂：饭后清茶送服。一次4~6片，一日3次。

清眩片（丸）

［药物组成］川芎、石膏、白芷、荆芥穗、薄荷。

［功能主治］散风清热。用于风热头晕目眩，偏正头痛，鼻塞牙痛。

［注意事项］①阴虚阳亢引起的头痛、眩晕慎用。②方中有活血药物，孕妇禁用。③服药期间，忌食辛辣、油腻食物。

［用法用量］片剂：口服。一次4片，一日2次。丸剂：口服。一次1~2丸，一日2次。

羌活胜湿汤

［药物组成］羌活，独活，藁本，防风，炙甘草，川芎，蔓荆子。

［功能主治］祛风，胜湿，止痛。用于风湿在表之痹证，症见肩背痛不可回顾，头痛身重，或腰脊疼痛，难以转侧，苔白，脉浮。现代运用本方适用于风湿性关节炎、类风湿关节炎、骨质增生症、强直性脊柱炎等属风湿在表者。

［用法用量］每日1剂，水煎，食后温服，缓取微似汗。

四物膏（片、颗粒、胶囊、合剂）

［药物组成］当归、川芎、白芍、熟地黄。

［功能主治］养血调经。用于血虚所致的面色萎黄、头晕眼花、心悸气短及月经不调。

［注意事项］服本药时不宜和感冒药同时服用。

［用法用量］膏剂：口服。一次14~21g，一日3次。片剂：口服。薄膜衣片一次4~6片，一日3次。颗粒剂：温开水冲服。一次5g，一日3次。胶囊剂：口服。一次4~6粒，一日3次。合剂：口服，一次10~15mL，一日3次。

半夏白术天麻汤[处]

［药物组成］黄柏、干姜、天麻、苍术、白茯苓、黄芪、泽泻、人参、白术、炒神曲、半夏、大麦蘖面、橘皮。

［功能主治］温凉并济，补泻兼施，补脾燥湿，化痰熄风。痰厥头痛，咳痰稠黏，头眩烦闷，恶心吐逆，身重肢冷，不得安卧，舌苔白腻，脉弦滑。现用于梅尼埃病见有上述症状者。

［注意事项］阴盛肝阳上亢引起眩晕头痛者忌用。

［用法用量］每日1剂，水煎分两次，饭前温服。

大补元煎丸

［药物组成］党参、山药（麸炒）、熟地黄、当归、山茱萸、杜仲（盐炒）、枸杞子、甘草（蜜炙）。

［功能主治］益气养血，滋补肝肾。肝肾不足，气血两亏，精神疲惫，心悸健忘，头晕目眩，四肢酸软。

［注意事项］①忌辛辣、生冷、油腻食物。②凡阴虚阳亢，血分有热，胃火炽盛，肺有痰热，外感风寒或风热者慎服。③宜饭前服用。

［用法用量］口服。每次1丸，1日2次。

通天口服液

［药物组成］川芎、天麻、羌活、白芷、赤芍、菊花、薄荷、防风、细辛、茶叶、甘草。

［功能主治］活血化瘀，祛风止痛。用于瘀血阻滞、风邪上扰所致的偏头痛。症见头部胀痛或刺痛，痛有定处，反复发作，头晕目眩，或恶心呕吐，恶风。

［注意事项］①肝火上炎头痛患者慎用。②本品发散力较强，有碍胎气，孕妇禁用。③服药期间忌食辛辣、油腻食物。

［用法用量］口服。第1日：即刻、服药1 h后、2 h后、4 h后各服10 mL，以后每6 h服10 mL；第2、3日：一次10 mL，一日3次。3天为一疗程，或遵医嘱。

第十四节　痛　经

【疾病概念】

女性正值经期或经行前后，出现周期性小腹疼痛，或痛引腰骶，甚至剧痛难忍，影响工作及日常生活者，称为痛经。

痛经西医分为原发性痛经和继发性痛经。原发性痛经又称功能性痛经，是指生殖器官无器质性病变者，常发生于月经初潮后不久的未婚或未孕的年轻妇女。由于生殖器官器质性病变如子宫内膜异位症、急慢性盆腔炎、宫颈狭窄等所引起的痛经属继发性痛经，继发性痛经常见于育龄期女性。

【病因病机】

痛经的病位在子宫及冲、任二脉，其病机主要为"不通则痛""不荣则痛"。主要分虚实两端。实者主要由气滞血瘀、寒凝血瘀、湿热郁阻引起子宫气血运行不畅，"不通则痛"；虚证主要由气血虚弱、肾气亏损导致子宫失于濡养，"不荣而痛"。

1. 气滞血瘀　抑郁恼怒，肝失疏泄，气机不调，血行不畅，瘀阻子宫、冲任，经前、经期气血下注冲任，或复为情志所伤，瘀滞更甚，"不通则痛"，发为痛经。

2. 寒凝血瘀　过食寒凉生冷或经期产后，感受寒邪，寒邪客于冲任，导致子宫、冲任气血不畅，"血得温则行，得寒而凝"，故"不通则痛"。

3. 湿热壅滞　素体湿热内蕴，或经期、产后起居不慎感受湿热之邪，与血相搏，流注冲任，蕴结胞宫，气血不畅，"不通则痛"。

4. 气血虚弱　素体脾虚，气血生化乏源或大病久病或失血过多，气血不足，冲任失养，胞宫空虚，"不荣则痛"，发为痛经。

5. 肾气亏虚　先天肾气虚弱，或多产房劳伤损，精血不足，经后血海空虚，子宫、冲任失养，

"不荣则痛"，发为痛经。

【辨证分型】

1. 气滞血瘀

症状　经前或经期小腹胀痛拒按，经血量少，血行不畅，血色紫暗有块，块下痛减，经前乳房胀痛，甚至痛不可触，胸闷不舒，或喜叹息，舌质紫暗或有瘀点，脉弦。

证候分析　肝主疏泄，性喜条达，抑郁恼怒，肝失条达，冲任气血郁滞，经血不利，"不通则痛"，故经前或经期小腹胀痛拒按，经量偏少，血行不畅，血色紫暗有块。块下气血暂通而疼痛减轻。肝郁气滞，经脉不利，故经前乳房胀痛，甚至痛不可触，胸闷。叹息之后，气机暂得疏通，故喜叹息。舌质紫暗或有瘀点，脉弦为气滞血瘀之象。

2. 寒凝血瘀

症状　经前或经期小腹冷痛拒按，得热痛减，遇寒痛甚，月经或有推后，量少色黯夹有血块，面色清白、畏寒肢冷，舌黯苔白，脉沉紧。

证候分析　寒为阴邪，属实，寒凝子宫、冲任，血行不畅，故经前或经期小腹冷痛拒按。寒得热化，瘀滞暂通，故得热痛减，遇寒痛甚。寒凝血脉，瘀血阻滞，冲任失畅可见月经推后，量少色黯夹有血块。寒邪内盛，阻遏阳气，故面色清白，畏寒肢冷。舌黯苔白，脉沉紧均为寒凝血瘀之象。

3. 湿热壅滞

症状　经前或经期小腹疼痛或胀痛不舒，有灼热感，或痛连腰骶，经血量多或经期较长，色黯红，质稠或夹有黏液；素有带下较多，色黄质稠有异味，小便黄赤，舌质红，苔黄腻，脉滑数或弦数。

证候分析　湿热之邪盘踞冲任子宫，气血失畅，经前血海气血充盈，湿热与血互结壅滞不通，故经前或经期小腹疼痛或胀痛不舒，有灼热感，或痛连腰骶。湿热扰血，故经血量多或经期较长，色黯红，质稠或夹有黏液。因湿热累及冲任，故带下异常，色黄质稠有异味。小便黄赤，舌质红，苔黄腻，脉滑数或弦数均为湿热蕴结之象。

4. 气血虚弱

症状　经期或经后小腹隐隐作痛，小腹喜按，或小腹及阴部空坠不适，月经量少，色淡质稀，面色少华，头晕心悸，神疲乏力，舌淡，脉细无力。

证候分析　气血不足，冲任亏虚，经行之后，血海更虚，子宫、冲任失于濡养，故经期或经后小腹隐隐作痛，小腹喜按。气虚下陷故见小腹及阴部空坠不适。气血两虚，血海未满而溢，故月经量少，色淡质稀。气血虚弱，濡养不足，故面色少华，头晕心悸，神疲乏力。舌淡，脉细无力均为气虚不足之象。

5. 肾气亏虚

症状　经期或经后小腹绵绵作痛，腰骶酸痛，经色黯淡，量少质稀，头晕耳鸣，面色晦暗，不寐健忘，舌质淡红，苔薄，脉沉细。

证候分析　肾气亏虚，冲任不足，精血本已不足，经行之后，血海更虚，子宫、冲任失养，故经期或经后小腹绵绵作痛。外府不荣故腰骶酸痛。精血亏少，阳气不足，故面色晦暗，经色黯淡，量少质稀。脑为髓海，肾虚髓亏，脑失所养，则见头晕耳鸣，健忘失眠。舌质淡红，脉沉细为肾气不足之象。

【鉴别分型】

痛经的辨证当注意寒热虚实的鉴别。

1. 气滞血瘀者　以经前或经期小腹胀痛拒按为主要症状，血色紫暗有块，块下痛减，经前乳房胀痛，舌质紫暗或有瘀点，脉弦。

2. 寒凝血瘀者 以经前或经期小腹冷痛拒按，得热痛减，遇寒痛甚为主要症状，舌黯苔白，脉沉紧。

3. 湿热壅滞者 以经前或经期小腹疼痛或胀痛不舒，有灼热感为主要特点，舌质红，苔黄腻，脉滑数或弦数。

4. 气血虚弱者 以经期或经后小腹隐隐作痛，小腹喜按，或小腹及阴部空坠不适为主要特点，月经量少，色淡质稀舌淡，脉细无力。

5. 肾气亏虚者 以经期或经后小腹绵绵作痛，腰骶酸痛为主要症状，头晕耳鸣，舌质淡红，苔薄，脉沉细。

【治则】

痛经的治疗以调理胞宫、冲任气血为主。经期重在调血止痛以治标，平素辨证求因以治本。

【方药选择】

1. 气滞血瘀 治宜化瘀导滞，行气止痛。可选用复方益母口服液。

2. 寒凝血瘀 治宜温经散寒，化瘀止痛。可选用少腹逐瘀颗粒。

3. 湿热壅滞 治宜清热除湿，化瘀止痛。可选用清热调血汤。

4. 气血虚弱 治宜益气养血，调经止痛。可选用八珍颗粒。

5. 肾气亏虚 治宜补肾填精，养血之痛。可选用益肾调经汤。

【药物介绍】

复方益母口服液

［药物组成］益母草、当归、川芎、木香。

［功能主治］活血行气，化瘀止痛。用于气滞血瘀症所致的痛经。症见月经期小腹胀痛拒按，血色紫黯成块，乳房胀痛，腰部酸痛。

［注意事项］① 本品为气滞血瘀诸证所设，气虚血瘀者不宜。② 本品以活血药为主，故孕妇忌用；月经多者慎服。③ 忌食辛辣油腻食品。④ 感冒时禁用。

［用法用量］从月经前 2 天开始，口服。一次 20 mL，一日 2 次，连服 7 天。

少腹逐瘀颗粒

［药物组成］当归、蒲黄、五灵脂、赤芍、延胡索、没药、川芎、肉桂、炮姜、小茴香。

［功能主治］温经活血，散寒止痛。用于寒凝血瘀所致月经后期痛经、产后腹痛，症见经行后错，行经小腹冷痛，经血暗紫有血块，产后小腹疼痛喜暖、拒按。

［注意事项］① 本品温经散寒，活血化瘀，故湿热为患，阴虚有热者慎用。② 治疗产后腹痛应排除胚胎或胎盘组织残留。服药后腹痛不减轻时应请医生诊治。③ 孕妇禁用。④ 服药期间忌食寒凉之品。⑤ 感冒时不宜服用。

［用法用量］用温黄酒或温开水送服。一次 1 袋，一日 3 次。

八珍颗粒（片）

［药物组成］熟地黄、党参、当归、白芍、白术、茯苓、川芎、炙甘草。

［功能主治］补气益血。用于气血两虚，面色萎黄，食欲下降，四肢乏力，月经过多。

［注意事项］① 感冒者慎用，以免表邪不解。② 本品为气血两虚证而设，体实有热者忌服。③ 服药期间饮食宜选清淡易消化食物，忌食辛辣、油腻、生冷之品。

［用法用量］颗粒剂：开水冲服。一次 1 袋，一日 2 次。片剂：口服。一次 2 片，一日 2 次。

益肾调经汤[处]

[药物组成] 杜仲、续断、熟地、当归、白芍（炒）、益母草、焦艾、巴戟、乌药。

[功能主治] 温肾调经。妇女肾虚，经来色淡而多，经后腹痛腰酸，肢软无力，脉沉弦无力。

[用法用量] 每日 1 剂，水煎分 2 次服。

第十五节 月 经 不 调

【疾病概念】

月经不调的含义有广义和狭义之分，广义的月经不调，泛指一切月经病；狭义的月经不调是指月经的周期、经期、经色、经质、经量出现异常改变为主症的疾病。本节主要介绍以月经周期出现异常，并伴有经量、经色、经质异常为特征的月经不调。分为月经先期、月经后期、月经先后无定期。西医学的功能性子宫出血和盆腔炎等可出现此类症状时可参照本节辨证施治。

【病因病机】

中医认为月经与肝、脾、肾关系密切，肾气旺盛，肝脾调和，冲任脉盛，则月经按时而至。

1. 月经先期　主要因血热和气虚。若素体阳盛，过食辛辣助阳之品；或性情急躁易怒或抑郁，肝郁化火；或久病阴亏，虚热内生；或感受热邪，热扰胞宫、冲任；或素体脾虚；或饮食不节，劳倦过度思虑伤脾，脾虚统摄无权，均可导致月经先期而至。

2. 月经后期　月经后期病机有虚有实，虚者多因肾虚、血虚、虚寒；实者多因血寒、气滞导致。外感寒邪或过食寒凉，寒凝血脉；素体阳虚或久病伤阳，运血无力；体质虚弱，阴血不足或饮食劳倦，损伤脾胃，化源不足；素多抑郁，气机郁滞，血为气滞，运行不畅；或肾气不足，精血亏少，冲任亏虚，血海不能按时满溢，遂至月经后期而至。

3. 月经先后不定期　病机多因肝郁或肾虚。若情志抑郁，或暴怒伤肝，导致肝失疏泄，郁而化火则月经先而至，疏泄不及，则月经后期而来，故月经先后无定期；若先天肾气不足或多产房劳、大病久病伤肾或少年肾气未充，或绝经之年肾气渐衰，肾气亏虚，血海蓄溢失常。当藏不藏则月经先期而至；当溢不溢则月经后期而至。

【辨证分型】

1. 月经先期

症状　月经周期提前 7 天以上，甚至 10 余日一行。

兼见月经量多，血色深红或紫红，质黏稠；心胸烦热，面红口干，小便短赤，大便干燥，舌红苔黄，脉数或滑数者，为血热证。

兼见月经量少或量多，色红质稠，两颧潮红，手足心热，舌红苔少，脉细数者，为虚热证。

兼见月经量多，色淡红，质清稀，神疲肢倦，气短懒言，纳少便溏，舌淡，苔薄白，脉细弱者，为气虚证。

证候分析　阳盛则热，热扰冲任、胞宫，冲任不固，经血妄行，故月经先期而至，经量增多；血为热灼，故血色深红或紫红，质黏稠，热邪扰心，故心胸烦热；热盛伤津则口干，小便短赤，大便干燥；舌红苔黄，脉数或滑数者，均为热盛于里之象。

如阴虚内热，热扰冲任，冲任不固，经血妄行，故月经提前；阴虚血少，冲任不足，故经血量少；若虚热伤络，血受热迫，经量可增多；血为热灼，故色红质稠；虚热上浮，故两颧潮红；手足心热，舌红苔少，脉细数，均为阴虚内热之象。

脾主中气，脾统血，脾气虚弱，统血无权，冲任不固，故月经提前而量多；气虚火衰，血失温煦，则血色淡红，质清稀；脾虚中气不足，故神疲肢倦，气短懒言，纳少便溏；舌淡，苔薄白，脉细弱，为脾虚之象。

2. 月经后期

症状 月经周期推迟 7 天以上，甚至 3～5 月一行。

兼见月经量少，色黯有块，小腹冷痛拒按，得热痛减，畏寒肢冷，舌淡暗，苔薄白，脉沉紧者，为寒实证。

若兼见量少，色淡，质稀，或小腹绵绵作痛，或头晕眼花，心悸少寐，面色萎黄或苍白，舌淡红，脉细弱者，为血虚证。

若兼见量少或正常，色黯红，或有血块，小腹胀痛，或经前乳房胀痛，舌质红或正常，苔薄白或薄黄，脉弦或弦数者，为气滞证。

若兼见量少，色黯淡，质清稀，或带下清稀，腰膝酸软，头晕耳鸣，面色晦暗或有黯斑，舌淡，苔薄白，脉沉细者，为肾虚证。

证候分析 外感寒邪，或过食寒凉，血为寒凝，冲任滞涩，血海不能按时满溢，故周期延后，量少；寒凝冲任，故色黯有块；寒邪客于胞宫，血得寒而凝，气血运行不畅，"不通则痛"，故小腹冷痛；得热后气血稍通，故小腹痛减；寒邪阻滞于内，阳不外达则畏寒肢冷；舌淡暗，脉沉紧，均为寒实证。

营血亏虚，冲任不充，血海不能如期满溢，故月经周期推迟；营血亏虚，血海虽满但所溢不多，故月经量少；血虚精微不充故色淡质清；血虚胞脉失养，故小腹绵绵作痛；血虚不能上荣于头，故头晕眼花，面色萎黄或苍白；血虚不能养心，故心悸少寐；舌淡，脉细弱均为血虚之象。

情志抑郁，肝失疏泄，气机不畅，血为气滞，胞宫、血海不能按时满溢，故月经后期，经量偏少，或有血块；内无寒热，故量色正常；肝郁气滞，经脉壅阻，故小腹胀痛，或经前乳房胀痛；脉弦为气滞之征；若肝郁化热则见舌红、苔黄、脉弦数。

肾虚精血亏少，冲任亏虚，血海不能按时满溢，故经行后期，量少；肾气虚，火不足，故血失温煦，故经色黯淡，质清稀；肾虚失于温化，湿浊下注，任脉不固，带脉失约，故带下清稀；腰膝酸软，头晕耳鸣，面色晦暗或有黯斑，脉沉细均为肾虚之征。

3. 月经先后无定期

症状 月经或提前或延后 7 天以上，连续 3 个周期以上。

经量或多或少，兼见经色黯红或紫红，或有血块，或经行不畅，胸胁、乳房、少腹胀痛，脘闷不舒，时叹息，嗳气不舒，苔薄白或薄黄，脉弦者，为肝郁证。

若兼见经来先后不定，量少，色淡或黯，质清，腰骶酸痛，头晕耳鸣，舌淡苔白，脉沉细者，为肾虚证。

证候分析 郁怒伤肝，肝失疏泄，冲任失调，血海溢蓄无常，故月经周期先后无定，经量或多或少；气滞血瘀则经行不畅、有血块；肝脉循行少腹，分布于胁肋，肝郁气滞，经脉不利，故胸胁、乳房、少腹胀痛；郁气欲舒，则叹息，嗳气不舒；气郁化火，则可见经色紫红，苔薄黄；脉弦为肝郁气滞之象。

肾气虚弱，封藏失司，冲任失调，血海蓄溢无常，故见月经先后无定；肾气亏损，阴阳两虚，阴不足则血少，阳不足则色淡、质清；腰骶酸痛，头晕耳鸣，舌淡苔白，脉沉细均为肾虚之象。

【鉴别分型】

月经不调的鉴别分型，要注意月经的周期、经量、经色、经质的异常，以区分虚实寒热。

1. 月经先期

（1）兼见月经量多，色深红或紫红，质黏稠，心胸烦热，舌红苔黄，脉数或滑数者，为血热证。

（2）兼见月经量少或量多，色红质稠，两颧潮红，手足心热，舌红、脉细数者，为虚热证。

（3）兼见月经量多，色淡红，质清稀，神疲肢倦，气短懒言，舌淡，苔薄白，脉细弱者，为气虚证。

2. 月经后期

（1）兼见月经量少，色黯有块，小腹冷痛拒按，得热痛减，苔薄白，脉沉紧者，为寒实证。

（2）兼见量少，色淡，质稀，或小腹绵绵作痛，舌淡红，脉细弱者，为血虚证。

（3）兼见量少或正常，色黯红，或有血块，小腹胀痛，或经前乳房胀痛，舌质红或正常，苔薄白或薄黄，脉弦或弦数者，为气滞证。

（4）兼见量少，色黯淡，质清稀，腰膝酸软，头晕耳鸣，舌淡，苔薄白，脉沉细者，为肾虚证。

3. 月经先后无定期

（1）经行不畅，胸胁、乳房、少腹胀痛，脘闷不舒，脉弦者，为肝郁证。

（2）兼见经来先后不定，量少，腰骶酸痛，头晕耳鸣，舌淡苔白，脉沉细者，为肾虚证。

【治则】

月经不调的治疗重在调整月经周期，使之恢复正常。按"虚则补之、实则泻之、热则清之、寒则温之"的原则分别施治。

【方药选择】

1. 月经先期　治宜清热凉血调经，或养阴清热调经，或补脾益气摄血。可选用清经散或两地汤或补中益气丸（详见"第三节内伤发热"）。

2. 月经后期　治宜温经散寒调经，或补血益气调经，或理气行滞调经，或补肾养血调经。可选用女金丸，或八珍益母丸，或乌鸡白凤丸，或安坤赞育丸。

3. 月经先后无定期　治宜疏肝理气调经，或补肾调经。可选用逍遥丸或安坤赞育丸。

【药物介绍】

女金丸（片、胶囊）

［药物组成］当归、白芍、熟地黄、鹿角霜、阿胶、党参、白术、茯苓、甘草、益母草、牡丹皮、没药、延胡索、川芎、香附、砂仁、陈皮、肉桂、赤石脂、藁本、白芷、黄芩、白薇。

［功能主治］益气养血，理气活血，止痛。用于气血两虚，气滞血瘀所致的月经不调，症见月经提前，月经错后，月经量多，神疲乏力，经水淋漓不净，行经腹痛。

［注意事项］①湿热蕴结、阴虚火旺所致月经失调不宜使用。②孕妇禁用。③月经量多者，服药后经量不减，应请医生诊治。④服药期间忌食寒凉、辛辣之品。⑤感冒时不宜服用。经行有块伴腹痛拒按或胸胁胀痛者不宜选用。

［用法用量］丸剂：姜汤或温开水送服。大蜜丸一次9g，水蜜丸一次5g，一日2次。片剂：口服。一次4片，一日2次。胶囊剂：口服。一次3粒，一日2次，1个月为一疗程。

八珍益母丸（片、胶囊）

［药物组成］益母草、熟地黄、当归、白芍、川芎、党参、白术、茯苓、甘草。

［功能主治］益气养血，活血调经。用于气血两虚兼有血瘀所致月经不调，症见月经周期后错，行经量少，淋漓不净，精神不振，肢体乏力。

［注意事项］① 肝肾不足，阴虚亏虚所致月经不调者不宜单用。② 孕妇、月经过多者禁用。③ 治疗气血不足导致的妇科病，有时需要长期服药。

［用法用量］丸剂：口服。大蜜丸一次 9 g，水蜜丸一次 6 g，一日 2 次。片剂：口服。一次 2 ~ 3 片，一日 2 次。胶囊剂：口服。一次 3 粒，一日 3 次。

乌鸡白凤丸（片、胶囊、口服液）

［药物组成］乌鸡、人参、黄芪、山药、熟地黄、当归、白芍、川芎、丹参、鹿角霜、鹿角胶、鳖甲、地黄、天冬、香附、银柴胡、芡实、桑螵蛸、牡蛎、甘草。

［功能主治］补气养血，调经止带。用于气血两虚，身体瘦弱，腰膝酸软，月经不调，崩漏带下。

［注意事项］① 经不调或崩漏属血热实证者慎用。② 服药期间应少食辛辣刺激食物。③ 服药后出血不减，或带下量仍多，请医生诊治。

［用法用量］丸剂：口服。大蜜丸一次 9 g，小蜜丸一次 9 g，水蜜丸一次 6 g，一日 2 次；浓缩丸一次 9 g，一日 1 次，或将药丸加适量开水溶后服。片剂：口服。一次 2 片，一日 2 次。胶囊剂：口服。一次 2 ~ 3 粒，一日 3 次。口服液：口服。一次 10 mL，一日 2 次。

安坤赞育丸

［药物组成］鹿茸、鹿尾、鹿角胶、阿胶、紫河车、龟甲、鳖甲、山茱萸、菟丝子、肉苁蓉、锁阳、牛膝、枸杞子、续断、杜仲、桑寄生、补骨脂、熟地黄、当归、白芍、川芎、人参、白术、茯苓、甘草、黄芪、泽泻、酸枣仁、龙眼肉、远志、琥珀、红花、西红花、鸡血藤、丹参、川牛膝、乳香、没药、香附、延胡索、柴胡、木香、沉香、陈皮、乌药、藁本、紫苏叶、肉豆蔻、砂仁、橘红、地黄、北沙参、天冬、黄芩、黄柏、青蒿、白薇、秦艽、鸡冠花、赤石脂、丝棉、血余炭、艾叶。

［功能主治］益气养血，调补肝肾。用于气血两虚、肝肾不足所致的月经不调、崩漏、带下病，症见月经量少，或淋漓不净，月经后错，神疲乏力，腰腿酸软，白带量多。

［注意事项］① 血热或单纯的阴虚内热导致的月经失调、崩漏不宜使用。② 湿热带下不宜使用。③ 孕妇禁用。④ 服药期间禁食寒凉食品。

［用法用量］口服。大蜜丸一次 1 丸，一日 2 次。

逍遥丸（颗粒、胶囊）

［药物组成］柴胡、当归、白芍、炒白术、茯苓、炙甘草、薄荷。

［功能主治］疏肝健脾，养血调经。用于肝郁脾虚所致的郁闷不舒，胸胁胀痛，头晕目眩，食欲减退，月经不调。

［注意事项］① 凡肝肾阴虚所致的胁肋胀痛，咽干口燥，舌红少津者慎用。② 忌辛辣生冷食物，饮食宜清淡。

［用法用量］丸剂：口服。大蜜丸一次 1 丸，一日 2 次；水丸一次 6 ~ 9 g，一日 1 ~ 2 次；浓缩丸一次 8 丸，一日 3 次；微丸一次 1 袋，一日 3 次。颗粒剂：开水冲服。一次 1 袋，一日 2 次；或遵医嘱。胶囊剂：口服。一次 4 粒，一日 2 次。

第十六节 痤 疮

【疾病概念】

痤疮是青春期最常见的皮肤病，其特点是颜面及胸背部散在发生针尖或米粒大小的皮疹，又名

"肺风粉刺""酒刺""青春痘"等。通常好发于面部、颈部、胸背部、肩膀和上臂。痤疮是发生在毛囊皮脂腺的慢性皮肤病，临床以白头粉刺、黑头粉刺、炎性丘疹、脓疱、结节、囊肿等为主要表现，常伴有皮脂的溢出。青春期之后，大多可自然痊愈或减轻。

【病因病机】

痤疮的发生与肺经风热、脾胃湿热、冲任不调、血郁痰凝等有密切关系。

1. 肺经风热　青春期男女生机旺盛，有的则素体阳热偏盛，使肺经血热郁于肌肤，熏蒸面部而发病。感受风热之邪可诱发或加重病情。

2. 脾胃湿热　平时嗜食辛辣之品，辛辣属阳属热，易助阳化热；或喜食鱼腥油腻肥甘之品，致中焦运化不周，积久化生湿热。湿热热循手太阴肺经、足阳明胃经上熏头面、胸背而成。

3. 冲任不调　冲任不调，肌肤疏泄失畅而致。

4. 血郁痰凝　病情日久不愈，使得气血郁滞，经脉失畅。或肺胃积热，久蕴不解，化湿生痰，痰血蕴结而成。

总之，素体血热偏盛，是痤疮发病的根本；饮食不节，外邪侵袭是致病条件。

【辨证分型】

1. 肺经风热

症状　初起为粉刺或黑头丘疹，丘疹色红，或有痒痛，可有脓疱、结节、囊肿等，舌红苔黄，脉浮数。

证候分析　中医认为"肺主皮毛"，外感风热，或风寒外感，郁而化热，郁于颜面局部，经络不通，熏蒸面部，故发粉刺或丘疹，色红。风邪善行，而经络气血不通，故见痒痛。日久血瘀痰凝、化脓、结聚成块，故见脓疱、结节、囊肿。舌红苔黄，脉浮数为肺经风热之征。

2. 脾胃湿热

症状　颜面油腻不适，皮疹红肿疼痛，皮疹有脓疱、结节、囊肿等，伴有便秘，苔黄腻，脉濡数。

证候分析　素嗜食辛辣刺激，伤及脾胃，脾失健运，湿邪内生，湿邪蕴积，日久成痰，形成结节、囊肿；湿郁化热，热盛肉腐则成脓，形成脓头疱。便秘，苔黄腻，脉濡数均为内有湿热之象。

3. 冲任不调

症状　病情与月经周期有关，可伴有月经不调、痛经，或经来皮疹增多或加重。偏阴虚者，常伴腰酸痛，五心烦热、口干渴等。偏阳虚者常见四肢不温，平素畏冷，面色白，唇淡，经行小腹冷痛，得热则减，舌暗淡，苔白，有齿印，脉沉。

证候分析　冲任二脉与女性的月经密切相关，冲为血海，任主胞胎，肝主疏泄，调畅气机，肾主生殖。月经来潮前，经血充盈，易为肝气所激惹，气有余便是火，火性炎上，炼津为痰，形成痤疮，故病情与月经周期有关；而冲任失调，肝肾无常，导致月经不调、痛经；腰为肾之府，肾阴亏虚，无以养府故腰酸痛；虚火上炎，耗津灼液故五心烦热、口干渴。肾阳虚无以温煦，故四肢不温，畏冷，小腹冷痛，面白唇淡。舌暗淡，有齿印，脉沉均为阳虚之象。

4. 血瘀痰凝

症状　主要表现为痤疮日久，质地坚硬难消，触压有疼痛感，或者颜面凹凸如橘子皮，女性可有月经量少，痛经，经期痤疮加重等症状，舌暗苔薄，脉涩。此型多见于长期慢性痤疮患者。

证候分析　痤疮日久，血瘀痰凝，形成结节，囊肿，故质地坚硬难消；触压使得气血更加阻滞不通，故触压疼痛；血瘀气滞故见经血偏少，痛经，经期加重等症。舌暗，脉涩为血瘀痰凝之象。

【鉴别分型】

1. 肺经风热者　初起为粉刺或黑头丘疹，丘疹色红，或有痒痛，舌红苔黄，脉浮数。

2. 脾胃湿热者　颜面油腻不适，皮疹红肿疼痛，伴有便秘，苔黄腻，脉濡数。

3. 冲任不调者　病情与月经周期有关，可伴有月经不调、痛经，偏阴虚者，常伴腰酸痛、五心烦热、口干渴等。偏阳虚者，常见四肢不温，小腹冷痛，得热则减，舌暗淡，苔白，有齿印，脉沉。

4. 血瘀痰凝者　主要表现为痤疮日久，质地坚硬难消，触压有疼痛感，女性伴有月经的异常，经期痤疮加重等症状，舌暗苔薄，脉涩。

【治则】

痤疮的治疗以宣肺清热，化湿排毒，消痰软坚为主。

【方药选择】

1. 肺经风热　治宜清肺散热。可选用枇杷清肺饮。

2. 脾胃湿热　治宜清热化湿，通调肠腑。可选用芩连平胃散。

3. 冲任不调　治宜调和冲任。偏肾阴虚者可选用知柏地黄丸（详见"第三节内伤发热"），肾阳虚者可选用龟鹿补肾丸。

4. 血瘀痰凝　治宜消痰软坚，活血化瘀。可选用化瘀散结丸。

5. 外治法　颠倒散洗剂或痤疮洗剂外搽，每日 3 ~ 5 次。

【药物介绍】

枇杷清肺饮[处]

［药物组成］枇杷叶、桑白皮、黄芩、栀子、野菊花、白茅根、黄连、赤芍、生槐米、金银花、当归、苦参。

【主治】肺胃湿热熏蒸，怫郁肌表所致。肺风酒刺。

［用法用量］每日 1 剂，水煎分两次服。

芩连平胃散[处]

［药物组成］黄连、陈皮、炒苍术、生甘草、茯苓、厚朴。

［功能主治］清热化湿，通调肠腑。肠胃积湿，脐中不痛不肿甚痒，时流黄水，或浸淫成片。

［用法用量］每次 3 g，热水调服。

龟鹿补肾丸

［药物组成］龟甲胶（炒）、鹿角胶（炒）、熟地黄、何首乌（制）、金樱子（蒸）、覆盆子（蒸）、菟丝子（炒）、淫羊藿（蒸）、锁阳（蒸）、续断（蒸）、蜜黄芪、狗脊（蒸）酸枣仁、炙甘草、陈皮、山药。

［功能主治］补肾壮阳，益气血，壮筋骨。用于肾阳虚所致的身体虚弱、精神疲乏、腰腿酸软、头晕目眩，精冷、性欲减退，小便夜多，健忘、失眠。

［注意事项］①忌不易消化食物。②感冒发热患者不宜服用。

［用法用量］口服。水蜜丸一次 4.5 ~ 9 g，一日 2 次。

化瘀散结丸[处]

［药物组成］桃仁、红花、益母草、夏枯草、当归、海藻、炒三棱、赤芍、银花、昆布、炙半夏、陈皮。

［功能主治］消痰软坚，活血化瘀。用于湿疹，症见皮疹结成囊肿，或有纳呆、便溏。舌淡胖，苔薄，脉滑。

第十七节 湿 疹

【疾病概念】

湿疹是一种由内外多种因素引起的皮肤病，以皮疹形态各异，剧烈瘙痒，糜烂流滋，反复发作，易演变为慢性为特征。任何年龄均可患病，以先天禀赋敏感者为多，无明显季节性，常在冬季以后复发或加重。

【病因病机】

由于先天禀赋不足，风、湿、热等病邪阻于肌肤而发。

1. 血虚生风 素体虚弱，或大病久病，导致血虚；外风侵袭肌肤，日久化燥生热，内耗津液，导致血虚生风。

2. 湿热内生 饮食不当，损伤脾胃，脾虚不运，湿邪内生，郁久化热或从阳化热，导致湿热内生。

【辨证分型】

1. 湿热浸淫

症状 发病较急，病程短，皮损潮红灼热，瘙痒难忍，渗液流滋，身热，心烦口渴，溲赤便干，舌红，苔薄白或黄，脉滑或数。

证候分析 湿邪郁久化热或从阳化热，湿热互结壅于肌肤，影响气血运行，故见皮损潮红灼热，瘙痒难忍，渗液流滋；湿热中阻，津液不能正常输布，故可见身热，心烦口渴，溲赤便干；舌红，苔黄，脉滑或数，为内有湿热之象。

2. 血虚风燥

症状 病程较久，皮损色暗或色素沉着，或肥厚粗糙，瘙痒剧烈，口干不欲饮，纳呆腹胀，舌淡苔白，脉细弦。

证候分析 血虚无以濡养生新，故病程久，皮损色暗或色素沉着，或粗糙；血虚风燥，内耗津液故口干，内无热邪故口干而不欲饮；脉细弦为血虚风燥之象。

3. 脾虚湿蕴

症状 发病较慢，皮损潮红，瘙痒，抓后糜烂，兼见纳少、神疲、腹胀便溏，舌淡而胖，苔白或腻，脉濡缓。

证候分析 湿邪内蕴故皮肤瘙痒，抓后糜烂；脾虚不运故纳少、神疲、腹胀便溏；舌淡胖，苔腻，脉濡缓均为脾虚湿蕴之象。

【鉴别分型】

1. 湿热浸淫者 发病较急，病程短，皮损潮红灼热，瘙痒难忍，渗液流滋，舌红，苔薄白或黄，脉滑或数。

2. 血虚风燥者 病程较久，皮损色暗或色素沉着，或肥厚粗糙，瘙痒剧烈，舌淡苔白，脉细弦。

3. 脾虚湿蕴者 发病较慢，除皮损外，可兼见纳少神疲、腹胀便溏，舌淡胖，苔白腻，脉濡缓。

【治则】

湿疹的治疗当以健脾祛湿清热，养血润燥止痒为主。

【方药选择】

1. 湿热浸淫 治宜清热利湿。可选用龙胆泻肝丸（详见"第九节胁痛"）、二妙丸。

2. 血虚风燥　治宜滋阴养血，润燥止痒。可选用当归饮子。

3. 脾虚湿蕴　治宜健脾祛湿。可选用除湿胃苓汤。

4. 外治法　急性者可用10%黄柏溶液或蒲公英30 g、野菊花18 g，煎汤冷后湿敷，滋水减少时，再用青黛散麻油调搽。亚急性者，外用三黄洗剂或黄柏霜。慢性者，外搽青黛膏，加热烘疗法。

【药物介绍】

二妙丸

［药物组成］苍术、黄柏。

［功能主治］燥湿清热。用于湿热下注，足膝红肿热痛，下肢丹毒，白带，阴囊湿痒。

［注意事项］服药期间，宜食用清淡易消化食物，忌食辛辣。

［用法用量］口服。水丸一次6~9 g，一日2次。

当归饮子[处]

［药物组成］当归、生地、白芍、川芎、何首乌、荆芥、防风、白蒺藜、黄芪、生甘草。

［功能主治］心血凝滞，内蕴风热，皮肤疮疥，或肿或痒，或脓水浸淫，或发赤疹瘩瘤。

［用法用量］每日1剂，水煎，温服，不拘时候。

除湿胃苓汤[处]

【组成】苍术（炒）、厚朴（姜炒）、陈皮、猪苓、泽泻、赤茯苓、白术（土炒）、滑石、防风、山栀子（生）、木通、肉桂、灯心草、生甘草。

【功用主治】清热燥湿，健脾燥湿，和中利水。用于带状疱疹，湿疹，牛皮癣，缠腰火丹，症见水泡大小不等，其色黄白，破烂流水，痛甚。

［用法用量］每日1剂，水煎分两次，空腹时服。

第十八节　阴　　痒

【疾病概念】

妇女外阴瘙痒，甚则痒痛难忍，坐卧不安，或伴有带下增多等，称为"阴痒"。

阴痒为妇科常见病。西医学的"外阴瘙痒症"、念珠菌阴道炎、滴虫阴道炎、外阴皮肤病变、糖尿病、神经性皮炎等出现以阴痒为主要表现时，均可参照本节辨证论治。

【病因病机】

阴痒的发病，内因主要责之于肝肾阴虚，在外则与湿、热、虫毒有关。

1. 肝经湿热　情志不调，抑郁恼怒，肝气郁结，郁久化热，肝郁克脾，脾虚湿盛，湿热互结，流注下焦，则痒痛不已。若外阴不洁或房事不洁，直接感染湿热或虫邪，也可致阴痒。

2. 肝肾阴虚　素体肝肾不足，或多产房劳，或年老体弱，肾气亏虚，阴精耗伤，肝肾阴血亏损，阴虚生风化燥，阴部皮肤失养而瘙痒不宁。

【辨证分型】

1. 肝经湿热

症状　阴部瘙痒难忍，甚则痒痛，坐卧不宁，外阴皮肤粗糙增厚，黏膜充血破溃，或带下增多，色黄如脓，或呈泡沫米泔样，或灰白如凝乳，味腥臭，兼见心烦易怒，胸胁满闷胀痛，口苦口腻，食欲下降，小便黄赤，舌红，苔黄或腻，脉弦数。

证候分析　肝经循行胸胁两肋部、绕阴器，肝经湿热，随经脉下注于前阴，湿热熏蒸，日久生虫，虫毒侵蚀则阴部瘙痒难忍，皮肤粗糙增厚，黏膜充血破溃；湿热秽液下泻则带下增多，色黄如脓、或如凝乳、腥臭等色、质、味异常；肝经湿热故胸胁满闷胀痛，口苦而腻；湿热中阻故食欲不振。小便黄，舌红，苔黄或腻，脉弦数均为肝经湿热之征。

2. 肝肾阴虚

症状　阴部瘙痒难忍，干涩灼热，夜间尤甚，或会阴部皮肤变浅白，粗糙破溃皲裂，头晕目眩，耳鸣心烦，腰膝酸软，烘热汗出，口干不欲饮，舌红苔少，脉细数无力。

证候分析　肝肾阴虚，精血不足，血虚生风化燥，肌肤失养，阴虚生热，故阴部瘙痒难忍，干涩灼热；肝肾阴虚，精血不荣，皮肤失润故皮肤变白，粗糙破溃皲裂；虚热内扰故头晕目眩，耳鸣心烦，烘热汗出，口干不欲饮；舌红苔少，脉细数无力为肝肾阴虚之象。

【鉴别分型】

阴痒的证型鉴别要在区分主症的同时，兼证的辨别也是关键。

1. 肝经湿热者　阴部瘙痒难忍，甚则痒痛，外阴皮肤粗糙增厚，黏膜充血破溃，或带下增多，色黄如脓，或呈泡沫米泔样，兼见心烦易怒，胸胁满闷胀痛，舌红，苔黄或腻，脉弦数。

2. 肝肾阴虚者　阴部瘙痒难忍，干涩灼热，夜间尤甚，兼见头晕目眩，耳鸣心烦，腰膝酸软，烘热汗出，舌红苔少，脉细数无力。

【治则】

阴痒的治疗，当注意虚实的不同。实者清热利湿，解毒杀虫；虚者滋补肝肾，补养气血；阴痒局部甚者，可配合外阴熏洗、阴道纳药等。

【方药选择】

1. 肝经湿热　治宜清热利湿，杀虫止痒。可选用龙胆泻肝丸（详见"第九节胁痛"）。外治可选用蛇床子散。

2. 肝肾阴虚　治宜滋阴补肾，清肝止痒。可选用知柏地黄丸（详见"第三节内伤发热"）。外治可选用洁尔阴、蛇床子、百部、苦参等中药熏洗盆浴。

第十九节　鼻　鼽

【疾病概念】

鼻鼽是指突然或反复发作鼻痒、喷嚏、鼻流清涕、鼻塞等为特征的鼻病。为鼻科常见病，多发病。任何年龄和性别均可发，但以青少年及中年为多见。其发作往往与季节或气候或异物异气的刺激有关，但也有常年性发作者。

西医学的变应性鼻炎、血管运动性鼻炎等疾病可参考本节辨证施治。

【病因病机】

鼻鼽的发生，内因多为脏腑功能失调，外因多为感受风寒之邪，异气之邪侵袭鼻窍而致。

1. 肺气虚弱　若肺气虚弱，不能宣发卫气津液于皮毛，则卫外不固，腠理疏松，风寒之邪乘虚而入。鼻为肺窍，肺受寒邪，肺气不宣，鼻窍不利，发为鼻鼽。

2. 肺脾气虚　肺气不足，脾气虚弱，水谷精微不能充养输布肺脾，导致肺失宣降，津液停聚，寒湿久凝鼻窍而发鼻鼽。

3. 肾气亏虚 肾精肾气不足，气不归元，肾不纳气，气浮于上可致喷嚏频频；肾阳不足，寒水上泛，则鼻流清涕不止。

4. 肺经郁热 肺有郁热，肃降失职，邪热上犯鼻窍，发为鼻鼽。

【辨证分型】

1. 肺气虚弱

症状 阵发性突然发作，鼻窍发痒，酸胀不适，继则喷嚏频作，流涕清稀量多，鼻塞不通，嗅觉减退，素恶风怕冷，易感冒，每遇风冷则发作，反复不愈。兼见倦怠懒言，气短声低，或有自汗，面色㿠白，舌质淡红，苔薄白，脉虚弱。

证候分析 肺气虚弱，表卫不固，腠理疏松，风寒之邪乘虚而入，内伤于肺，风寒束肺，邪正交争，抗邪外出则鼻窍发痒，酸胀不适，继则喷嚏频作；肺失清肃，气不摄津，津液外溢故鼻流清涕；肺气虚弱，不能宣发卫气于肌表，腠理不固则素恶风怕冷，易感冒，每遇风冷则发作，反复不愈。倦怠懒言，气短声低，或有自汗，面色㿠白，脉虚弱均为肺气虚弱之象。

2. 肺脾气虚

症状 鼻塞鼻胀较重，喷嚏，鼻涕清稀或黏白，嗅觉迟钝。患病日久，反复发作，平素常感头重头昏，神昏气短，四肢倦怠，食欲下降，大便或溏，舌质淡或淡胖，舌边有齿印，苔白，脉濡弱。

证候分析 肺脾气虚，肺气无以充养，宗气不能上出于鼻窍，鼻窍失养，不能守职，当外邪、异气侵袭，则鼻塞鼻胀、鼻痒喷嚏；肺脾气虚，不能运化和敷布津液，水湿之邪上泛清窍，故见鼻涕清稀；脾虚不能运化水湿，湿浊滞于经脉，阻塞气机，故头重头昏；肺脾气虚，故气短肢倦；脾胃虚弱受纳健运无力故食欲下降，便溏；舌淡，边有齿印，苔白，脉濡弱，为肺脾气虚之象。

3. 肾气亏虚

症状 常年发病，鼻痒不适，喷嚏连连，清涕难收，早晚尤甚。肾阳偏虚者，素畏寒怕冷，四肢不温，面色淡白，精神不振；或腰膝酸冷，遗精早泄，小便清长，夜尿多，舌质淡，脉沉细。肾阴亏虚者，形体虚弱，眩晕耳鸣，腰膝酸软，健忘少寐；或见五心烦热，舌红少苔，脉细数。

证候分析 肾气虚弱，失于摄纳，气不归元，上越鼻窍耗散于外，故喷嚏连连，常年发病；肾气虚寒，不能温化水液，寒气上泛清窍，使清涕难收；肾阳虚衰者，温煦失职，气化无权，故畏寒肢冷，四肢不温，面色淡白；肾气亏损，失其封藏固摄之权，故遗精早泄，小便清长，夜尿多；肾阳虚弱，下元虚惫故腰膝酸冷。若肾阴不足，脑髓空虚，骨骼失养，则见眩晕耳鸣，腰膝酸软，健忘失眠；阴虚内热故见五心烦热。舌红少苔，脉细数，为肾阴不足之象。

4. 肺经郁热

症状 鼻痒，喷嚏频作，鼻流清涕，鼻塞，常于闷热天气时发作，兼见咳嗽，咽痒，口干烦热，舌质红，苔白或黄，脉弦或弦数。

证候分析 肺经郁热，肃降失职，每遇邪热、异气侵袭，则上凌鼻窍而致喷嚏、流清涕，咳嗽，咽痒，口干烦热，舌质红，苔白或黄，脉弦或弦数，为肺经有热之征。

【鉴别分型】

鼻鼽的鉴别分型，当注意伴随症状。

1. 肺气虚弱者 阵发性突然发作，鼻窍发痒酸胀，喷嚏频作，流涕清稀量多，素恶风怕冷，易感冒，每遇风冷则发作。兼见倦怠懒言，气短声低，舌质淡红，苔薄白，脉虚弱。

2. 肺脾气虚者 鼻塞鼻胀较重，鼻涕清稀或黏白，嗅觉迟钝。反复发作，平素常感头重头昏，气短倦怠，舌质淡或淡胖，舌边有齿印，苔白，脉濡弱。

3. 肾气亏虚者　常年发病，肾阳偏虚者，素畏寒怕冷，四肢不温，小便清长，夜尿多，舌质淡，脉沉细。肾阴亏虚者，眩晕耳鸣，健忘少寐，五心烦热，舌红少苔，脉细数。

4. 肺经郁热者　常于闷热天气时发作，兼见咳嗽咽痒，口干烦热，舌质红，苔白或黄，脉弦或弦数。

【治则】

温补肺脏为总的治则。脾气虚者，健脾益气补肺；肾气虚者，温肺补肾纳气。

【方药选择】

1. 肺气虚弱　治宜温补肺气，祛风散寒。可选用辛芩颗粒（片）。

2. 肺脾气虚　治宜健脾益气，补肺敛气。可选用四君子丸。

3. 肾气亏虚　治宜补肾纳气，或滋养肾阴。可选用金匮肾气丸或左归丸。

4. 肺经郁热　治宜清宣肺气。可选用香菊胶囊或通窍鼻炎颗粒。

【药物介绍】

辛芩颗粒（片）

［药物组成］白术、黄芪、防风、细辛、荆芥、桂枝、白芷、苍耳子、黄芩、石菖蒲。

［功能主治］益气固表，祛风通窍，用于肺气不足、风邪外袭所致的鼻痒、喷嚏、流清涕、易感冒；过敏性鼻炎见上述证候者。

［注意事项］① 外感风热或风寒化热者慎用。② 应戒烟酒，忌辛辣，以免有生热助湿，加重病情。③ 本品含有苍耳子、细辛，不宜过量、长期应用。

［用法用量］颗粒剂：开水冲服。一次 5 g，一日 3 次。20 日为一个疗程。片剂：口服。一次 3 片，一日 3 次。20 日为一个疗程。

四君子丸

［药物组成］党参、白术、茯苓、大枣、生姜、炙甘草。

［功能主治］健脾益气。用于脾胃气虚，胃纳不佳，食少便溏。

［注意事项］① 阴虚或实热证者忌用。② 服药期间忌食辛辣、油腻、生冷之品，宜食清淡易消化之品。③ 不适用于急性肠炎，主要表现腹痛，水样大便频繁。④ 糖尿病患者慎用。

［用法用量］口服。水丸一次 3~6 g，一日 3 次。

金匮肾气丸

［药物组成］桂枝、附子、牛膝、地黄、山茱萸、山药、茯苓、泽泻、车前子（盐炙）、牡丹皮。

［功能主治］温补肾阳，化气行水。用于肾虚水肿、腰膝酸软、小便不利、畏寒肢冷。

［注意事项］① 湿热壅盛，风水泛溢水肿者慎用。② 孕妇慎用。③ 不可过量、久服。④ 服药期间饮食宜清淡，忌食生冷食物，宜低盐饮食。⑤ 与保钾利尿药螺内酯、氨苯蝶啶合用时应防止高血钾症；应避免与磺胺类药物同时服用。⑥ 忌房欲、气恼。

［用法用量］口服。大蜜丸一次 1 丸，小蜜丸一次 6 g，水蜜丸一次 4~5 g，浓缩丸一次 8 丸，一日 2 次。

左归丸

［药物组成］熟地黄、龟板胶、鹿角胶、枸杞子、菟丝子、山茱萸、山药、牛膝。

［功能主治］滋肾补阴。用于肾阴不足，腰酸膝软，盗汗遗精，神疲口燥。

［注意事项］① 肾阳亏虚、命门火衰、阳虚腰痛者慎用。② 外感寒湿、跌扑外伤，气滞血瘀所致腰痛慎用。③ 治疗期间不宜食用辛辣、油腻食物。④ 孕妇慎用。

［用法用量］口服。水蜜丸一次 9 g，一日 2 次。

香菊胶囊（片）

［药物组成］化香树果序（除去种子）、夏枯草、黄芪、防风、辛夷、野菊花、白芷、川芎、甘草。

［功能主治］祛风通窍，解毒固表。用于风热袭肺、表虚不固所致的急慢性鼻窦炎、鼻炎。

［注意事项］① 本品祛风通窍，解毒固表。为治疗风热袭肺，表虚不固所致的急、慢性鼻渊，鼻窒的中成药。若虚寒者慎用，胆腑郁热所致鼻渊也不宜使用。② 应戒烟酒，忌辛辣，以免生热助湿，加重病情。

［用法用量］胶囊剂：口服。一次 2～4 粒，一日 3 次。片剂：口服。一次 2～4 片，一日 3 次。

通窍鼻炎颗粒（胶囊、片）

［药物组成］苍耳子、黄芪、白术、防风、白芷、辛夷、薄荷。

［功能主治］散风固表，宣肺通窍。用于风热蕴肺、表虚不固所致的鼻塞时轻时重、鼻流清涕或浊涕、前额头痛；慢性鼻炎、过敏性鼻炎、鼻窦炎见上述证候者。

［注意事项］① 本品散风固表，宣肺通窍。用于风热蕴肺，表虚不固所致的鼻窒、鼻鼽、鼻渊的中成药。若外感风寒或气滞血瘀者慎用。② 应戒烟酒，忌辛辣，以免有生热助湿，加重病情。③ 本品含有苍耳子，不宜过量久服。

［用法用量］颗粒剂：开水冲服。一次 2 g，一日 3 次。胶囊剂：口服。一次 4～5 粒，一日 3 次。片剂：口服。一次 5～7 片，一日 3 次。

第二十节　虚火喉痹（慢性咽炎）

【疾病概念】

虚火喉痹是指因脏腑亏损，虚火上炎而致咽痒不适及咽部微红为主症的咽部疾病。

西医学的慢性咽炎可参照本节辨证论治。

【病因病机】

病后余邪未尽，粉尘、浊气刺激，嗜好辛辣、烟酒，声带咽喉过劳，耗伤肺肾阴液，阴液暗耗，虚火上炎，熏灼咽喉而发本病。

【辨证分型】

1. 肺阴虚

症状　咽燥咽痒，咳嗽声哑，发声不扬，讲话乏力，喉底、喉关暗红，或有帘珠突起，舌质红，苔少，脉细数。兼见口干，咽部不适，唇红，时有清嗓子动作，恶心，干呕。

证候分析　阴虚津少，虚火上炎，熏蒸咽部，故咽燥咽痒，喉底喉关暗红，咽部不适，口干；肺失清肃，肺气上逆则见咳嗽。舌红，脉细数为肺阴虚之象。

2. 肾阴虚

症状　咽部微痛，灼热，喉底及周围肥厚暗红，或干燥，便干溲赤，舌质红嫩，脉细或虚浮。兼见头晕眼花，腰膝酸软，心烦失眠，五心烦热，盗汗。

证候分析　肾阴虚，虚火上炎，熏灼咽部故咽部灼热疼痛，喉底及周围暗红或干燥，阴虚津少，肠失濡润故见便干；阴虚生内热，虚火上扰故见心烦失眠，五心烦热；腰为肾之府，肾阴虚，脑髓空虚，骨骼失养故见头晕眼花，腰膝酸软。舌质红嫩，脉细或虚浮为虚火上炎之象。

【鉴别分型】

1. 肺阴虚者 咽燥咽痒，咳嗽声哑，舌质红，苔少，脉细数。兼见口干，咽部不适，唇红，时有清嗓子动作。

2. 肾阴虚者 咽部微痛，灼热，舌质红嫩，脉细或虚浮。兼见头晕眼花，腰膝酸软，心烦失眠，五心烦热，盗汗。

【治则】

养阴清肺，壮水制火为治疗虚火喉痹的总则。

【方药选择】

1. 肺阴虚 治宜养阴清肺，利咽。可选用养阴清肺糖浆（详见"第二节咳嗽"）。外治可选用铁笛丸或润喉丸。

2. 肾阴虚 治宜滋阴降火，清利咽喉。可选用六味地黄丸。

【药物介绍】

铁笛丸

［药物组成］麦冬、玄参、瓜蒌皮、诃子肉、青果、凤凰衣（去硬壳）、桔梗、浙贝母、茯苓、甘草。

［功能主治］润肺利咽，生津止渴。用于阴虚肺热津亏引起的咽干声哑、咽喉疼痛、口渴烦躁

［注意事项］① 忌烟、酒及辛辣食物。② 凡声嘶、咽痛初起，兼见恶寒发热，鼻流清涕等外感风寒者忌用。③ 发热重，咽喉痛甚者不宜使用。

［用法用量］口服或含化。一次 2 丸，一日 2 次。

润喉丸

［药物组成］射干、山豆根、桔梗、僵蚕、栀子（姜炙）、牡丹皮、青果、金果榄、麦冬、玄参、知母、地黄、白芍、浙贝母。

［功能主治］润喉生津，开音止痛，疏风清热。用于急、慢性咽炎及喉炎所致的疼痛，亦用于喉痒咳嗽，声音嘶哑的辅助治疗。

［注意事项］① 忌辛辣、鱼腥食物。② 孕妇慎用。③ 脾气虚寒症见有大便溏者慎用。

［用法用量］含服，一次 1~2 丸，一日数次。

六味地黄丸（颗粒、胶囊、软胶囊、口服液）

［药物组成］熟地黄、山茱萸、山药、泽泻、茯苓、牡丹皮。

［功能主治］滋阴补肾。用于肾阴亏损，头晕耳鸣，腰膝酸软，骨蒸潮热，盗汗遗精，消渴。

［注意事项］① 感冒者慎用，以免表邪不解。② 本品为阴虚证而设，体实及阳虚者忌用。③ 本品药性滋腻，有碍消化，凡脾虚、气滞、食少纳呆者慎服。④ 服用期间饮食宜选清淡易消化之品，忌食辛辣、油腻之品。

［用法用量］丸剂：口服。大蜜丸一次 1 丸，小蜜丸一次 9 g，水蜜丸一次 6 g，一日 2 次；浓缩丸一次 8 丸，一日 3 次。颗粒剂：开水冲服。一次 5 g，一日 2 次。胶囊剂：口服。一次 1~2 粒，一日 2 次。软胶囊剂：口服。一次 3 粒，一日 2 次。口服液：口服。一次 10 mL，一日 2 次；儿童酌减或遵医嘱。

第二十一节　风热喉痹（急性咽炎）

【疾病概念】

风热喉痹是指由于风热邪毒而致，以咽部红肿疼痛为主要症状的咽部疾病。西医学中的急性咽炎可参照本节辨证论治。

【病因病机】

风热邪毒侵袭咽喉，内伤于肺，或肺胃内有蕴热，复感风热，以致肺失宣肃，发为喉痹。

【辨证分型】

1. 肺经风热

症状　咽喉微红肿痛，咽部干燥灼热，吞咽不利，喉底红肿，或有颗粒突起，伴有发热恶寒，咳嗽有痰，舌质略红，苔薄白或微黄，脉浮数。

证候分析　风热邪毒侵犯，伤及咽部，病情尚轻，故见咽喉微红肿痛，咽部干燥灼热，吞咽不利，喉底红肿，或有颗粒突起；邪在肺卫，邪正交争，抗邪外出故伴有发热恶寒。风热犯肺，肺失清肃，故见咳嗽有痰。舌质略红，苔薄白或微黄，脉浮数为风热表证之象。

2. 肺胃蕴热

症状　咽部红肿，疼痛较剧，发热较高，口干，头项强痛，耳痛耳鸣，吞咽困难，痰黄而黏稠，喉底颗粒肿突色红，颌下有瘰核，压痛明显，便秘溲黄，舌红苔黄，脉洪数。

证候分析　邪热传里，肺胃热盛，火邪熏灼咽喉，故见咽部红肿，疼痛较剧，吞咽困难，喉底颗粒肿突色红；热邪灼烁津液，故痰黄而黏稠；热毒痰火结于颌下，故颌下有瘰核，压痛明显；肺胃热盛，故见发热较高，头项强痛，耳鸣耳痛，口干，便秘溲赤。舌质红，脉红数均为胃腑热盛之象。

【鉴别分型】

1. 肺经风热者　咽喉微红肿痛，咽部干燥灼热，伴有发热恶寒，舌质略红，苔薄白或微黄，脉浮数。

2. 肺胃蕴热者　咽部红肿，疼痛较剧，发热较高，吞咽困难，颌下有瘰核，压痛明显，便秘溲黄，舌红苔黄，脉洪数。

【治则】

除痰清热，开结利咽为治疗风热喉痹的总则。

【方药选择】

1. 肺经风热　治宜疏风清热，利咽开结。可选用蓝芩口服液。外治可选用冰硼咽喉散或珠黄散或锡类散。

2. 肺胃蕴热　治宜泻热解毒，利咽消肿。可选用栀子金花丸。

【药物介绍】

蓝芩口服液

［药物组成］板蓝根、黄芩、栀子、黄柏、胖大海。

［功能主治］清热解毒，利咽消肿。用于肺胃实热所致的咽痛、咽干、咽部灼热；急性咽炎见上述证候者。

［注意事项］①本品为治疗肺胃实热所致急喉痹的常用中成药，若属虚火喉痹者慎用。②饮食宜

清淡，忌食辛辣、油腻、鱼腥食物，戒烟酒，以免加重病情。③ 本品苦寒，易伤胃气，孕妇、老人、儿童及素体脾胃虚弱者慎服。

［用法用量］口服。一次 20 mL，一日 3 次。

冰硼咽喉散

［药物组成］冰片、硼砂（炒）、玄明粉、青黛、生石膏。

［功能主治］清热解毒，消肿止痛。用于咽部、齿龈肿痛，口舌生疮。

［注意事项］① 忌辛辣、鱼腥食物。② 本品为局部用药，不宜内服。③ 不宜在用药期间同时服用温补性中成药。④ 大便溏之脾胃虚者慎用。

［用法用量］外用。取少量，吹敷患处，一日 3 ~ 4 次。

珠黄散

［药物组成］珍珠、人工牛黄。

［功能主治］清热解毒，祛腐生肌。用于热毒内蕴所致的咽痛、咽部红肿、糜烂、口腔溃疡久不收敛。

［注意事项］① 本品为治疗实热火毒所致急喉痹、口疮的中成药，若虚火喉痹、口疮慎用。② 孕妇慎用。③ 饮食宜清淡，忌食辛辣油腻食物，以免助热生湿。④ 本品苦寒，易伤胃气，老人、儿童及素体脾胃虚弱者慎服。

［用法用量］外用。取药少许吹患处，一日 2 ~ 3 次。

锡类散

［药物组成］牛黄、象牙屑、青黛、珍珠、壁钱炭、人指甲（滑石粉制）、冰片。

［功能主治］解毒化腐，敛疮。用于心胃火盛所致的咽喉糜烂肿痛。

［注意事项］① 本品为治疗火毒所致喉痹、口疮的中成药，若属虚火上炎者慎用。② 饮食宜清淡，忌食辛辣油腻食物，以免助热生湿。③ 本品苦寒，易伤胃气，老人、儿童及素体脾胃虚弱者慎服。

［用法用量］外用。每用少许，吹敷患处，一日 1 ~ 2 次。

栀子金花丸

［药物组成］栀子、黄连、黄芩、黄柏、金银花、知母、天花粉、大黄。

［功能主治］清热泻火，凉血解毒。用于肺胃热盛，口舌生疮，牙龈肿痛，目赤眩晕，咽喉肿痛，吐血衄血，大便秘结。

［注意事项］① 本品清肺胃实火，阴虚火旺者忌用。② 本品含较多苦寒药及攻下药，孕妇慎用。③ 服药期间饮食清淡，忌食辛辣刺激之品。④ 本药苦寒易伤正气，体弱年迈者慎服，体壮者也应中病即止，不可过服、久服。

［用法用量］口服。一次 9 g，一日 1 次。

第二十二节　口　　疮

【疾病概念】

口疮是指口腔内之唇、舌、颊、上颚等处黏膜发生单个或多个黄白色如豆大的溃烂点，溃点时发时愈，或经久不愈，伴有疼痛或不痛。西医学的阿弗他口炎等病可参照本节辨证论治。

【病因病机】

1. 心脾积热　过食辛辣厚味，嗜饮醇酒，酿生内热，复感风、火、燥邪，热盛化火，循经上口，灼腐肌膜，发为口疮；或口腔不洁，或有外伤，毒邪乘机侵袭，引动心脾经热，熏蒸口腔，使肌膜腐烂而成口疮。

2. 阴虚火旺　素体阴虚，病后或久劳，真阴亏耗，阴液不足，虚火旺盛，上炎口腔而发。

【辨证分型】

1. 心脾积热

症状　口疮数目较多，甚则融合成片，周围黏膜鲜红，微肿，灼热疼痛，说话或进食饮水加重，心中烦热，发热，口干，便秘溲赤，舌红苔黄，脉数。

证候分析　心脾热盛，火热之气循经上攻口舌，灼腐肌膜，故口舌生疮，数目较多而灼痛，甚则融合成片；热毒瘀积于口疮周围，故见周围黏膜红肿，灼热疼痛；心经有热，躁扰心神，故心中烦热；脾胃壅热，伤津耗液，故见口干渴，便秘溲赤。舌红苔黄，脉数为心脾积热之征。

2. 阴虚火旺

症状　口疮数目较少，溃面灰白，周围黏膜淡红或不红，微痛，反复发作，兼见舌燥咽痛，腰膝酸软，舌红津少。或见心烦不得卧，舌红津少或舌光色淡有龟纹。

证候分析　阴虚火旺，证属虚，其火不盛，属不足之证，故口疮数目较少，溃面灰白，周围黏膜淡红或不红；因体质虚弱，虚火上炎则发病，若经治疗，或休养得当，阴精得复，则其疮得愈，若疲劳耗精过度，又伤阴气，则虚火再次上炎而发口疮，故反复发作；虚火上炎，熏灼舌咽，故舌燥咽痛；肾阴虚损，腰膝失养，故腰膝酸软；虚火上扰，扰动心神，故心烦不得卧；阴液亏耗，则见舌红津少或有龟纹；心血虚则见舌光色淡。

【鉴别分型】

1. 心脾积热者　口疮数目较多，周围黏膜鲜红，微肿，灼热疼痛，发热，口干，便秘溲赤，舌红苔黄，脉数。

2. 阴虚火旺者　口疮数目较少，周围黏膜淡红或不红，微痛，兼见舌燥咽痛，腰膝酸软，舌红津少。

【治则】

清热消肿，滋阴降火为治疗口疮的基本法则。

【方药选择】

1. 心脾积热　治宜清热解毒，消肿止痛。可选用凉膈散。外治可选用冰硼散或珠黄散（详见"第二十一节风热喉痹"）或漱口方。

2. 阴虚火旺　治宜滋阴降火。可选用六味地黄丸［详见"第二十节虚火喉痹（慢性咽炎）"］或口炎清颗粒。外治可选用柳花散或儿茶末或柿霜末或珠黄散。

【药物介绍】

凉膈散[处]

［药物组成］川大黄、朴硝、甘草、山栀子、薄荷叶、竹叶、黄芩、连翘。

［功能主治］凉膈泻热。用于上、中二焦积热，烦躁多渴，面热头昏，唇焦咽燥，舌肿喉闭，目赤鼻衄，颌颊结硬，口舌生疮，涕唾稠黏，睡卧不宁，谵语狂妄，大便秘结，小便热赤及小儿惊风，舌红苔黄，脉滑数。

［注意事项］体虚患者及孕妇，忌用或慎用本方。

【用法用量】研为粗末，水煎服。

冰硼散

[药物组成] 冰片、硼砂、朱砂、玄明粉。

[功能主治] 清热解毒，消肿止痛。用于热毒蕴结所致的咽喉疼痛、牙龈肿痛、口舌生疮。

[注意事项] ① 本品为治疗热毒蕴结所致急喉痹、牙宣、口疮的常用中成药，若病属虚火上炎者慎用。② 本品含有辛香走窜、苦寒清热之品，有碍胎气，孕妇慎用。③ 服药期间饮食宜清淡，忌食辛辣、油腻食物，戒烟酒，以免加重病情。④ 方中含有玄明粉，药物泌入乳汁中，易引起婴儿腹泻，故哺乳期妇女不宜使用。⑤ 本品含朱砂有小毒，不宜长期大剂量使用，以免引起蓄积中毒。⑥ 急性咽炎、牙周炎、口腔溃疡感染严重，有发热等全身症状者，应在医生指导下使用。

[用法用量] 吹敷患处。每次少量，一日数次。

漱口方[处]

[药物组成] 生蒲黄、荆芥穗、石膏、僵蚕、连翘、赤芍、银花、川锦纹、川椒、薄荷、食盐。

【主治】齿痛。

[用法用量] 以水熬透，随时漱之。

口炎清颗粒

[药物组成] 天冬、麦冬、玄参、金银花、甘草。

[功能主治] 滋阴清热，解毒消肿。用于阴虚火旺所致的口腔炎症。

[注意事项] ① 本品为阴虚火旺证所设，脾胃积热，胃火炽盛者不宜。② 本品寒凉，脾胃虚寒者慎用。③ 服药期间，忌食辛辣油腻食物，以免助热生湿。④ 本药甘寒，久用易伤胃气，老人、儿童慎服。

[用法用量] 口服。一次 2 袋，一日 1~2 次。

第二十三节 牙 痛

【疾病概念】

牙痛是牙齿疼痛的简称。无论是牙体或牙周的病变均可引起该症。

【病因病机】

1. 风火侵袭 风火之邪，直侵人体，伤及牙齿，邪聚不散，气血滞留，瘀阻脉络，不通则痛。

2. 胃火上炎 胃火素盛，又嗜食辛辣，积火与新热互结上冲，或风热邪毒外犯，引动胃火，循经上蒸牙床，伤及龈肉，损及脉络而为病。

3. 虚火上炎 肾主骨，齿为骨之余，若肾阴亏损，水火不济，虚火上炎，灼烁牙体牙龈，令骨髓空虚，牙失荣养，致牙根浮动而隐痛。

【辨证分型】

1. 风火牙痛

症状 牙齿疼痛，牙龈红肿，呈阵发性，遇风发作，患处得冷则痛减，受热则痛增，牙龈红肿。兼见发热恶寒，头痛，口渴，舌红苔白干，脉浮数。

证候分析 风热郁于齿龈，瘀阻脉络，导致牙齿疼痛，牙龈红肿；风热为阳邪，遇冷则抑制，受热则助其势，患处得冷则痛减，受热则痛增；风热相搏，邪正交争，故见发热恶寒，头痛，舌红苔白干，脉浮数为火热之象。

2. 胃火牙痛

症状 牙齿疼痛剧烈，牙龈红肿较甚，或出脓渗血，肿连腮颊，头痛，口渴引饮，口臭，大便秘结，舌苔黄腻，脉象洪数。

证候分析 胃火炽盛，循经上蒸齿龈，故见牙齿疼痛剧烈，牙龈红肿；火盛伤络则渗血，肌膜化腐则成脓，故出脓渗血；火热结聚不散，故肿连腮颊；邪热上扰可见头痛不适；胃热伤津则见口渴引饮；胃腑热盛故口臭，便秘。舌苔黄腻，脉洪数为胃腑热盛之象。

3. 虚火牙痛

症状 牙齿隐隐作痛或微痛，牙龈微红，微肿，久则龈肉萎缩，牙齿浮动，咬物无力，午后疼痛加重。兼见腰酸痛，头晕眼花，口干不欲饮，舌质红嫩，无浊苔，脉细数。

证候分析 肾阴不足，虚火上炎，故见牙齿隐隐作痛或微痛；阴虚有火，为不足之象，故牙龈微红微肿；虚火久熏，灼烁龈肉，则龈肉萎缩；龈肉萎缩致牙齿不固，故见牙齿浮动，咬物无力；午后阳明经气旺盛，更助虚火上炎，故午后疼痛加重；肾虚腰失所养，故腰酸痛；肾阴虚，髓海不足，则头晕眼花；虚火伤津，故口干不欲饮。质红嫩，无浊苔，脉细数为阴虚之象。

【鉴别分型】

1. 风火牙痛者，牙齿疼痛，呈阵发性，遇风发作，患处得冷痛减，受热痛增，兼见发热恶寒，舌红苔白干，脉浮数。

2. 胃火牙痛者，牙齿疼痛剧烈，牙龈红肿较甚，口臭，大便秘结，舌苔黄腻，脉象洪数。

3. 虚火牙痛者，牙齿隐隐作痛或微痛，牙齿浮动，咬物无力，兼见腰酸痛，头晕眼花，舌质红嫩，脉细数。

【治则】

牙痛的治疗，当分风火、胃火、虚火而分别给以疏散风热、清泻胃火、滋阴降火。

【方药选择】

1. 风火牙痛 治宜疏风清热，解毒消肿。可选用银翘解毒丸。外治可选用冰硼散。

2. 胃火牙痛 治宜清胃泻热，凉血止痛。可选用牛黄解毒丸。外治可选用漱口方或竹叶膏或金黄散。

3. 虚火牙痛 治宜滋阴益肾，降火止痛。可选用知柏地黄丸（详见"本章第三节内伤发热"）。外治可选用龙眼白盐方。

【药物介绍】

银翘解毒丸（片、颗粒、软胶囊、合剂、液）

［药物组成］金银花、连翘、薄荷、荆芥、淡豆豉、牛蒡子、桔梗、淡竹叶、甘草。

［功能主治］疏风解表，清热解毒。用于风热感冒，症见发热头痛、咳嗽口干、咽喉疼痛。

［注意事项］① 本品疏风解表，清热解毒，风寒感冒者慎用。② 孕妇慎用。③ 服药期间忌烟酒及辛辣、生冷、油腻食物。

［用法用量］丸剂：用芦根汤或温开水送服。大蜜丸一次 1 丸，水蜜丸一次 6 g，浓缩丸一次 5 丸，一日 2～3 次。片剂：口服。一次 4 片，一日 2～3 次。颗粒剂：开水冲服。一次 15 g 或 5 g，一日 3 次；重症者加服 1 次。软胶囊剂：口服。一次 2 粒，一日 3 次。合剂：口服。一次 10 mL，一日 3 次，用时摇匀。口服液：口服。一次 20 mL，一日 2～3 次。

牛黄解毒丸（片、胶囊、软胶囊）

［药物组成］人工牛黄、石膏、黄芩、大黄、雄黄、冰片、桔梗、甘草。

　　[功能主治] 清热解毒。用于火热内盛，咽喉肿痛，牙龈肿痛，口舌生疮，目赤肿痛。

　　[注意事项] ① 脾胃虚弱者慎用。② 虚火上炎所致口疮、牙痛、喉痹者慎用。③ 本品含有雄黄，故不宜过量、久服。④ 孕妇禁用。

　　[用法用量] 丸剂：口服。大蜜丸一次 1 丸，水蜜丸一次 2 g，一日 2～3 次。片剂：口服。小片一次 3 片，大片一次 2 片，一日 2～3 次。胶囊剂：口服。小粒一次 3 粒，大粒一次 2 粒，一日 2～3 次。软胶囊剂：口服。一次 4 粒，一日 2～3 次。

第二十四节　耳疮（弥漫性外耳道炎）

【疾病概念】

　　耳疮是指发生于外耳道的弥漫性红肿疮疡，以外耳道弥漫性红肿、溃疡、渗液等为特征。弥漫性外耳道炎可参考本病进行辨证施治。

【病因病机】

　　耳疮的外因多为风、热、湿邪侵袭，内因多为肝胆失调。

　　1. 风热邪毒侵袭　多因挖耳损伤外耳道肌肤；或污水入耳；或脓耳之脓液浸渍，以致风热湿邪乘机侵袭，与气血相搏，结聚与耳道肌肤致局部红、肿、热、痛、渗液、流脓，形成耳疮。

　　2. 肝胆湿热上蒸　肝主疏泄，性喜条达，胆性刚强，情志不遂，气机郁结导致肝胆失调。肝胆火热或湿热循经上犯，蒸灼耳道，壅遏经脉，逆于肌肤致耳道红肿，疼痛。

【辨证分型】

　　1. 风热邪毒侵袭

　　症状　耳部灼热疼痛，张口、咀嚼、压迫耳屏或牵拉耳郭时疼痛加重，检查可见外耳道局限性红肿，表面有黄白色分泌物。全身症状可见恶风发热，头痛，周身不适，舌红，苔白，脉浮数。

　　证候分析　风热邪毒侵袭，病邪属阳，其性善动升发，故易随经脉侵犯耳窍，经脉被阻，邪气与气血相搏，结聚于肌肤，故耳部耳道皮肤灼热疼痛，红肿；耳部经脉多连头部，故张口、咀嚼、压迫耳屏或牵拉耳郭时疼痛加重，甚则引起头痛；风热邪毒侵袭，病邪在表，故见恶风发热，周身不适，舌红苔白，脉浮数。

　　2. 肝胆湿热上蒸

　　症状　耳部疼痛剧烈，痛引腮脑，耳部前后瘰核肿大疼痛，检查可见外耳道漫肿红赤，可见黄黏渗液，破后流出少许脓血。全身可有发热，热度较高或寒热往来，口苦咽干，小便短赤，大便秘结，舌红苔黄腻，脉弦数。

　　证候分析　肝胆相表里，胆经循行分布于耳部，肝胆湿热，循经上犯，蒸灼肌肤，湿盛则肿，故耳部红肿，疼痛剧烈；耳部脉络多连头面，故痛连腮脑；湿热邪毒阻滞脉络，则耳部前后瘰核肿大疼痛；热盛肉腐则成脓，故见耳道黄黏渗液，破后流脓；肝胆郁热则见发热或寒热往来，口苦咽干；舌红苔黄腻，脉弦数为肝胆湿热之征。

【鉴别分型】

　　1. 风热邪毒侵袭者　耳部灼热疼痛，张口、咀嚼、压迫耳屏或牵拉耳郭时疼痛加重，全身症状可见恶风发热，头痛，舌红苔白，脉浮数。

　　2. 肝胆湿热上蒸者　耳部疼痛剧烈，痛引腮脑，耳部前后瘰核肿大疼痛，全身可有发热，口苦咽干，溲赤便秘，舌红苔黄腻，脉弦数。

【治则】

耳疖的治疗以疏风清热，利湿清热，解毒消肿，清泻肝胆为主。

【方药选择】

1. 风热邪毒侵袭 治宜疏风清热，解毒消肿。可选用银翘解毒制剂（详见"第二十三节牙痛"）合久芝清心丸。

2. 肝胆湿热上蒸 治宜清泻肝胆，利湿消肿。可选用龙胆泻肝丸（详见"第九节胁痛"）。

【药物介绍】

久芝清心丸

［药物组成］大黄、黄芩、桔梗、山药、丁香、牛黄、麝香、冰片、朱砂、雄黄、薄荷脑。

［功能主治］清热，泻火，通便。用于内热壅盛引起的头晕头胀，口鼻生疮，咽喉肿痛，风火牙疼，耳聋耳肿，大便秘结。

［注意事项］① 孕妇禁用。② 体虚者慎用。③ 不宜在服药期间同时服用滋补性中药。

［用法用量］口服。大蜜丸一次 2 丸，一日 2 次。

（孟培燕　庄　洁　贾春蓉　钟　萌　谢俊大）

本 章 小 结

本章介绍了中医非处方药适应病症中的感冒、咳嗽、内伤发热、便秘、胃痛、呕吐、泄泻、腹痛、胁痛、黄疸、眩晕、失眠、头痛、痛经、月经不调、痤疮、湿疹、阴痒、鼻衄、虚火喉痹（慢性咽炎）、风热喉痹（急性咽炎）、口疮、牙痛、耳疖（弥漫性外耳道炎）共计 24 种疾病的概念、病因病机、辨证分型、治则、鉴别分型、药物介绍，以指导患者对以上疾病选用中医药的非处方药或处方药进行自我诊治。

复 习 题

1. 简述感冒证型中风寒与风热的区别。

2. 简述内伤的病因病机及其分型施治与用药。

3. 简述胃痛、腹痛、胁痛的病因病机与治疗用药的异同。

4. 简述泄泻与便秘的成因。

5. 简述眩晕因实致眩的病因及其病机与治则。

6. 简述失眠形成的机制。

7. 简述头痛虚实寒热的鉴别分型。

8. 简述痛经虚实的鉴别要点。

9. 简述月经不调的治疗药物及根据辨证分型合理选用药物的原则。

10. 简述湿疹与痤疮的异同。

参考文献

［1］张伯臾．中医内科学．上海：上海科学技术出版社，1985.

［2］国家药典委员会．中华人民共和国药典临床用药须知（中药成方制剂卷）2010年版．北京：中国医药科技出版社，2011.

［3］北京市卫生局．2011版北京地区医疗机构处方集（中药分册）．上海：第二军医大学出版社，2011.

第四章 | 药物应用基本知识

┃ 学习目标 ┃

1. 系统掌握从家庭购药、使用、贮存、防治药物不良反应等药品知识，了解如何运用药学知识来指导患者在自我药疗中科学正确地用药。

2. 了解与自我药疗密切相关的药物应用中遇到的实际问题，从而达到指导患者正确认识药物，科学、合理地使用药物的目的，并且能够提高药师解决临床药学工作中实际问题的能力。

┃ 核心概念 ┃

【药物】是用于预防、治疗、诊断疾病，有目的地调节人的生理功能，并规定有适应证、用法、用量的物质。

【药品与保健食品】药品一般是指经厂家生产加工后具有一定的使用价值与经济价值的商品药物。生产企业在生产药品前须先获得国家药品监督管理局的批准才能生产，故在药品的外包装及标签上均应印有"国药准字"批准文号。保健食品是以天然物质为基础，经过强化或减少某种成分，或加入具有某种功能的物质，或以"药食两用"品种加以调配，达到促进新陈代谢、提高机体的免疫能力或延缓衰老的目的。

【处方药和非处方药】处方药是必须凭执业医师或执业处方才可调配、购买和使用的药品；非处方药是不需要凭医师处方即可自行判断、购买和使用的药品。处方药英语称 prescription ethical drug，非处方药英语称 nonprescription drug，在国外又称之为"over the counter"（可在柜台上买到的药物），简称 OTC，此已成为全球通用的俗称。

【自我药疗】世界非处方药物协会（WSMI，原文意为世界自我药疗工业协会，是世界各国家和地区非处方药生产商的协会）对此的表述如下：在没有医生或其他医务工作者指导的情况下，恰当地使用非处方药物，用以缓解轻度的短期的症状及不适，或者用以治疗轻微的疾病。由此可见，自我药疗的重点是使用非处方药物。

【药品说明书】为充实家庭药箱或治疗小伤小痛，常需要到药店购买药品，在决定将药品买下之前，首先应仔细阅读药品说明书。说明书通常包括药名、成分、结构、性状、药理作用与适应证、用法用量、不良反应、禁忌证及注意事项、批号、有效期、贮存条件等内容。

【药物不良反应】药物作用于机体，除了发挥治疗的功效外，有时还会由于种种原因而产生某些与药物治疗目的无关而对人体有损害的反应，药物不良反应简称 ADR。

【用药方法】用药方法又称给药途径或给药方法，如口服、注射等。不同的给药方法对药物的吸收、分布、代谢和排泄都有很大的影响，从而往往能改变药物作用的性质、强度。至于采用哪一种给药方法，要取决于药物的理化性质、药理作用、病情和所预期的效果，非处方药不包括注射剂，即通过注射给药的药品不能作为非处方药。

| 引　　言 |

药物应用基本知识是指导临床药师应用专业知识和技能，正确处理和解决药学服务过程中遇到的各种实际问题的实用性内容，是临床药学知识的重要补充部分。为保障临床药师工作在实践中的顺利进行，要求临床药师对药物应用基本知识进行全面了解掌握。本章将对中西药物基本知识、概念、内容，家庭如何购药，使用、贮存，防治药物不良反应及临床药师实际工作中可能会遇到的患者提出的问题和正确的做法进行阐述与探讨。

第一节　药　学　知　识

一、什么是药物

药物能够防病治病是家喻户晓、老幼皆知的，那么什么是药物呢？也许有许多人无法作出确切和全面的回答，凡是用于预防、治疗、诊断疾病，有目的地调节人的生理功能，并规定有适应证、用法、用量的物质，我们称之为药物。

药物具有两面性，使用得当可以防病治病，造福人类；使用不当，则可危害人类健康，也就是说药物与毒物间无明显的界限，无数惨痛的教训告诉我们，滥用药物造成的危害至今尚未引起人们的足够重视。因此，我们要正确认识药物，科学、合理地使用药物，真正使药物成为人类健康的保护神。

二、什么是药品与保健食品

药品一般是指经厂家生产加工后具有一定的使用价值与经济价值的商品药物。生产企业在生产药品前须先获得国家药品监督管理局的批准才能生产，故在药品的外包装及标签上均应印有"国药准字"批准文号。

保健食品是以天然物质为基础，经过强化或减少某种成分，或加入具有某种功能的物质，或以"药食两用"品种加以调配，达到促进新陈代谢、提高机体的免疫能力或延缓衰老的目的。

三、药物的剂型

不论天然药或人工合成药，为了便于保存和使用，都要经过加工制成一定的形式，但有效的化学成分不发生变化，这种制品就称为药物的制剂。按照用药方法的不同，常用药物制剂的形式（简称剂型），可分成口服制剂、注射剂和外用制剂三类。

1. 口服制剂

（1）溶液剂：多为不挥发性药物的水溶液，一般是透明的，如氯化钾溶液。

（2）合剂：是由多种药品配合制成的透明的或浑浊的水性液体，如复方甘草合剂。

（3）酊剂：是指药物的乙醇浸出液。一般每 100 mL 的药效相当于 10 g 原生药，如颠茄酊。习惯上也有将某些化学药品的乙醇溶液称作"酊"的，如碘酊。

（4）糖浆剂：为蔗糖的浓溶液，其中不含药的叫单糖浆。味苦的药水，尤其是小儿用药常把糖浆用作调味品，如止咳糖浆。

（5）片剂：药粉经压制而成的小片。片剂的制造、分发和服用等都很方便，是现代医疗上应用最多的一种药物形式。包括普通压制片、糖衣片、缓释片、控释片、泡腾片、微囊片、多层片等。

（6）锭剂：是药粉加糖等调味剂后，压制成的硬块制剂，如"紫金锭"。

（7）胶囊剂：是一种把药物装在胶囊内的剂型，具有避免某些药物的苦味，或对口腔、黏膜刺激性的作用，如氯霉素胶囊、盐酸克林霉素胶囊等，又分硬胶囊和软胶囊（又称胶丸）。

（8）散剂：也叫粉剂。是一种干燥、均匀、粉状药物。易于潮解的药物不宜做成散剂。

（9）颗粒剂：简称冲剂。大多是由植物性药材浸提物与糖粉等辅料调和、干燥而制成的细颗粒状制剂。用开水冲化后即成汤剂，既保持了中药的传统剂型——汤剂的特色，又克服了煎煮中草药的不便等缺点，但容易受潮、结块并软化，要注意保存和包装。凡单剂量颗粒压制成块状冲剂称块状冲剂，分为可溶性、混悬性、泡腾性颗粒剂。

（10）膜剂（药膜）：是一种新剂型。它是将药物溶解于或混悬于多聚物的溶液中，经涂膜、干燥而制成，如硝酸甘油药膜、舒喘（氨哮素）膜，供舌下含服。亦有供外用的，如避孕药膜（阴道用）、毛果芸香碱眼用药膜（直接放于眼结膜囊内使用）。

2. 注射剂　注射用的药液要求是灭菌的透明溶液（或混悬液）。注射剂因装在密封的玻璃安瓿中，所以也叫安瓿剂或水针剂。有些在溶液中不稳定的药品则以干燥状态封装，临用前制成溶液，称粉针剂。

3. 外用制剂

（1）软膏：也称油膏。用油脂或其他半固体物质如凡士林、猪油、羊毛脂等作基质，另加有关药品研匀制成，如氧化锌软膏。

（2）眼用软膏：是一种专供眼用的极细腻的灭菌软膏，如金霉素眼膏。

（3）洗剂：是一种水性液体，常含有不溶性粉末，用时应先摇匀，例如皮肤科常用于止痒的炉甘石洗剂。

（4）擦剂：是一种刺激性药物的油性、乙醇性或肥皂性溶液。如松节油擦剂等。

（5）栓剂：又称坐药，是塞入人体不同腔道内的一种软性制剂。以油脂类为基质，遇体温即溶化而发生作用，质量和形状因用途不同而有差别。肛门栓剂呈圆锥形，重约 2 g，如甘油栓。阴道栓剂呈球形或卵形，重约 5 g，如避孕栓剂。

（6）气雾剂：也称气溶胶。是指药物与抛射剂（液化气体或压缩气体）一起封装于带有阀门的耐压容器内的液体制剂，使用时借助抛射剂气化的压力，将含有药物的内容物以极细的气雾（一般在 10 μm 以下）喷射出来，吸入后药物可直达肺部深处，能立即发生作用，可用于支气管哮喘急性发作，如气喘气雾剂、芸香草气雾剂。

外用于皮肤病、烧伤治疗的气雾剂雾粒则较大，如烧伤气雾剂。

四、常用的用药方法

用药方法又称给药途径或给药方法，如口服、注射等。不同的给药方法对药物的吸收、分布、代谢和排泄都有很大的影响，从而往往能改变药物作用的性质、强度。至于采用哪一种给药方法，要取决于药物的理化性质、药理作用、病情和所预期的效果，非处方药不包括注射剂，即通过注射给药的药品不能作为非处方药。

常用的给药方法有如下几种。

1. 口服 口服是最方便最常用的给药方法。它的优点是简便、安全而经济，不需要任何器械。所用的药物可以是固体和液体的各种形式。在一般情况下，口服是最好的给药方法。它的缺点在于：① 吸收要比其他方法慢，因此不适用于急救；② 有些药物，口服后会被消化液所破坏，或在消化道内不能吸收；③ 呕吐不止和人事不省的患者，无法口服，在这种情况下，就必须考虑注射给药。

口服时应该注意哪些问题呢？

（1）药水（包括合剂、糖浆剂等液体剂型）：在服用药水的时候，如果药水是浑浊的，应先将瓶内的药水摇匀，然后倒出所规定的份量服下。

药水是否可以冲淡服下，要看情况决定。比如健胃药是一种利用苦味刺激舌头上的味觉神经而促进食欲的药物，一般在饭前 10～30 min 服用，以便到时发挥药性。所以，服用时就不应该冲淡，更不宜在药水中加入白糖、果汁等甜味的东西，服药后也不要漱口。至于其他用途的某些苦味药物可以冲淡，或加些蜂蜜、白糖等调味。止咳药水和糖浆类药物，口服时能保护咽部黏膜，因而缓和刺激，减轻咳嗽，所以也不应冲淡，服后也尽可能不要喝水。对消化道黏膜有刺激性的药物（如稀盐酸、铁剂等），服用时就必须冲淡，服后要漱口，不然酸类会损坏牙齿，铁剂会使牙齿变色。这一类药物最好在饭后服，以减少对胃的刺激。

（2）药片：一般服用时，可以多喝些温开水，使药片容易吞下，并帮助其溶化吸收。服用糖衣片、胶囊剂，切不可将它咬破或压碎，以免苦味或刺激性妨碍吞服。

（3）药粉：服用有 3 种方法：① 可先将药粉溶解在少量水中，然后咽下；② 将药粉撒在舌上，然后用温开水送下；③ 先含一口水，再将药粉倒进嘴里吞下。

患病儿童服用药粉时，用第一种方法较为方便。

2. 注射 给药法注射有皮内、皮下、肌内、鞘内注射和静脉注射等多种，它们发挥药效的速度快慢不一。静脉注射可使全部药物迅速进入血液，因而作用最快而且剂量最准确。在急救时，静脉注射有时是重要的方法。肌内注射时，由于肌肉含有丰富的血管，药物的吸收要比皮下注射来得快。同时，由于肌肉对疼痛刺激的敏感性较低，所以，某些刺激性较大而不宜于皮下注射的药物，多采用肌内注射。皮内注射所用药量甚小，主要用于皮内试验，如青霉素过敏试验，注射后可见皮面隆起一个小丘疹，但不必按揉，可任其自行吸收。

注射给药需要严格的无菌操作和医务人员的参加，特别是它在一定程度上能引起疼痛和组织的损伤，在技术错误时，更易发生严重反应，所以在适用口服的场合下，应该尽量利用口服给药。有的患者盲目地喜欢医生给他打针，这种偏向是应该加以纠正的。

注射时应听从医务人员的嘱咐，与他们合作。当注射针头刺入组织时，不要惊慌、晃动，更不可将受注射的肢体突然缩回或抖动，以免将针头折断在肌肉组织中。

有时在皮下、肌内和静脉注射时，会引起局部发红、肿胀、疼痛，可用热毛巾敷贴局部，肿胀就会逐渐消退。有时某些药液从静脉内漏至皮下，也会结成硬块或引起溃烂，这种情况，可请医生进行适当处理。

3. 舌下、直肠内给药　舌下黏膜血管丰富，吸收能力较强，故奏效迅速，但只适用于少数用量较小的药物，如硝酸甘油片，硝苯地平（心痛定）（片）的舌下含化，用于心绞痛的治疗。

直肠内给药没有口服的一些缺点，栓剂和灌肠只适用于少数能穿透黏膜的药物。

4. 吸入给药　气体、挥发性药物的蒸气通过扩散自肺泡进入血液，吸收速率仅次于静脉注射，例如，乙醚吸入麻醉。此外，可将药物制成气雾剂吸入，治疗呼吸系统疾病，奏效也快。例如，吸入异丙肾上腺素（喘息定）气雾剂，用于支气管哮喘的治疗。

5. 外用　完整的皮肤表面只有少量的吸收能力，所以一般只限于发挥局部的治疗效果。（如止痒、止痛、消除红肿等）。黏膜却不然，吸收能力较强，但也可因部位不同而异。前已述及，舌下黏膜血管丰富，吸收能力较强，可引起全身作用，如硝酸甘油片的舌下含药，可用来治疗心绞痛。完整阴道黏膜与膀胱黏膜的吸收能力很弱，但在破损时药物却很易吸收。鼻、喉和气管的吸收能力很强，其他部位则一般。

外科换药，应事先把外科用的镊子、换药碗等放在蒸笼内或锅内消毒 0.5 ~ 1 h。如事先没有蒸过，可临时用 75% 的乙醇消毒。擦药前创面要用消毒药水清洁，然后用棉签涂上汞溴红，或撒些消炎粉，或把药膏涂抹在纱布上，敷于创面上，最后用橡皮膏固定好或绷带包扎好。一般每天换药 1 次。

五、识读医生处方

患者就诊后，若需用药治疗，医生则会开出处方，通过药剂人员嘱咐患者如何用药。

处方中除了应有患者的姓名、性别、处方日期、医生签名外，主要就是所用药物的名称、剂型、规格、数量及用法用量。像麻醉药品专用处方还需注明病情摘要及患者详细地址，以便加以控制使用；有些公费控制使用的药品，也须医生注明病情。

处方可用中文、拉丁文或英文书写。大家会有一个共同看法就是医生的处方不易看懂。若要掌握药物的名称（包括正式名、别名、商品名、中文名、拉丁名、英文名等）确实比较困难，可查阅有关书籍如《当代药品商品名与别名词典》等。用法用量的简写或外文缩写比较容易辨别和掌握，并对患者正确使用药物也有一定的帮助。因此，患者或其家属应对这方面的知识有所了解。

六、药物在体内的过程

药物进入人体后，一方面药物对人体产生多种作用，另一方面，人体也在改变药物，使药物经受吸收、分布、排泄、代谢、蓄积等过程，这些在体内的经历总称为药物在体内的过程。

1. 药物的吸收　是指药物自用药部位进入血液循环的过程。静脉注射或滴注给药时，由于药物直接进入血液循环，所以没有吸收这一过程。

药物口服之后，若是片剂，首先必须崩解，其中所含药物成分必须溶解，才能被吸收。由于胃内容物排空迅速，胃内吸收面积较小，所以许多药物在胃内吸收量很少。药物吸收的主要部位是小肠，以其面积大，血流量丰富以及药物在肠内溶解度较好等因素所促成。从胃肠道吸收的药物，都要经过门静脉进入肝，再进入血液循环。有的药物大部分就在肝中被代谢而失效，使进入血液循环的有效药量减少，药效降低，这种现象称为首过效应，像这样的药物就必须舌下给药。由于舌下给药或直肠给药（用栓剂），药物是经口腔、直肠和结肠黏膜吸收，两者吸收表面积虽小，但血流供应丰富，且吸收后不必经过肝，因而进入血液循环的相对有效药量就较多了。

药物吸收的快慢，受着多种因素的影响。首先是药物本身，例如镁盐和硫酸盐很难从肠道吸收，而钠、钾的氯化物却极易被吸收。药物的溶解度与吸收也有关系，容易溶解的药物能很好地吸收，而不溶解的药物就不能被吸收。其次，与用药方法也有关，如口服吸收要比注射的慢等。肌肉组织血流量比皮下组织丰富，所以肌内注射时吸收比皮下注射快。油剂、混悬剂可在注射局部滞留，由于吸收缓慢，可使作用时间持久。

药物吸收的快慢，是决定药物作用快慢的主要因素。因为吸收快的药物，能在人体器官组织中很快达到有效的浓度，迅速发挥药物治病作用，所以在急救情况下要用注射的方法，以争取时间。

2. 药物在体内的分布　药物进入血液循环后，迟早都要离开血液而分布到各器官组织。但是，由于药物的性质以及各器官的特性（主要是器官的血流量及对药物的亲和性）不同，药物停留在各器官的浓度也有差别。例如，磺胺类、乙醇、溴化物等，在体内各部位的分布比较均匀；碘在甲状腺组织中的浓度比血液中高约 25 倍；钙、铅多沉着于骨组织；汞、砷、铋则多积聚于肝。有的药物还可通过胎盘而分布到胎儿体内。

不言而喻，药物在体内分布的特点和药物的治疗效果，具有密切的关系，因为只有当药物进入某一器官组织并达到一定浓度时，才会出现药效。因此，为了更正确有效地应用药物，必须对药物在体内的分布有所了解。例如，链霉素在口服给药时，主要停留在肠道内（吸收少），在血液、组织和尿中出现很少。相反，在肌内注射时，却主要出现在血液、组织和尿中，而肠道内的数量极少，在脑脊液中几乎没有。由此可见，如果要用链霉素来治疗肠道传染病时，口服给药显然是最好的方法，相反地，如果要用链霉素来治疗血液和组织的传染病时，那就必须注射。如果感染是在脑膜，有时要把链霉素直接注射到脑脊液中去。

3. 药物在体内的变化　药物在人体内部可发生两方面的变化：

（1）生物转化：过去称为解毒或代谢，这是指药物进入人体后所发生的一种质的变化，其结果使药物的作用和毒性都减弱。但少数药物也可在体内转化为作用更强或毒性更大的物质，因此称生物转化更为合理。肝是最重要的解毒器官，由于肝细胞中存在有许多酶系统（肝药酶）能促进多种药物发生转化，其方式有氧化、还原、分解和结合。有些药物还能影响肝药酶的活性，凡能使其活性增强或合成加速的药物就称药酶诱导剂。例如苯巴比妥是一种很强的药酶诱导剂，连续应用除容易产生耐受性外，还可加速其他药物（如苯妥英钠、双香豆素）的代谢，使药效减弱。当肝有病变而功能不好的时候，由于解毒作用减弱，不宜使用药性强烈的药物，否则就会使药物停留在体内而引起中毒现象。

体内的解毒器官，除肝以外，还有肾、血液和体液内的蛋白质等。

（2）排泄：药物在体内经过多种变化以后，停留一个时期就会离开身体而排泄出去，也有少数不经变化以原形排出。药物的排泄可以通过多种途径。口服而不被吸收的药物，可经大便排出；吸收后的药物，多经肾于尿中排出。肾功能障碍时会影响药物的排泄，致使某些作用强烈的药物积聚体内而引起中毒。因此在应用药性强烈的药物时，必须注意肾功能是否健全。

除肾以外，药物还可以通过唾液、乳汁、汗液等排出体外，因此也要注意孕妇、哺乳妇女的用药，以免孕妇、哺乳妇女因服用毒性较大的药物，影响胎儿和婴儿的发育，甚至使胎儿或婴儿中毒。

（3）药物在体内的蓄积：药物在体内的解毒和排泄，可以总称为消除。消除时间的快慢与药效和给药剂量、次数都有很大的关系。例如，有些磺胺类药容易从尿排出，若要维持它们的作用，必须在几小时内再次给药。而苯巴比妥、洋地黄类药等，由于它们的排泄和解毒较慢，在用到相当剂量以后，必须减少给药次数和剂量。

当人体的肝或肾的功能降低时，药物的消除就缓慢，每次用量过大，或给药次数过多，都能使药物在人体内积累起来，而产生蓄积作用，甚至引起药物的中毒症状，这种中毒叫蓄积中毒。

即使解毒和排泄功能正常的人体，只要给药次数过于频繁，人体不能及时地消除，也能使药物在体内蓄积起来而致中毒，在使用体内消除缓慢的药物时尤其容易如此。所以必须强调：要严格遵守医生的指示和规定的用药方法，不要自作主张乱用药物或任意加大剂量，以免发生意外。

七、微量元素缺乏对机体的影响

人的身体是一个有机体，其中99%以上由氧、氢、碳、氮、磷、硫、钙、镁、钾、钠、氯共11种常量元素组成，另外不到1%的物质是由其他微量元素组成的。这不足1%的微量元素对人的生命来说却是至关重要的。一般地说："微量元素是指人体正常生命活动所必需而含量低于0.01%的元素"。目前认为机体所必需的微量元素有氟、碘、铜、铬、硅、锰、铁、钴、钼、锌、钡、镍、锡、硒共14种。

铁：是哺乳动物血液中交换与输送氧所必需的一种元素，也是体内许多氧化还原体系所必需的元素，体内大部分铁分布在细胞内，如红细胞内。铁也是很多种酶的活性部位。在体内铁以与蛋白质结合形式参与氧的运转，如血红蛋白、肌红蛋白等；参与生物氧化时氧的利用（细胞色素），参与有分子氧参加的其他反应。

人每天要失去1 mg的铁。失血就意味着失铁，月经期妇女每天要多丢失0.5 mg的铁。在人们服用的铁中只有10%为消化道所吸收。因此，人体每天需要的铁量为人体所失去的10倍。成年男性约10 mg，妇女为18 mg，妊娠和哺乳期为30~40 mg。严重缺铁可引起贫血。轻度缺铁的儿童，他们的注意力则明显降低。

锌：是构成多种蛋白质所必需的，而蛋白质则是构成细胞大部分的固体物质。几乎所有的锌都分布在细胞之内，它的含量比任何别的微量元素都更丰富。现在已知有80多种酶的活性与锌有关。锌在组织呼吸及机体代谢中占有重要地位。锌参与性腺、胰腺、下垂体的活动。几乎所有动物的眼睛中都有锌存在，锌在维持视觉方面有特殊的功能；缺锌后各种含锌酶的活性降低，生长停滞，生殖无能，虚弱，脱毛。儿童缺锌会产生厌食，生长缓慢，味觉减退。补锌后症状可迅速得到改善。

成年人每日需要锌10~15 mg，妊娠期每日25 mg，哺乳期每日30~40 mg，全部肠外营养患者，易使机体缺锌。

铜：为各种金属酶的成分，具有酶和激素的生物催化作用，铜也参与造血过程，主要影响铁的吸收和运送。

　　缺铜时血清及红细胞含铜量减少而形成"低血铜症"。继之则出现铁代谢的变化，可引起低血色素小细胞贫血。

　　糖尿病患者食物中加入少量铜盐（硫酸铜）可使一般情况改善，缺铜还可以引起白癜风，即面部色素脱失。缺铜引起的白发亦可用硫酸铜治疗。

　　一般膳食和茶中都含有铜，药用多为硫酸铜。

　　碘：是甲状腺素中不可缺少的微量元素。碘通过形成甲状腺素发挥生理作用。甲状腺素可促进蛋白质的合成，活化 100 多种酶，调节细胞内的激素。生长发育、智力发育、精神状态、身体形态及新陈代谢等重要功能均与碘直接有关。

　　缺碘时可导致一系列生化紊乱及生理功能异常，中度缺碘则引起甲状腺肿，严重缺碘可致生长发育停滞，妨碍儿童身体和智力发育，脑的电活动降低，细胞代谢异常，皮肤毛发结构异常，生殖能力低下，精神发育常受限，以致呆滞。

　　钴：钴的生理功能在于对铁代谢的影响，如血红蛋白的合成，红细胞的发育成熟，成熟红细胞的释放等。尤其钴作为维生素 B_{12} 的主要有效成分，发挥着高效生血作用。据最近报道，心血管疾病与患者头发含钴多少密切相关。含钴量越少病情越重。

　　在体内钴主要通过形成维生素 B_{12} 而发挥其生理功能，维生素 B_{12} 吸收减少可导致恶性贫血。含钴的维生素 B_{12} 可用于巨幼细胞贫血，抗叶酸药引起的贫血、脂肪肝、肝炎、肝硬化、多发性神经炎等。

　　氟：人体含氟量受环境、尤其是水和食物的含氟量、摄入量，年龄及其他金属如铝、钙、镁含量的影响。正常成年人体内共含氟 2.6 g，占体内微量元素的第 3 位，仅次于硅和铁。在形成骨骼组织、牙齿釉质以及钙和磷代谢方面有重要作用。

　　如果饮食中氟供给不足，易发生龋病，这一点儿童最为突出。老年人缺氟会影响钙和磷的作用，可致骨质疏松，发生骨折，补充氟化物对上述疾病有预防作用。

　　硅：成年人体内含硅 18 g，已超过了微量元素的划分标准。但世界卫生组织仍将硅列为微量元素之一。硅在人体内分布于皮肤及肺内，硅的生物学作用与黏多糖的合成密切相关，硫酸软骨素 A、B、C 都含有硅。人的关节及动脉硬化症与缺硅有关，据最近国外报告：在含硅量较高的硬水区的人群中，冠心病病死率较低，反之冠心病病死率则较高。

　　硅是构成某些葡萄糖氨基多糖和多糖羧酸的主要成分，参与多糖的代谢。作为生物连结剂，与结缔组织的弹性和结构密切相关。

　　人所有组织都含有硅，含量较多的是淋巴腺上皮和结缔组织。硅缺乏或硅代谢异常，可发生多种疾病。动脉硬化患者主动脉和颈动脉含硅量比正常人低得多。正常人毛发中，硅含量依年龄增长而递减，硅与人的衰老密切相关。

　　锰：是精氨酸酶、超氧化物歧化酶等的组成部分，1980 年发现哺乳类动物的衰老可能与锰和超氧化物歧化酶减少有关。动物缺锰后胰腺发育不全，β 细胞和胰岛素减少，葡萄糖利用率降低，精子减少，失去交配能力等。

　　锰在促进生长繁殖方面非常重要，摄入不足，就会出现死胎、胎儿畸形等，儿童则会出现贫血、惊厥等。各种贫血、淋巴细胞白血病等患者，也与血锰减少有关。

　　钼：是人体黄嘌呤氧化酶、亚硫酸氧化酶等的重要成分，摄入不足则影响许多酶的活性及生理功能。河南林县研究证明，钼不足是癌症发病增多的原因。

　　铬：人体缺铬后胰岛素的生物活性降低，糖耐量受损。

　　硒：有报道认为硒可以抑制癌肿和减少心脏病的发生和发展，人体内硒是一种水溶性抗氧化剂。谷胱甘肽过氧化物酶是一种含硒的酶。现已证明硒的摄入量同癌症的死亡率成反比。1981 年我国公布克山病系缺硒所致。国外报道人类胚胎发育过程，硒是必需物质之一，缺硒可使人类产生心、肝、肾、肌肉等多种病变。硒还可以刺激免疫球蛋白及抗体的产生，增强机体对疾病的抵抗能力。

总之，微量元素对维持人体生理功能的正常起着关键作用。美国施罗德教授曾统计，大约每 10 年就发现 1~2 种微量元素是生命所必需的，这也说明了人类生命的起源与微量元素密切相关。

八、特殊管理药品

1. 麻醉药品　麻醉药品是指连续使用后易产生生理依赖性、精神依赖性、能成瘾癖的药品。停药后会产生一系列病态表现，除具强烈的心理上的渴求外，还有生理上的依赖性，出现戒断症状。虽然它们会产生严重的不良反应，但目前还无其他更有效的无成瘾性的药物替代它，故只好严格控制使用。我国专门制定有《麻醉药品管理办法》。目前国内应用的主要麻醉药品有：吗啡、哌替啶（度冷丁）、可待因、阿法罗定（安侬痛）、芬太尼、盐酸二氢埃托菲等。

必须具有医师以上专业技术职称并经考核合格后的医务人员，才能使用麻醉药品。麻醉药品的每张处方注射剂不得超过 2 日常用量，片剂等不超过 3 日常用量，连续使用不得超过 7 日。对于一些确需使用麻醉药品止痛的危重患者，可由县以上卫生行政部门指定的医疗单位凭医疗诊断书和户籍簿核发（麻醉药品专用卡），患者凭专用卡到指定医疗单位按规定开方配药。癌症患者可放宽使用标准（包括时间和剂量）。

医疗单位对麻醉药品管理也较为严格，需要专人负责，专柜加锁，专用帐册，专用处方，专册登记。禁止非法使用、储存、转让或借用麻醉药品。药房对违反规定、滥用麻醉药品者有权拒绝发药，并及时向当地卫生行政部门报告。

2. 毒性药品　毒性药品全称“医疗用毒性药品”，系指毒性剧烈、治疗剂量与中毒剂量相近、使用不当会致人中毒甚至死亡的药品。为了加强毒性药品的管理，防止中毒或死亡事故的发生，国家制定有《医疗用毒性药品管理办法》。毒性药品的管理品种，由卫生部（2013 年卫生部与国家计划生育卫员会合并，改称国家卫生与计划生育委员会，简称国家卫计委）会同医药管理部门规定。常用的毒性药品有：阿托品、洋地黄毒苷、氢溴酸东莨菪碱、西地兰等。

医疗单位供应和调配毒性药品，需凭医生签名的正式处方；药店供应和调配毒性药品，需凭盖有医生所在医疗单位公章的正式处方。每次处方剂量不得超过 2 日极量。群众自配民间单、秘、验方需用毒性中药，购置时要持有本单位或者城市街道办事处、乡（镇）人民政府的证明，供应部门方可出售。每次购置也不得超过 2 日极量。

在使用毒性药品时，一定要严格遵守医嘱或遵循药品说明书，严禁随意增加剂量或服药次数，否则会产生严重不良反应，甚至会有生命危险。

3. 精神药品　精神药品在我国原称“限制性剧药”，1984 年通过的《药品管理法》规定为精神药品。精神药品是指直接作用于中枢神经系统，使之兴奋或抑制，长期连续使用能产生依赖性的药品。依据精神药品使人体产生的依赖性和危害人体健康的程度，分为第一类和第二类。国产第一类精神药品有安纳咖、咖啡因、司可巴比妥、盐酸布桂嗪（强痛定等）；第二类精神药品有巴比妥类、安定类等。

医生应当根据医疗需要合理使用精神药品，严禁滥用。除特殊需求外，第一类精神药品的处方，每次不超过 3 日常用量，第二类精神药品的处方，每次不超过 7 日常用量。第一类精神药品只限供应县以上卫生行政部门指定的医疗单位使用，不得在药店零售。第二类精神药品在医药门市部可以供应，但应凭盖有医疗单位公章的正式医疗处方零售。

在使用精神药品时，一定要严格遵照医生嘱咐执行，不得随意增加用药剂量和服药次数，避免引起严重的不良反应。

九、药物成瘾性、习惯性

1. 成瘾性　某些药物反复足量使用后，人体会产生一种精神或行为的反应，一旦停药就会感到痛苦，如疼痛、全身不适、失眠、心悸、出汗、精神不振、打哈欠、流鼻涕、流眼泪、呕吐、腹泻、大小便失禁等，严重者还会出现痉挛、休克，这在医学上称为药物戒断症状。患者对药物产生了精神依赖和躯体依赖。如再给予这些药物，症状立即消除。因此，患者会强烈地要求连续使用这些药物，以避免停用时的不适，这就是药瘾，医学上称为药物成瘾性。吸毒会成瘾就是这个道理。

药物成瘾性的产生原因尚不十分清楚。易致成瘾性的药物主要是麻醉药品和部分精神药品，由于目前还无其他更有效的无成瘾性药物替代它们，故只好严格控制使用。

人体一旦对药物成瘾，其精神和肉体上都将产生很大的痛苦与危害。因此，使用具有成瘾性药物时，应慎之又慎，一旦成瘾应积极治疗。

2. 习惯性　有些药物连续用药一段时间后，患者会在精神上对药物产生依赖性，也即有心理上的渴求，中断药物时会出现主观不适症状。这种对药物的依赖我们称为习惯性。习惯性与成瘾性不同，它在停药后无戒断症状出现。这种心理上的依赖性，一般没有大的危害，但连续用药后还会产生耐受性，必须逐渐增加药物剂量才可保持药效不减。这样就会加重药物的不良反应，影响药物依赖者的身心健康，应当引起注意。

3. 哪些药物易致成瘾性和习惯性　药物习惯性与成瘾性是患者对药物的两种不同程度的依赖表现。对于某些药物，如镇静催眠药，产生成瘾性的可能性较少，但是如果不加注意，长期使用某一种药物，就会引起耐受性或成瘾性。

（1）麻醉性镇痛药吗啡、哌替啶（度冷丁）、阿法罗定（安侬痛）、芬太尼、盐酸二氢埃托菲等。

（2）可待因具有中枢镇咳作用，也有镇痛作用。

（3）可卡因其注射液及溶液剂用于局部麻醉。

（以上三类药均属麻醉药品，有较高的临床治疗价值，但极易成瘾，要严格控制使用。）

（4）抗抑郁药如苯丙胺、哌甲酯（利他林）等，具有较强的中枢神经兴奋作用，长期连续用药，易成瘾。

（5）镇痛药盐酸布桂嗪（强痛定）等属于精神药品，有明显的成瘾性。

（6）镇静安眠药如苯巴比妥、氯氮䓬（利眠宁）、地西泮、安宁等，有明显的习惯性，使用时要掌握低药量短期应用的原则，以免成瘾。

（7）解热镇痛药如阿司匹林、复方阿司匹林（APC）、索密痛等，大量反复使用也会形成对药物的依赖，产生习惯性，应加以注意。

十、药物的耐受性

耐受性是针对人体来说的。有些人长期应用某种药物后，感到愈来愈不灵了。原来机体对药物的敏感性在逐渐降低，药效随之减弱。如催眠药司可巴比妥钠（速可眠）、苯巴比妥等长期使用，不仅容易成瘾，而且还可以使其作用逐渐减弱，睡眠时间也随之缩短，需要不断增加剂量，才能获得原有疗效。为什么呢？一方面由于这些药物能促使肝细胞内的药物代谢酶（简称药酶）分泌量增加，从而加速对药物的破坏；另一方面是由于神经组织对药物逐渐适应的缘故。

药物产生耐受性除了影响自身的药效外，也可影响与它同时应用的其他药物的疗效。因为随着耐受性的产生、药酶量增加，同时也加速了对其他药物的代谢。如与催眠药（如苯巴比妥）同时应用华法林、氯霉素等，同样需要加大剂量才能奏效。反之，一旦停用催眠药，这些药物必须减少用量，否则会导致中毒。另有一些人对从未用过的药物，会产生先天性的耐受性，这与遗传有关，如少数佝偻病患者用维生素 D，需超过常用量的 1 000 倍以上，方能奏效。

防止药物耐受性产生的方法，是用药时间宜短不宜长，或者间断使用，或者选用同类药物相互交替使用，并及时停药。若病情需要长期服用某种药物，则应间隔一定时间使用。

十一、药物的心理效应

药物的心理效应，一般是指患者在接受药物治疗时，由于外界的暗示、评论及自身的体验所引起的心理作用。

药物的心理效应是影响药物疗效的因素之一。这种心理效应能通过对患者的心理影响而达到治疗某些疾病的目的。这在临床上常可见到，在高血压病、神经衰弱、溃疡病和一些心理因素比较明显的慢性病的治疗中尤为显著。

药物的心理效应表现各异。有的患者到医院就医，常习惯找阅历丰富的老医生开处方用药。相反，往往对年轻医生不够信赖，即使处方与老医生的相同，服用后也常常反映疗效不佳。这是患者对医生的信赖，构成了良好的心理暗示作用，起到了超越药物本身的药理作用。还有一些人患病时，家人给了适当的药，患者服用后会觉得没效果，而医生开出相同的药给患者服用后，患者（并不知两药相同）连连称此药疗效好！这也是药物心理效应的反映。可见药物的心理效应对疾病的治疗有着不可低估的作用。

十二、家庭不合理的用药现象

1. 不按时定量用药　由于患者对医药知识的缺乏，用药时随主观意识而不能保证遵医嘱按时定量服用。如有的人服用了上次忘了下次，致使血中药物达不到有效治疗浓度；有的人随意加大用药量，无端增加不良反应的发生率；有的人只取了一两次药见症状有所改善便不服了，致使病情出现反复，增加了治愈的难度等。

2. 合并用药　有些患者治病心切，往往同时找几个医生看病，并将不同医生所开的药物同时服用。须知道，就是极普通的几种药物合并使用时，也有可能出现配伍禁忌等问题。一个处方上的药物在用量、配伍上可能是合理的，然而不同处方的药物一起用，就很难保证用药的合理性了。

3. 盲目用药　有些患者凭一知半解或自恃"久病成医"，不经诊断盲目用药。殊不知许多疾病症状虽相同或相似，但病因却不相同，治疗方法也不同。有的患者轻信广告宣传或一些游医药贩，滥用广告药品、保健药品，或被骗使用了假药、劣药，对人体只能是有害无益。

4. 自备药品使用不当　一般家庭或多或少都贮存一些药物，但由于缺乏药品使用保管常识，常出现药品过期或药物变质后仍继续使用，成人用药与小儿用药混用，内服药与外用药混淆，由此而引起的药物不良反应屡见不鲜。

十三、干扰临床检验结果的药物

临床检验（化验）包括的项目很多，如化验血（血常规、肝功能检查）、化验尿、化验粪便等。这些检查是协助医生作出正确诊断和治疗的重要手段，因此，检验结果的正确与否至关重要。

但临床检验受到很多因素的影响，如检验试剂、环境因素和主观误差等。某些药物也能影响临床检验的正确性，使医生作出错误的判断，出现误诊，需引起注意。

因此，在接受临床检验时，应提前几天停用可能会出现干扰的药物，确保化验结果的准确性。如果化验结果出现问题时，应回想一下是否用了某种药物，这种药物对检验有无影响，以协助医生减少临床误诊。

1. 影响血液常规检查结果的药物　青霉素、先锋霉素、强力霉素、异烟肼、苯海拉明、苯巴比妥、氨基比林、D860、口服避孕药等，可造成血红蛋白检查结果偏低，出现假性贫血。烟酸、烟酸胺、可的松等能使白细胞数量增高，出现有炎症的假象。氯丙嗪、吲哚美辛（消炎痛）、呋塞米（速尿）、维生素 A 等又可造成白细胞计数减少。

2. 影响肝功能检查结果的药物　新青霉素 Ⅱ 可使总胆红素检查结果升高；三氟拉嗪、卡那霉素、黄体酮等可使转氨酶的检查结果出现误差；右旋糖酐、呋喃坦啶、安妥明、维生素 K、甲睾酮等可使直接胆红素测定值偏高；而咖啡因、茶碱等又可使胆红素检查结果偏低。

3. 影响粪便检验结果的药物　阿司匹林、泼尼松、磺胺类、氨茶碱、四环素等能使大便潜血试验出现假阳性，误诊为消化道出血性疾病。维生素 C 可掩盖疾病真相，出现大便潜血试验的假阴性。

4. 影响尿液检验结果药物　保泰松、维生素 D、庆大霉素等，可使尿蛋白检验结果偏高。

十四、需要监测血药浓度的药物

化验血中药物浓度即进行血液药物浓度测定（简称血药浓度测定）是临床用药监测的组成部分，其目的是为了做到治疗给药个体化，对提高疗效和保证用药安全有重要意义。

人与人之间存在着个体差异，因此常常出现不同的人服用了相同剂量的药物，结果有的人有效，有的人无效，有的人甚至在病症尚未得到控制时，已经产生中毒反应。这主要是人的个体差异导致血浆中药物浓度不同而造成的。血液中药物浓度的多少与治疗效果和中毒有直接的关系。通过对患者进行血药浓度的测定，以患者血中药物浓度来作为控制用药剂量的指标，可以大大提高治疗效果，减少中毒现象的发生。因此，在发达国家和地区，血药浓度测定已作为临床上为患者选择用药最佳剂量的重要手段。我国许多大医院也已开展了这方面的工作。

血药浓度测定需要使用精密仪器和复杂的方法，成本较高，推广普及受到限制。另外，对大多数毒副作用小的药物进行监测没有太大必要。因而目前需进行血药浓度检测的主要是治疗安全系数低、毒副作用大的药物，如强心苷类、抗癫痫类、抗生素类、抗肿瘤类药物等。

在哪些情况下需要进行血药浓度监测呢？药物浓度的监测对指导合理用药极为重要，但并非所有药物或所有患者均需要监测。下列情况监测血药浓度是十分必要的：① 使用治疗指数低、安全范围小、不良反应强，而且无明确判断指标的药物，如地高辛。② 使用具有非线性药物代谢动力学特征的药物和药物代谢动力学个体差异大的药物，如苯妥英钠、氨茶碱、保泰松等。③ 联合用药时，药物之间可发生相互作用而导致血药浓度改变，通过监测和调整剂量，可避免中毒或无效现象的发生。④ 心、肝、肾及胃肠道功能不良者，需要通过血药浓度监测来调整给药方案。⑤ 需要长期服药的患者，通过血药浓度监测，可以预防药物蓄积中毒，并为医师制订正确的治疗方案提供依据。⑥ 药物中毒。有些药物的中毒症状与疾病本身所引起的症状极易混淆，此时监测血药浓度，可为医师提供诊断依据。

十五、"慎用""忌用""禁用"

1. "慎用" 是指可以使用，但需密切注意有无不良反应。在"慎用"之列的药物，使用时发现问题应及时停药。一般药物慎用的对象多见于老年人、小儿、孕妇及心、肝、肾等功能低下者。

2. "忌用" 意为不宜使用，提醒某些用药者，此药的不良反应会产生不良后果或对某些病症忌用。如咳必清，是抑制咳嗽中枢的镇咳药，咳嗽痰多时就应忌用。凡属忌用某药者，应尽量避免使用，若病情需要，则宜在医生指导下选择药理作用类同，不良反应较少的其他药物代替。

3. "禁用" 就是禁止使用。如甲氧苄啶、醋酸可的松等药，孕妇禁用。吗啡有抑制呼吸中枢的不良反应，故支气管哮喘及肺源性心脏病患者禁用。对患者来说，凡属禁用的药物，万不可贸然使用。

十六、儿童误服药物

天真无邪、缺乏鉴别能力是儿童的特征，因此儿童误服药的现象时有发生。容易误服药物的原因很多，例如：儿童喜欢吃糖果，有时误把带有甜味和糖衣的药物当成糖果吃，或把有鲜艳颜色、芳香气味的水剂药物、化学制剂当饮料喝而引起中毒。另外，幼儿好奇心强，模仿大人服药，也能酿成中毒。儿童一旦误服药物，由于成倍或十几倍超出剂量，有的儿童对某些药物敏感性高，加上婴幼儿解毒和排泄能力又差，如不及时发现和处理，常常发生严重后果。

一旦发现儿童误服药物，正确处理的原则是：迅速排出，减少吸收，及时解毒，对症治疗。

首先，尽快弄清什么时间，误服了什么药物和大概剂量，为就医提供方便。不要打骂和责怪孩子，免得孩子害怕不说真实情况而误诊。

如果误服的是一般性药物（如毒副作用很小的维生素、止咳糖浆等），可让孩子多饮凉开水，这样可使药物稀释并及时排出。

如果服下的药物剂量过大又有毒性，首先应立即用手指或硬鸡毛刺激儿童舌根催吐，然后再饮大量茶水、肥皂水反复呕吐洗胃。催吐和洗胃后让儿童饮几杯牛奶和 3~5 枚生鸡蛋清养胃解毒。

如果误服的是腐蚀性药物，如碘酒类药物要分秒必争，马上饮用米汤、面汤等含淀粉的液体；若是甲酚皂溶液（来苏儿）可饮用蛋清、牛奶、面粉糊以保护胃黏膜；若为强酸，禁用胃管以免损伤食管、胃黏膜，应立即服石灰水、肥皂水、生蛋清，以保护胃黏膜；若为强碱，应立即服用食醋、柠檬水等，然后立即送医院。

误服有毒性的药物，在采取急救措施后，可取绿豆 100 g、甘草 20 g，煎煮 30 min 服汤以解余毒。另外，患儿送医院急救时，应将误服的药物或药瓶带上，以使医生判定误服的是什么药物或毒物，以便及时采取解毒措施。

十七、患者用药的心理误区

生病就得吃药，是人人都懂的道理。但往往有些人按照自己的意愿用药，结果不但没治好病，甚至还造成了更大的伤害。患者用药往往存在许多误区。

1. 将普通药当补药　有些人经常给孩子注射丙种球蛋白，认为这样能增强抵抗力。其实丙种球蛋白只对某些病毒性传染病有预防作用。一般只是作为麻疹、小儿麻痹症、甲型肝炎、腮腺炎、水痘等传染病流行时的预防用药，并且这也是一种暂时性的被动免疫。丙种球蛋白并不是万能药，盲目乱用可能会抑制自身抗体的产生，干扰其他疫苗在体内的作用。还有一些患者病后要求多注射葡萄糖，实际上葡萄糖在体内只提供热量，而不是补药。也有人将维生素当补药，这也是错误的。维生素只能用于维生素缺乏症的治疗，而且随意多用并没有好处，甚至可能引起中毒。

2. 药量大用药多则疗效就好　所有药物都有严格的剂量规定，随意超量用药会引起中毒，甚至死亡。而且用药的种类也应少而精，多种药物合用容易发生不良反应。药物在体内是经过肝代谢、肾排泄的。多种药物合用无疑会增加肝肾负担，在脏器功能受损时更是雪上加霜。

3. 用药只求新和贵　有的人总是要求医生开些新药贵药。他们认为新的、贵的药才是疗效好的药，特别是慢性病患者总希望从新或贵的药中寻求立竿见影的效果。但是，新药和刚进口的药，临床观察时间不长，对于它的实际效果与毒副作用，还需要一定的探索、实践和检验。其中有些甚至可能经不起考验而被淘汰，所以，不能盲目地迷信新药。还有些人稍有头疼脑热、轻微感冒就要求用贵药。这些都会造成很大的浪费。

4. 苦药加糖、用茶吞药　小儿吃药时，家长总喜欢加糖，其实加糖可因糖中的铁、钙等元素与药中的某些成分结合而影响疗效。糖还可能干扰微量元素和维生素的吸收，有的药是用苦味来刺激消化腺分泌的，加糖后就达不到治疗目的。用茶吞药就会因茶中的鞣酸等成分与药物作用使药效降低。

5. 迷信补药和输液　有些人长年累月吃补药，结果并不见效。事实上，补药只能补某些虚症，实症用补药就"火"上浇油了。比如有些人平时经常用人参，他们不知道人参也有严格的适应证，过量会出现过度兴奋、烦躁、失眠、咽喉干痛、血压升高等症状，临床有人称为"人参滥用综合征"。很多人一生病就要求输液，实际上有些完全是浪费，而且输液不慎还可能产生输液反应和交叉感染。

6. 中药无毒副作用　认为中药、中成药无毒副作用这是错误的，所有药物都有一定的毒副作用，只是程度不同而已。有些中药如麝香、蟾酥、川乌、草乌、附子、天南星等毒性很大，使用不当会引起严重的后果。

7. 病情稍好就停药　有些感染性疾病患者用抗菌药治疗时，只要体温一降、病情稍微缓解就停止吃药，结果不是造成疾病复发就是产生耐药。一些慢性疾病如糖尿病、高血压，随意停药就容易引起病情恶化或加快病情进展。

只要能避免走进误区，就能减少药物对身体造成的不必要伤害。

十八、让癌症患者不痛

为提高癌症患者的生活质量，世界卫生组织（WHO）于1982年在意大利成立了癌痛治疗专家委员会，会议提出"到2000年让癌症患者不痛，并提高其生活质量"的要求。还具体提出了"关于癌症患者三级止痛阶梯治疗方案"，就是对轻度疼痛患者使用阿司匹林、对乙酰氨基酚（扑热息痛）等非甾体消炎止痛药物。对中度疼痛患者按时服用可待因片或氨酚待因片等弱阿片类药物，对于有剧烈疼痛的癌症患者，按时服用吗啡片或其他麻醉性止痛药。其中非常强调"按时"和"按阶梯"用药，这一崇高人道主义要求得到了世界各国的赞同，并采取各种措施加以贯彻。

我国卫生部为贯彻WHO的建议，制定了一系列政策和规定，原则是保证麻醉药品的合法需求和患者对镇痛药的合理需求，转变医务人员观念，主要是"疼痛恐惧症"，努力提高患者生活质量，以及防止麻醉药品流入非法渠道。

为方便癌症患者使用镇痛药，卫生部于1992年实施凭"麻醉药品专用卡"到医疗单位领取的规定，患者凭医院诊断证明可到区以上卫生局办理专用卡。这一措施深受患者的欢迎。

十多年来，我国在落实"2000年让癌症患者不痛"方面，做了大量工作，取得了长足的进步，如近几年麻醉性镇痛药的用量，较20世纪80年代以前增加了8~10倍，但与发达国家相比，仍相距甚远。主要原因是在相当一部分人群中患有"疼痛恐惧症"。

为什么"疼痛恐惧症"至今仍束缚着广大医务人员甚至患者家属的手脚？主要原因是对吸毒成瘾与抗癌疼痛使用麻醉药品，在概念上混淆不清，按最新对"依赖性"的解释，是"只有精神依赖且有强迫性滥用伴有危及社会的行为者，才叫成瘾性（者）。"即成瘾者用药（吸毒）是为了追求欣快感的体验，而癌症患者用药的目的是解除疼痛。调查表明，在长期使用镇痛药的癌症患者中，成瘾者不足2%，并且可以通过采用辅助药，交替给药，逐渐减量以及其他止痛方法加以防止。

现在我国已开始落实三级止痛阶梯疗法，治疗癌症患者精神和肉体上的痛苦。

第二节　家庭购药学问

一、什么病情下可以自购药物自疗

1. 什么是自我药疗　世界非处方药物协会（WSMI，原文意为世界自我药疗工业协会，是世界各国家和地区非处方药生产商的协会）对此的表述如下：在没有医生或其他医务工作者指导的情况下，恰当地使用非处方药物，用以缓解轻度的短期的症状及不适，或者用以治疗轻微的疾病。由此可见，自我药疗的重点是使用非处方药物。

我们应当清楚，不是所有症状、所有疾病都可以"自己诊断，自我用药"的。仅仅是一些或一类轻微疾病或症状才建议使用非处方药自我药疗。其次要认识到非处方药来源于处方药，虽然安全有效，但也是相对而言。所有药物，包括非处方药在内，都有某些毒副作用，随便服用还会有危险性。因此，消费者应当很好地了解相关症状和如何选用非处方药的常识。

2. 正确选用非处方药品，一般讲有以下几点　①自我判断症状。通过获得的信息和常识，包括使用相关医学书籍提供的指导，对自己的症状进行自我判断。②正确选用药品。查看相关医学书籍有关药品适应证的介绍，询问药店的药师或售货员，挑选适用药品。③查看外包装，药品包装盒（最小包装单位）应注明药品成分、适应证等。绝对不能够买无批准（注册）号、无注册商标、无生产厂家的"三无"产品，不要买包装破损或封口已被打开过的药品。④详细阅读说明书，药品说明书是指导用药的最重要、最权威的信息源，一般的说明书应包含以下内容：产品名称、活性成分名称、适应证、用法与用量、含量与重量，其他还有注意事项、保存方法、有效期、生产批号、制造厂名地址等。⑤ 一定要严格按说明书用药。不可超量或过久服用。⑥ 注意禁忌证。若患有说明书上所列禁忌证，不可贸然用药，应慎重并请教医生。⑦ 妥善保管药品，不要混用，更不要让孩子接触误服。⑧ 在使用非处方药品进行自我药疗一段时间后（一般 3 天），如症状未见缓解或减轻，应及时去医院诊断治疗，以免延误病情。

二、新药不一定就是好药

随着医药科技不断创新，新药的研制和应用犹如雨后春笋，纷纷问世。如何正确对待新药是一个非常现实的问题。新药的问世，标志着人类在征服疾病的道路上又迈出了新的一步。但我们还得一分为二看待新药，任何药物只有经过长期临床实践，才能对其作出最后的公正评价。因此，即使是值得推广的药物，在其应用早期仍属研究性质，需要不断地加以研究总结。因为有些新药在使用过程中，随着时间的推移，有些不良反应，乃至严重的后遗症会逐渐暴露出来。另一方面，新药未必总比老药好，因为有不少老药久经临床验证，疗效卓著，经久不衰；有的老药还发现了新用途。

有些人认为新研制出的药品要比老药好，尤其一些慢性病患者久治不愈或疗效不佳时，对报刊、电台、电视台上的新药广告特别注意，一有新药问世，就通过各种渠道搞来用一用。也有些人对新药不以为然，认为新药不如老药牢靠可信。甚至有些患者用某种药好，从此就非用此药不可，对其他药一概不信任。这些做法究竟对不对呢？我们认为无论哪一种都有些偏颇。

一个新药的出现肯定要有它的特点，与同类老药相比可能是毒副作用小，或是疗效好，或者作用快。目前研制新药都要经过严密的科学试验研究，如进行药物的质量及稳定性考察，在动物身上进行药物的毒性试验、"三致"试验（致畸、致癌、致突变）等一系列安全试验。在这些试验的基础上，还会进行几百例到几千例临床观察。现在的新药问世绝不会再发生 20 世纪 60 年代 "反应停" 造成全世界近万名畸形儿出世的历史悲剧了。

对于新药一定要严格掌握适应证，注意剂量疗程，排除禁忌证，不能唯新就用。还须指出的是，现在有些新药，其实就是一些常用的老药，只不过是改换了名称，被冠以 "洋名"；或者是被改换了包装，由国产变成了中外合资，其有效成分还是同一药物，医生、患者在使用时应加以注意，避免重复使用。

三、不能迷信进口药

近年来，进口药品在我国医疗市场上的覆盖面越来越大，这一方面是由于一些国外制药业确实强于我国，另一方面跟许多人迷信进口药不无关系。

对于进口药品，应该具体情况具体分析，从药品的剂型来看，由于国外药品的生产工艺先进，控释剂和缓释剂的疗效较好，而国内受工业原料和生产工艺的影响，生产的控释剂和缓释剂有时会出现药物进入体内不是释放不出来或者就是快速释放等状况，难以达到理想的疗效。但水剂、注射剂、一般的片剂、胶囊、软膏等剂型的药品，疗效与进口药品没有什么差别。特别是有些抗生素类，国产药完全可以替代进口药，进口的抗生素价格是国产的数倍，而从临床疗效和实验结果来看，效果没有什么差别。

另外，中国人与外国人存在着种族差异，对药物的敏感性不一样，使用进口药品须慎重。因此，对盲目迷信进口药品的人，有必要提醒他们注意，治疗疾病的有效程度，主要是看是否对症用药及治疗方案和药物使用是否合理。疗效好坏并不取决于是否使用进口药品，不论是国产药还是进口药品，只要是符合药品质量标准的合格产品，同样都是有效的。

四、价格贵的药并非就是好药

药品是个特殊商品，它的价格和疗效并不成正比。药品的售价是由成本高低、工艺难易、研制周期长短等多种因素决定。一个新药在研制过程中，从开发、研究，到进入临床有很多步骤，有的药物研制周期长达 10 年以上，投入越大，价格越高。有的药品投入大量的宣传广告费也是导致其价格昂贵的重要原因。

有些患者在医院看病时，十分关注医生所开处方的药品价格，认为医生开的药越多越贵就越好，好像药品的价格决定了药物的治疗效果。如果知道药价便宜，就怀疑药品的治疗作用，认为这么便宜的药能治好病吗？如果医生开的药品价格很贵，则非常高兴，认为医生给用了好药，准能治好病。这种想法是错误的。药物治疗的关键在于对症，只有对症的药物才能发挥效力。例如衣原体感染的患者，服用头孢拉定类药物效果并不好，而用最普通的四环素、红霉素即有立竿见影的疗效。具有降压、治疗心脏病作用的硝苯地平（心痛定）片，国产的药很便宜，而药效却与进口药相同。一个普通的感冒，本来花很少钱就能治好，但如果吃上一大堆价钱高的进口药，反而没有必要。

即便是价高疗效亦好的药物，也须对症治疗，若是滥用则会产生不良后果。如有一高血压患者，摔倒后昏迷不醒，家人给其灌服安宫牛黄丸，不仅没有转危为安，反而加重了病情，几日内便与世长辞了。

另外，还要指出的是，市场供应紧张的药品也不一定是疗效好的药。供应紧张的原因是多种多样的，有的是原材料紧张，有的是成本过高，厂家无利可图，不安排生产，致使某些药品断档。

因此，不能以价格高低论药品的好坏，而应以其疗效作用而定。

五、买药不能跟着广告走

随着市场经济的发展，电视、电台广播、报纸、期刊上的广告日益增多。在广告中，药品与保健品占有不小的比例。药品广告固然起到了宣传新药、使广大医药工作者尽快熟悉了解企业的新产品的作用，但是"患者的福音""疾病的克星""一粒见效""有效率98%"等动人的语言对不谙医药知识的公众来说无疑是弊大于益的。例如报道阿苯达唑（肠虫清）"两片"的广告，前些年几乎家喻户晓，许多幼儿园、小学纷纷购买让孩子们服用，结果疗效并不理想，甚至个别孩子出现不良反应。1991 年 4 月 4 日《健康报》报道，上海一幼儿园 256 名儿童服用肠虫清后 33 名出现腹痛、恶心、呕吐等胃肠反应。商业广告不是学术报告，仅介绍了适应证并没有介绍其不良反应、用法用量与注意事项。如此使用，盲目性必然很大。虽然近一两年药品广告上要求加上"请遵医嘱"的字样，但仍存在患者自购或到医院点药的问题。药品分为处方药（必须由执业医师或助理执业医师处方才可调配购买和使用的药品）和非处方药（不需要凭医师处方即可自行判断、购买和使用的药品）。在一些发达国家，处方药的药品广告只允许刊登在医药专业期刊上，而不能随意在公众报刊上向公众做宣传。并且要详细介绍药品药效学实验、毒性实验、临床观察结果，详细说明该药的成分、性质、适应证、用法、用量、配伍禁忌、注意事项等内容。

由此可见，如果盲目偏信药品广告，甚至迷信药品广告，随意使用，用不好是会对身体有害无益的。因此，即便想试用新药，也应在征求医生意见后再使用。

在此还应提醒读者，对某些新闻媒介的医疗、药品专题报道也应分析地看，因为新闻工作者大多不具有医药专业知识，加上个别人不深入调查研究，做出的报道并不是真正科学的、公正的、属实的，有时甚至帮了骗子的忙。如用白薯秧加花生秧生产所谓抗癌药，已被判了七年徒刑的"治癌仙姑"王淑华，当年行骗全国时，全国许多家报纸做了正面报道，有的是国家级报刊。结果，为骗子"推波助澜"，全国患者四面八方涌来，受骗上当。这就是当年轰动一时的"还阳草"案，难道不令人深思吗？

六、偏方乱用不得

民间常流传一句俗语"偏方治大病"，于是有些人患了病，尤其是在得了久治不愈的慢性病或疑难症的情况下，不去医院求医，而是四处寻找偏方，以求康复。

偏方亦称"土方""便方"或"验方"。顾名思义，偏方非正方，它是一种在民间流传的、并非完全遵循中医理论制订的药方。毋庸置疑，偏方具有简便易得、省事省钱等特点，在人们的防病治病中起到一定作用。但是如果不问病情轻重原委，不管偏方是否科学合理，滥用一气，后果极为严重，轻则贻误病情，重则危及生命。

近年来不少地方涌现出一些所谓"祖传秘方""宫廷秘方"的推崇者，或到处游说或靠"牵驴"者的"现身说法"，并大言不惭地称专治癌症等疑难病症。小心，这一类无证"游医"推销的药品，其目的是骗取钱财，上当受骗者往往人财两空。

湖南医科大学附属二院药剂科的朱运贵曾对一些所谓的"偏方""秘方"进行化学分析，以揭开其"神医"的面纱。结果发现，所谓抗癫痫秘方中含有大量西药成分如地西泮、苯巴比妥、苯妥英钠，由于定量不准，许多人服后出现中毒症状；而治疗风湿病的偏方中含有大量激素，患者服用后发胖了，出现了"满月脸、水牛背"，这是长期服用激素所致。

其次，使用偏方最好在征求医生同意后，并在医生指导下使用。偏方大多是民间口传耳闻而来，可能以讹传讹，在药名、用法、用量、适应证等方面存在着差异，再加之疾病、患者各有其特点，年龄、性别、体质存在着差异，疾病种类复杂，性质不一，同一偏方很可能张三用了有效，而李四用了就不一定有效。例如，同是咳嗽，中医有寒热虚实之分。因此，人人皆知的"川贝冰糖蒸梨"的偏方也不是止咳的万能药，该方只适用于虚热久咳、痰少咽燥的咳嗽，而对咳嗽痰多色白者、体有畏寒鼻塞的风寒咳嗽等症就不适宜。药不对症，治而无效。

许多偏方中含有毒剧药或有毒药物，这类偏方使用要格外注意，尤其老、孕、幼及体弱患者更应慎而又慎。如细辛，中医有细辛一般不过钱（约 3 g）的要求，如果偏方中细辛量用大了，会出现不良反应。治疗便秘的大黄，如果用量大了会造成腹泻，导致脱水。

如果服用偏方的同时，又服用其他药物，还要注意偏方中的药物与所服其他药物有无配伍禁忌或增加毒性等问题。

因此，总体来讲，不要随便使用偏方，即使是服用确有疗效的偏方，也应征得医生的同意。

七、街头游医、药贩的药不能买

无论是在县镇乡村，还是在繁华城市，只要你稍加留意，就会发现在大街小巷的墙头、电线杆上贴有许多传单式的医疗广告，其中声称在××地××诊所有祖传名医就诊，治尽人间各种疑难杂症，什么癌症、不孕症、性功能低下、性病、癫痫、狐臭、中耳炎、肝硬化、慢性肾炎、糖尿病等，总而言之，凡医院治不了的病，他们全能治，似乎个个是华佗重现，扁鹊再生。其实这些人纯粹是些攫取不义之财的江湖骗子，所以治病心切的人们切不可轻信这些人的花言巧语，有病不能找他们看，更不能买他们的药。

在科学发展的今天，已非当年江湖医生、走街郎中的时代，治疗疾病有了各种正规的医院，人们可以"大病上医院，小病去药店"。

街头药贩轻信不得。许多骗子利用贵重药材紧缺之际倒卖假药，如用大理菊根、紫茉莉根，甚至土豆做的假天麻，鸡蛋黄，砂子掺成的假麝香，破皮鞋熬的假阿胶，牛鞭冒充鹿鞭等。街头常见伪品的名贵药材还有人参、牛黄、灵芝、虫草、羚羊角、蛤蚧、熊胆、马宝、狗宝、猴枣、珍珠、琥珀、红花等。最可恶的是，有些假药不仅不能治病，反而会使人中毒，如人参伪品商陆、华山参，大料伪品莽草等均能使人中毒。

当然，有时药贩在街头出售的药材确实也是真品，如金毛狗脊、海马、海龙等。但购买时也一定要慎重，因为一是该药物的疗效并不像他们吹的那样神乎其神，二是药物真正的价格也没那么昂贵。

由此看来，为了使我们及早地康复及用药安全，切不可迷信"祖传秘方"，切不可随意购买街头小贩的药，以免上当，旧病未去又添新愁。

八、他人赠送、转送的药也不可乱用

在日常生活中，常出现一种现象，将自己吃不完的药品给家人服用或转赠他人服用，或者接受他人赠送、转送的药品治疗疾病，这种现象一方面是友谊的体现，同时也是中国人民勤俭节约的习惯。我们认为并不是所有赠送、转送的药品不能用，而是不能乱用，要使用的话应该注意以下几个方面：

（1）对于处方药品切不可乱用，一定要咨询医生或药师，特别是抗生素、心血管类药物，随意使用，可能出现严重后果。

（2）对于非处方药品要仔细阅读药品说明书并明确自己患何病，要根据症状对症用药，不可盲目服用。

（3）对于进口药品，特别是直接从国外带进来的、没有中文说明书的药品，必须弄清楚该药的名称、性质、适应证、用法用量等。另外，外国人和中国人存在种族差异，他们身材高大，他们服用的剂量对中国人来说往往剂量偏大，建议最好向医生或药师咨询。

（4）对于名贵中药材，要认真确认是否为真品，是否变质。

（5）对于一些补品和保健品，不可随意服用，并非所有的保健品人人皆可服用，要根据中医理论和身体的状况有选择地服用。

（6）对于赠送、转送的药品要仔细查阅药品有效期，过期药品再昂贵也应弃之不用。

九、别被虚假广告迷了眼

在药店里、大街上或者医院门口您不时会接到递到手中的一张张药品广告。看一下这些广告您会发现这其中有相当一部分"神药"。有的称能包治百病，有的称对癌症、风湿病、牛皮癣等疑难顽症有独特疗效，有效率和治愈率高达 90% 以上，而且起效快、安全、无痛苦、几乎没有任何不良反应。粗看这些广告真让人兴奋不已，医药事业的发展如此之快，对饱受病痛折磨的患者来讲实在是难以寻觅的福音。可是如果您再仔细一看，就会发现这些广告都没有药品管理部门批准的准许药品生产的文号即"药准字号"和准许做广告宣传的"药品广告审批文号"。

医药行业中这种虚假广告的泛滥，已成为当今社会的一大"公害"。其实，这种蒙骗欺诈的商业行为，不单是中国的"土特产"，在世界上最发达的国家美国，骗人的广告也遍地皆是。据美国食品和药品管理局（FDA）估计，美国人因上虚假医药广告的当而花费的金钱，1 年竟高达 200 亿美元以上。这些骗子天花乱坠地吹嘘某种"神奇疗法"（包括药物）可以治愈癌症、艾滋病、肥胖、糖尿病等疑难疾病，为此受骗上当者还真不少，有的人甚至失去了生命，有的留下了终生残疾，给他们和他们的家人带来了无法弥补的损失。老百姓由于缺乏这方面的知识，对于如何识别虚假医药广告，很是茫然。美国一位名叫霍普金斯的医生提出了 5 项有益的忠告，这对我国老百姓也颇有参考价值。

（1）世界上没有十全十美的疗法。如果有人标榜自己研制的治疗方法疗效神奇，药到病除，疗效完美无比，无任何毒副作用，那么你最好不要轻信它，因为所有的药物都有毒副作用，所有的外科手术都具有一定的危险性，也都有留下后遗症的可能性。

（2）世界上没有不被公开报道的科研成果。只要某项科研一有突破，必定先由权威的专业期刊披露，接下来是电视、报纸等传媒的广泛宣传与报道。这些科研成果一经报道，有关科学家首先会知道，他们就会对新药或新的治疗方法提出各种意见，并重新进行验证，有的科学家还会提出截然不同的试验结果。过去有些新药或新疗法，就是通过这种重复性的验证最终被证明无效而停止使用的。如果有人向你推荐的是未经公开报道的新疗法，你最好不要轻易相信。

（3）当今世界公认的疑难病，没有简便、快速和无痛苦的疗法和药物。当医学界尚未找到一种有效疗法对付某一种疾病（如癌症、艾滋病）时，如果有人向你推销对付这些病的特效药物或疗法，你还是把钱留在自己的口袋里为好。那些对多种疾病都非常有效的药物和疗法宣传，也同样不能轻信。

（4）世界上没有什么"秘而不宣"的疗法。任何人只要发现了治愈癌症、艾滋病等绝症的方法，他一定会名震四海，各大报刊也会争先报道。如果有人告诉你：医学界因为他的成就而迫害他，政府也压制他的发明创造，他只好悄悄地、暗地里施展自己的才能。这时你一定要小心，这个人极可能正在编织谎言设圈套来引你上钩。

（5）有人证亦不足全信。如果有人宣称自己的疗法早已被医学界承认，并且有十余人治愈的资料供查证，奉劝您也不要太轻易相信他们的话，因为这种"真的有效"，可能是偶然的，也可能是像"安慰剂"似的心理作用，还有的可能是诊断错误，患者实际上根本没有得这种病。更不容忽视的是，在当今商业社会中，商家收买个别医生和患者作伪证的事也时有发生。

俗话说得好："再狡猾的狐狸也难以逃脱猎人的眼睛"。虚假广告确实害人，但只要擦亮您的眼睛，认真分析送到手上的广告，还是不难发现这些虚假广告的狐狸尾巴的。

十、非处方药的遴选与分类

实行处方药与非处方药（OTC）分类管理是国家药品制度的重大改革。非处方药因为不需要医师处方就可以自行购买和使用，所以也是关系到老百姓身体健康的大事，因而老百姓普遍对非处方药如何遴选与分类非常关注。对于非处方药的选择标准，主要有以下 9 个方面：

1. 遴选原则　应用安全、疗效确切、质量稳定、使用方便。

2. 范围与依据　西药选自《中华人民共和国药典》（以下简称《药典》）。1996 年以前中华人民共和国卫生部颁布的《药品标准》（以下简称《标准》）、《新药品种资料汇编》（以下简称《汇编》）、《药典》1995 年版第二部，《临床用药须知》（以下简称《须知》）及《进口药品注册证号目录》，共计 5 600 余个品种。中成药遴选自《药典》1995 年版一部、《标准》中药成方制剂 1 ~ 13 册，《标准》中药保护分册、《标准》新药转正标准 1 ~ 12 册，共计 3 500 余个品种。

3. 遴选分类　西药非处方药分类是参照《国家基本药物目录》，根据非处方药遴选原则，划分23 类。分别为：解热镇痛药、镇静助眠药、抗过敏药与抗眩晕药、抗酸药与胃黏膜保护药、助消化药、消胀药、止泻药、胃肠促动力药、缓泻药、胃肠解痉药、驱肠虫药、肝病辅助药、利胆药、调节水、电解质平衡药，感冒用药、镇咳药、祛痰药、平喘药、维生素与矿物质、皮肤科用药、五官科用药、妇科用药、避孕药。中成药非处方药分类是参考国家中医药管理局发布的《中医病证诊断疗效标准》，将其中符合非处方药遴选原则的 38 种病证归属为 7 个治疗科，即内科、外科、骨伤科、妇科、儿科、皮肤科、五官科。

4. 遴选结果　西药为 23 类 165 个品种（每个品种含有不同剂型）。其中"活性成分"121 个，既可单独制成制剂，也可作为复方制剂成分；"限复方制剂活性成分"25 个，仅限作为复方制剂成分，而不能单独使用；"复方制剂"19 个，其中属《药典》与部颁标准的 11 个品种：阿苯片、氢氧化铝复方制剂、三硅酸镁复方制剂、开塞露、口服补液盐、复方维生素、己十一烯酸复方制剂、四环素醋酸可的松眼膏、复方炔诺酮、复方甲地孕酮以及复方左炔诺孕酮。另 8 个复方制剂是依据国外非处方药和国内长期临床使用的情况，规定了处方组成可含的成分范围，如对乙酰氨基酚复方制剂、碱式硝酸铋复方制剂、盐酸苯丙醇胺复方制剂、盐酸伪麻黄碱复方制剂、多种维生素、复方碳酸钙、苯甲酸复方制剂、甲硝唑复方制剂。中成药 160 个品种（每个品种含有不同剂型）。

5. 特殊药品的处理　根据非处方药遴选原则，医疗用毒性药品、麻醉药品以及精神药品原则上不能作为非处方药，但根据国际惯例和治疗需要，个别麻醉药品与少数精神药品可作为"限复方制剂活性成分"使用。因此，第一批目录中有 3 个精神药品：苯巴比妥、盐酸苯丙醇胺、咖啡因。

6. 药品名称　西药名称采用通用名，个别品种在通用名后注有常用名。中成药用国家规定的名称。

7. 药品剂型　遴选确定的剂型，以消费者使用安全、有效、方便为原则，故以口服和外用的常用剂型为主。

8. 受限　"受限"目录中，注解项下的"受限"是根据《药典》《须知》《标准》《汇编》等规定范围，对该药适应证、剂量及疗程进行了调整与限制。

9. 使用注意　因非处方药不需要凭执业医师或执业助理医师处方，消费者即可按药品说明书自行判断、购买和使用，为此，对部分品种规定了使用时间、疗程，突出强调"如症状未缓解或消失应向医师咨询"。

十一、非处方药是保险药吗

非处方药，顾名思义就是不需要医生开处方便可以在药店买到的药品，也就是患者可以自己根据病情，自行判断并依据说明书或标签购买、使用的安全、有效的药品。

非处方药应具有以下 7 个特点：① 不需要医生开处方，使用时也不需要医务专业人员的指导和监督；② 说明书或标签是写给患者看的，文字通俗易懂；③ 能减轻症状和延缓慢性疾病的发展，但又不会掩盖严重疾病；④ 适用于患者能够作出自我诊断的轻微疾病；⑤ 具有高度的安全性，不会引起药物依赖性、耐药性或抗药性，也不会在体内蓄积，不良反应发生率低；⑥ 在贮存过程中质量比较稳定，不需要特殊的保存条件；⑦ 儿童、成人的非处方药应分别包装。

其实，非处方药都来源于处方药，经过长期使用证明，符合非处方药的遴选标准，也就是"应用安全、疗效确切、性质稳定、使用方便"的药品。符合这些特点的药品可以作为非处方药的"候选者"，再经过国家药品监督管理部门批准，才能正式"当选"为非处方药。

基于上述原因，许多人认为非处方药就是"保险药"，其实非处方药虽然比较安全，但不是绝对"保险"，在使用中还需掌握以下几个原则：

（1）非处方药并不意味着可以随便应用。因为药物的安全性只是相对而言，药物有治病和不良反应两重性，而且凡药都有一个"度"，随着剂量加大、使用时间延长，非处方药就会向不安全的方向转化。如在一般剂量情况下，平时常用的含对乙酰氨基酚（扑热息痛）的退热镇痛药，对胃肠道伤害极少，也较少引起其他不良反应；但若长期大量用药就会出现肾绞痛或急性肾衰竭。一次超量服用对乙酸氨基酚后，即可出现恶心、呕吐、胃痛或胃痉挛、腹泻、厌食、多汗等症状；2～4 天可出现肝功能损害；4～6 天可出现肝衰竭，并伴有低血糖、酸中毒、心律失常、循环衰竭、肾小管坏死等凶险症状。人们认为维生素 D 是很安全的，但如果长期大量服用或短期超量服用，也会导致严重的中毒反应，如高钙血症。

（2）非处方药与处方药并无严格区分。有些药具有双重身份，既是处方药又是非处方药，只是作为非处方药时，适应证、使用剂量、使用时间、剂型有特殊的规定。如法莫替丁，作为非处方药可用于胃酸过多的治疗，但连用不能超过 7 天，而且 16 岁以下患者不能使用。又如布洛芬，作为非处方药只限用于治疗头痛、背痛、风湿痛、牙痛、痛经及感冒发热等，最大剂量仅为 1 200 mg，而且只能短期使用。

（3）非处方药不同于常用药。非处方药可以是常用药，但常用药不一定都是非处方药。非处方药必须符合上述所列标准，并经国家药品监督管理部门批准认定。

（4）非处方药只适用于轻微病症。非处方药常用于治疗诊断容易、治疗简单的"小毛病"，如：感冒、咳嗽、咳痰、消化不良、腹泻、便秘、头痛、偏头痛、痛经等。

总之，非处方药尽管较为安全，但它毕竟是药，患者不可麻痹大意随意滥用，使用不当也会"翻脸不认人"。因此，在购买非处方药时必须注意说明书中规定的适应证和服用剂量。患者在决定是否用非处方药时，如果对自己的病情没有把握，最好去医院就医，而不要去药店买药自我治疗。

十二、非处方药与处方药的用途不能混淆

国家《处方药与非处方药分类管理办法》于 2000 年 1 月 1 日起开始实施。这是我国医疗卫生制

度改革的重大举措。对我国的药品生产、流通、使用和管理以及保障人民群众安全有效用药具有重大意义。但也有人认为，处方药和非处方药都是治病，只不过是处方药要凭医生处方购买，非处方药不用处方自己到药店就可买到，给人方便一点而已。其实这是一种模糊的认识。因为非处方药和处方药的用途并不一样，它们是有一定界线的。

《处方药与非处方药分类管理办法》第二条指出："根据药品的品种、规格、适应证、剂量及给药途径不同，对药品分别按处方药与非处方药进行管理。"这一规定说明了非处方药与处方药的用途是不同的。一般言之，处方药适用于需经医生借助于各种诊断技术（物理的或化学的）治疗的各种疾病，因此用药剂量也因疾病的不同和轻重的差异在一定范围内由医生进行调节，不良反应也较多，有的不良反应患者自己不能感知，需要用特殊方法才能测知，用药途径多并且复杂。而非处方药，仅用于能自我认知与辨别的常见轻微疾病和症状。药物作用比较平和，药效确切，只要按使用说明书正确使用，很少发生不良反应，即使发生不良反应也容易被使用者感知，更不容易在人体内引起积蓄中毒。使用上也比较方便，不需要特殊设备或他人帮助就能自己使用。药品的包装说明及说明书通俗易懂，容易被使用者接受。因此许多国家都将治疗感冒药、解热镇痛药、镇咳祛痰药、止泻药、缓泻药、中和胃酸药、驱肠虫药、抗过敏药、某些抗真菌药和维生素、微量元素及滋补营养药列为非处方药。

按通常的办法，非处方药基本上都是由处方药转化而来的。由于各国文化背景及经济发展差异，同一种药品有的国家为处方药，有的国家则为非处方药。还有的同一种药品，既可作为处方药，也可作为非处方药。但是任何一种药品，一旦成为非处方药后，就必须按非处方药管理办法管理，用途也就由处方药的用途转变为非处方药的用途了，这点必须清楚。

解热镇痛抗炎药有解热、镇痛、抗炎及抗风湿作用，但作为非处方药是以解热或镇痛为目的，且仅限于口服与外用。如布洛芬，作为处方药用于抗风湿时每日剂量可达 3 200 mg，但作为非处方药仅作为一般解热和止痛，用于一般头痛、牙痛、肌肉痛、关节痛、痛经等，也可用于感冒发热。其用量为每次 200 mg，每日 1～3 次。又如双氯芬酸和吲哚美辛，非处方药仅以凝胶、乳膏，或洗剂等形式供局部外用，以减轻关节痛和肌肉痛等症状。而作为处方药，它就可以口服。

H_2 受体拮抗剂西咪替丁作为处方药可用于消化性溃疡、胃食管反流、卓 - 艾综合征等，每日用量为 400～1 600 mg，必要时还可注射。而作为非处方药仅用于胃酸过多、胃灼热及嗳气。其用量为每日 400 mg，分 2 次口服。

又如甲硝唑，作为处方药，其注射液用于抗厌氧菌感染。而作为非处方药，只能用其外用膜剂、泡腾片、含漱剂或洗剂等形式用于牙龈炎、口腔溃疡、阴道炎或滴虫病。

从以上例子说明，非处方药与处方药的用途是不同的。使用者在购用时，必须看清包装上的非处方药标识，并仔细阅读药品说明书，分清是处方药还是非处方药，是对"症"还是对"病"。

十三、选购非处方药七要素

我国建立 OTC 制度已经逐渐成熟，随着人们思想意识的不断改变和医院各项收费的不断提高，人们已由单纯的到医院看病取药逐渐转向 OTC 自购常用药的方式，实行 OTC 制度以及患者自己到药店购买非处方药时，应注意以下 7 个方面的问题。

（1）选购药品时，要仔细看外包装有没有药准字批号、注册商标、生产批号、生产厂家等，包装内要有药品使用说明书、有效期、失效期，这些是绝不可缺少的资料。若购买药物并不急用，应选购离失效期较长的药物。

（2）要选购在家庭中能够自行使用的常用制剂，如片剂、胶囊剂、丸剂、口服液等。

（3）购买备用药时，要选易于贮存，包装完整无损的药品。最好购买小包装的整瓶、整盒药物。对零散的药片、药丸、胶囊制剂，要用瓶分别装置，并当即标记上药物的名称、用法、用量及失效期，纸袋贮药法不可取。还应注明购药日期，以便推算药物保存的时间。

（4）药物应选质优价廉的药品，并要很好识别药物是否属于假冒伪劣产品。

（5）千万不要购买"地摊"或"药贩"所卖的药品，要在国家批准经营的药店里购买和认定确系正规药厂生产的药物。

（6）近年来不少地方"涌现"出一些所谓持有"祖传秘方"的"庸医"和"江湖郎中"，并大言不惭地声称有专治癌症的药。这一类无证游医推销的药品绝不是"药"。

（7）不能凭药名买药。如今药品市场出现的药品名称繁多，有的药物商品名称非常吸引人，如胃泰、胃康、胃必治……好像这些药物，只要患胃病的人吃了就能"泰""康""复""必治"。又如中成药的"肥儿丸""肥儿散"等，这些药名与治疗作用并非完全一致，因此单凭药名买药是不科学的。而应看药品说明书中所记载的药物的主要成分是什么，主治什么病，然后再考虑对症购药。

十四、购药就需要了解该药品

"大病上医院，小病进药店"已逐渐被认可，但购药不可盲目，要做到正确购药、合理用药应注意以下几点。

（1）所购药品是属于处方药还是非处方药，若为处方药一定要去咨询医生或药师。

（2）所购药品若为非处方药，自我诊断的症状是否与非处方药适应证相符，即是否具有针对性。

（3）现在一药多名现象很多，购药时要问清其成分，避免重复，如"扑热息痛"，通用名对乙酰氨基酚，中美史克公司生产的叫必理通，上海施贵宝生产的叫百服宁，上海强生生产的叫泰诺。

（4）许多药品名称非常相似，常常只有一字之差，但作用与用途相差甚远。如大苏打（硫代硫酸钠）、小苏打（碳酸氢钠），前者为解毒药，后者为抗酸药，左旋多巴、甲基多巴，前者为抗震颤麻痹药，后者为降血压药。

（5）认真阅读说明书，了解该药的不良反应、毒性反应、禁忌证、过敏反应等。本人如对该药有过敏史或为过敏体质，则要禁用或慎用。如本人伴有其他疾病，伴有疾病是否为该药的禁忌证，如青光眼患者忌用颠茄类制剂，高血压合并胃溃疡患者不宜用利血平或含利血平成分的复方降压片。

（6）购药要认准药品外包装上的"两号一标"，两号即国家药品监督管理局批准的生产文号和生产单位的生产批号，一标即注册商标和条码标志。

（7）要了解药品的有效期。一般药品的效期为1~5年，药品说明书和外包装上都有说明，没有规定具体有效期的药品，计算方法为生产批号日期后推5年。

十五、认真阅读药品说明书

为充实家庭药箱或治疗小伤小痛，常需要到药店买药品，在决定将药品买下之前，首先应仔细阅读药品说明书。说明书通常包括药名、成分、结构、性状、药理作用与适应证、用法用量、不良反应、禁忌证及注意事项、批号、有效期、贮存条件等内容。

　　一般一个整包装的药品内部都会有一份说明书或直接印在包装上或瓶签上，中药习惯称为仿单。虽然我国早在 1990 年 11 月发布的《进口药品管理办法》中就明确规定，在市场上销售的进口药品必须附有中文说明书，但至今仍有一些进口药品不符合此要求，应引起使用者注意。

　　1. 药品名称　有时一种药品可以有多种药名，如正式名、别名、商品名等。有些不同的药物，名称只差一个字，要注意区分，不要错用。

　　2. 批准文号、生产批号、有效期或失效期　批准文号是鉴别假药、劣药的重要依据。生产批号表示具体生产日期。有效期或失效期用来确定效期药品的有效时间。

　　3. 药品成分　若是复方制剂则标明主要成分。

　　4. 适应证　它是生产厂家在充分的动物药效学实验及患者临床观察的基础上所确定，并经国家药品监督管理局审核后才允许刊印的，往往包含很多适应证。也有的标明药理作用和用途。中药此栏目列为功能与主治。

　　5. 用法用量　如果没有特别说明，一般标明的剂量为成年人常用剂量。如若小儿或老人则会标出如何折算。应当提醒读者的是，有些说明书上用法用量是以药品的含量为单位标明的。如每次 25 ~ 50 mg，这要根据瓶签的每片含量折算。如果标示量为 25 mg/片，那就是等于每次限用 1 ~ 2 片。千万不要以为毫克等于片，一次吃上 25 片到 50 片，这种事不是没有发生过。《中国医药报》《卫生与生活》都报道过如此服用中毒的病例。

　　6. 毒副作用　每一种药物或多或少都会存在毒副作用，毒副作用是药品药理作用的另一侧面。药品的其他不良反应也常包括在这一栏。

　　7. 注意事项或禁忌　安全剂量范围小的药品必标此栏，而安全性较高的药品可能无此栏。注意事项还包括孕妇、哺乳期、小儿、慢性病等特殊患者应注意的内容及与其他药物合用的禁忌。

　　8. 贮存　若需特殊贮藏条件的药品，则在此栏标明，如避光、冷藏等。

　　9. 规格　包括药品最小计算单位的含量及每个包装所含药品的数量。

　　药品说明书虽然可以帮助患者认识了解药物，但对于全面了解药物还远远不够。所以患者切不可凭借一份说明书擅自乱用药物。

十六、不能望文生义选择药物

　　根据我国药典规定的命名原则，药品的命名应避免采用可能给患者以暗示的有关解剖学、生理学、病理学或治疗学的药品名称，因此医生和患者绝不能对药品名称望文生义。如维生素 E 烟酸酯，它的一个商品名叫威氏克。读此商品名，并不能了解它的成分。而知道它的通用名维生素 E 烟酸酯后，也不能把它等同于维生素 E，它是维生素 E 与烟酸酯化而成的新的单体。威氏克进入体内后，分别发挥出维生素 E 和烟酸的作用，还会发挥出其新单体的作用。同维生素 E 是不完全相同的。专家提示，医生开药或今后患者选用非处方药，无论对药品商品名或通用名都不可掉以轻心，一定要搞清后再作选择。

十七、谨防假药、劣药

　　药品决非一般商品，它直接关系到人民的生命安全。国家有法律规定，严禁生产、销售、使用假劣商品。那么哪些属于假劣药品呢？我国的药品管理法明确规定，有下列情形之一者即被视为假药：

① 药品所含成分的名称与国家药品标准或者省、自治区、直辖市的药品标准规定不相符的。② 以非药品冒充药品或者以他种药品冒充此种药品的。③ 国家药品监督管理局规定禁止使用的。④ 未经批准取得批准文号而自行生产的。⑤ 变质不能药用的。⑥ 被污染不能用的。

有下列情形之一的药品视为劣药：① 药品成分的含量与国家药品标准或省、自治区、直辖市药品标准不相符合的。② 超过有效期的。③ 其他不符合药品规定的。

药品管理法规定，对生产、销售假药，危害人民健康的个人或者单位直接责任人员，将依照刑法规定追究刑事责任。

十八、从包装及外观上识别假劣药

假药、劣药屡禁不止，已成为影响大众身体健康的一大危害。这就需要医药监督部门加强打击力度，把好质量关，消除制售假劣药品的现象。我们大家也应该了解一些辨别假、劣药品的常识，增强自我保护意识。当然要鉴别是不是假药、劣药，一般都要由药品检验部门的专业人员才能作出正确的判断。但有些我们可以从包装外观上找到假、劣药品的"蛛丝马迹"。

1. 从说明书上识别　按药品管理法规定，药品包装上应印有详细说明书和标签；假药一般都书写不完全或不正确。

2. 从商标上识别　合格药品包装上应印有商标图案及"注册商标"字样，有的还有防伪物或防伪激光图案；假药一般都缺少此项。

3. 从批准文号上识别　合格药品在包装上都印有国家药品监督管理局批准生产而授予的"批准文号"；假药常因伪造得不准确而在此露出马脚。

4. 从印刷质量上识别　假劣药品一般在外包装上质量比较低劣粗糙。

5. 从药品外观质量上识别　假、劣药品的生产都不规范，因此表现出质量低劣，会出现各种变质的现象，购药或用药前注意检查一下可能会发现问题。

十九、药品的通用名、商品名、别名

通用名是国家规定的统一名称，用来表达药品的主要化学成分，同种药品的通用名一定是相同的。比如氨苄西林是一种通用名，它的商品各有 40 多种，但通用名只有一个氨苄西林。

商品名是由生产厂家自己命名的，许多生产厂家或企业为了树立自己的形象和品牌，往往给自己的产品注册商品名（品牌名），以示区别。如巴米尔为阿司匹林的商品名，药品宣传大多使用商品名（品牌名），消费者也对商品名比较熟悉，选购商品时，要注意选择质量好、信誉高的品牌。

别名是由于一定历史原因造成某药曾在一段时间使用过一个名称，后又统一改为现今的通用名，那个曾使用过的名称即称为别名。如解热镇痛药对乙酰氨基酚为通用名，扑热息痛为别名，泰诺林、百服宁、必理通等为商品名（品牌名）。

二十、为什么一种药会出现几个药名

一药多名主要是由于不同的命名原则及品名注册两个因素造成的。

1. 药品的命名原则　以药品化学成分命名的，也称药品的化学名，如对氨基水杨酸钠、枸橼酸哌吡嗪、磺胺甲基异恶唑，硝酸甘油等。

以药物效能命名的，如胃舒平、驱蛔灵、灭滴灵、心痛定、泻痢停、喘息定等。

药效与成分结合命名的，如溶菌酶、抗敏安等。

译名。仿制国外产品的药物根据拉丁文名、英文名等译成中文。译名中又有直接音译，如非那根（phenergan）、阿司匹林（aspirin）、鲁米那（luminal）；还可结合汉字之义使用音译，如胃得乐（vey-telo）、扑尔敏（piriton）。

2. 药品名称的分类　一般分为化学品名、法定品名、注册品名三大类。

化学品名，就是我们前面介绍的以化学成分或化学结构命名原则所命名的药品品名，这是最准确的而不会产生混淆误会的药名，但叫起来绕口，故一般化学名不作法定名。

法定品名，又称审定品名，或称通用品名，正式品名等。是经国家药品监督管理部门审定而采用的正式品名，包括中文品名、英文品名和拉丁品名。

注册品名，包括专利品名，商标品名，三者虽然不尽相同，但均是向工商管理或专利局等部门进行注册登记时所采用的名称。我们所见有些药品说明书或包装上药名的右侧上方有 R 标记，这就是注册品名。目前药名比较混乱，主要是这类的商品名太多所致。

第三节　用 药 知 识

一、用 药 时 间

患者用药不仅要严格根据药物说明或医嘱分次按时服药。而且为了使药物达到最佳疗效，减少不良反应，用药时间上也很有讲究。

1. 饭前　这是指饭前 10～30 min 服药，此时胃及十二指肠内基本无食物，药物吸收干扰小、浓度高、吸收充分、作用迅速。胃肠道用药多为饭前服，如苦味健胃药复方龙胆酊，制酸药胃舒平，收敛药碱式碳酸铋，解痉药颠茄，止泻药次碳酸铋和鞣酸蛋白、人参等贵重滋补药。

2. 饭时　饭前片刻服用，如助消化药稀盐酸、胃酶片、淀粉酶、胃蛋白酶合剂等，有利于与食物充分混合，发挥疗效。

3. 饭后　一般指饭后 15～30 min 服用。当胃中有食物后，可减少药物对胃肠的刺激。药物说明中如未特殊说明，绝大多数药物都在饭后服，对胃肠有刺激的药物更应在饭后服。如解热镇痛药索密痛、吲哚美辛（消炎痛）和作用于神经系统的药物苯妥英钠、氯丙嗪。

4. 睡前　这是指睡前 15～30 min 服用，如催眠药、苯巴比妥（鲁米那），又如缓泻药酚酞片需服用 8～10 h 后方能见效，也应睡前服，翌晨生效。注意服用催眠药后切不可做易出危险的事情和躺在床上吸烟，以免发生意外。

5. 必要时　是指根据需要服用，如解热药、镇痛药、止吐药、防晕船药和抗心绞痛药等。

6. 空腹服　是指清晨空腹服，如盐类泻药、硫酸钠、硫酸镁等。它能使药物迅速入肠并保持较高浓度。

二、用 药 剂 量

剂量是药物发挥治疗作用所需要的用量。临床上将常采用的药量范围称为常用量。一般是指成人（18~60 岁）一次或一日的平均量。

药物的剂量影响药物的疗效，剂量太小，低于阈剂量，不产生任何效应；剂量太大，超过最小中毒量，将产生中毒反应，甚至引起死亡。如小剂量的巴比妥类药物产生镇静作用，随着剂量的增加，药物对中枢的抑制作用逐渐加深，出现抗惊厥、麻醉作用，进而抑制延髓呼吸中枢，甚至发生昏迷、呼吸麻痹而致死亡。

因此，为确保用药安全、有效，药物的治疗量或常用量应大于阈剂量、小于极量。极量即最大治疗量，是能引起最大效应而不发生中毒反应的剂量。使用极量的药物后，多数人不会出现中毒反应，但由于个体差异的存在，个别患者可能引起中毒反应。

法定药物的治疗量，麻醉药品、精神药品和毒性药品的极量在药典中都有明确规定。

1. 用药剂量和疗效不是成正比　患者通常在用药过程中有两种倾向，一种是希望病好得快，随意增加用药剂量；另一种是担心用药多了会产生不良反应，就随意减量或延长用药间隔时间。这些随意改变药品用量用法的做法都是错误的，应严格禁止。

很多人患病，恨不得吃上一两次药就把病治好，所以就盲目加大剂量，认为这样可以把病"压"下去，结果疾病非但治不愈，反而造成不良反应。

的确，在一定范围内，剂量愈大，药物在体内的浓度愈高，作用愈强。但要有个"度"，超过一定范围，治疗作用不再增加，而不良反应或毒性反应增加，甚至引起死亡。根据药物反应，剂量由小到大依次分为最小有效量、常用量、极量（最大治疗量）、最小中毒量和最小致死量等。对大多数人最适宜的治疗剂量称为常用量。为了保证用药安全，对于毒药和剧药，《药典》明确规定了极量。用药超过极量，可能会引起严重后果。

其实，许多疾病有其自身发生发展的规律，疾病好得快慢取决于多种因素，特别是与机体的抗病能力（包括精神状态、自身免疫力）有密切关系。任何一种药物都不是万能的，不可能包治百病，它只能帮助调整机体消除致病因素，提高机体免疫能力；或调整器官功能，促进机体修复。所以，患病后从用药到治愈需要一个过程，切勿超量服药。急于求成则后患无穷。

有些患者用药不能按时定量，疗程不分长短，忘服、漏服、乱服现象时有发生。究其原因：有的病情稍有好转，不适感觉明显减轻时，就不想再用药；有的因工作忙或其他原因，用药不便而忘服；有的为治病心切，急于求成而乱服，使用剂量随意加大，或在短时间内频繁更换品种，这种不规范用药，尤其是抗生素类药物，易导致耐药菌种增多，二重感染等，使病情复杂化，给治疗带来困难。因此，使用非处方药，应该参照药物说明书上的规定，严格掌握用量和疗程，这样才能保证用药安全有效。

2. 用药剂量因人、因病而异　有的患者自诊不明确，感到某种疾病症状与他人相似，就模仿他人用药，却忽视了一人会有多种疾病共存，同一种疾病会有多种症状同时出现的可能性，即使疾病相同，人与人之间还存在个体差异和不同诱发因素等。如常见的细菌性肺炎，共同的临床表现为发热、咳嗽、咳痰、胸痛、白细胞数增高等，按病因不同，可分为链球菌性肺炎、金黄色葡萄球菌性肺炎、铜绿假单胞菌性肺炎等，根据其致病菌种，症状性质、急缓程度等不同情况，所用药物也就必然不同；还应该注意到同一药物对于不同的患者会产生不同的效果。因此，要因病、因人科学地使用非处方药物，才能达到预期的疗效。

3. 用药剂量过小的弊端 剂量太小和疗程不足，多发生在因畏惧药物不良反应、预防用药或以为病情减轻过早停药的情况下。例如：地高辛消除半衰期平均为 36 h，给心功能不全患者口服地高辛，每日 1 次，其安全、有效的血药浓度为 0.8～2 μg/mL，为达到这一目标，患者必须每日口服，低于此剂量则难以达到预期效果，高于此剂量则会引起中毒。

有些疾病如妇科炎症患者由于心理上的障碍，去找那些个体开业医生或江湖游医诊治，造成延误治疗时机，加重了病情，有的甚至产生一些严重的后果。还有些患者由于某种原因而不能坚持到医院就诊，中断治疗或不及时复查，以致使用的药物剂量不足或疗程不够造成未彻底治愈，从而使得病情不见好转或复发。

4. 用药剂量过大的弊端 有人说："既然非处方药应用安全，加大剂量服用也不会有问题。"这种说法是不对的。非处方药的"应用安全"是指在说明书指导下，按规定剂量服用是安全的，如果任意加大剂量使用也会产生不良反应。例如，维生素 C 通常被认为是安全的，用于补充人体所需营养，但如果是超量长期应用（一般用量在每日 1 g 以下），即可引起腹泻等胃肠道不良反应，甚至引起尿酸盐或草酸盐结石。

5. 为什么有些药品用量要"遵医嘱" 在药品标签上的用量项下，常标有"或遵医嘱"，这是为什么呢？由于患者的年龄、性别、体质、病情及对药物敏感性等情况的不同，用药剂量也应有所不同。而药品标签上标的用量是常规剂量，一般患者可按此常规剂量服用。但对某些特殊患者则要求医生根据具体情况加大或减少用药剂量。一个药品往往不是仅一个单一用途。不同的用途，需用不同的剂量。例如，阿司匹林常量可有退热作用，而抗风湿时则要加大剂量。一般药品说明都是标有主要用途的用量。故用于其他用途时，则应由医生决定加减。弄不清药量的药品最好遵从医嘱，不要自作主张。

三、小儿用药量

儿童用药量与成人不同，除儿童专用药外，其他药物注明的用量全是成人剂量，故小儿用药剂量需在成人用量的基础上折算。现介绍几种常用的小儿用药剂量折算法。

1. 按小儿年龄折算法（见表 4－1）

表 4－1 按小儿年龄折算药量法

年龄	服用剂量
6 个月～1 岁	1/7～1/5 成人量
1～2 岁	1/5～1/4 成人量
2～4 岁	1/4～1/3 成人量
4～6 岁	1/3～2/5 成人量
6～9 岁	2/5～1/2 成人量
9～14 岁	1/2～2/3 成人量

2. 按小儿体重的折算法

（1）第一种体重折算法：小儿用药剂量 = 成人剂量 × 小儿体重/成人体重（50 kg 或 60 kg）。

这种方法计算的结果与实际所需量相比偏低，尤其对新生儿更为突出。

（2）第二种体重折算法：

小儿用药剂量＝小儿体重×小儿每千克体重的用药剂量。

许多药物说明上直接给出小儿每千克体重的用药剂量，这样只要乘以小儿体重即可。

（3）第三种体重折算法：

小儿用量＝2×成人剂量×儿童体重

所得结果将小数点前移两位。

这种折算方法更接近药典用量，算法也比较简单。

四、药　物　剂　型

我们日常所用的药物当中，除了中药汤剂是用加工切制成的饮片自己煎制外，其他无论是西药还是中药均加工成了不同的剂型，如片剂、胶囊剂、注射剂等。为什么原料药不能直接服用，而应加工成制剂呢？为什么一种剂型不行，还要做出多种剂型呢？

加工成制剂是为了减少毒副作用，如阿司匹林、红霉素等对消化道有刺激作用的药物，制成肠溶衣片就可减少对胃的直接刺激。

加工成制剂可使药物服量准确，应用方便，如果药物是粉末，就很难掌握剂量，特别是用量极少的药品，差一点点时误差就极大。但是加进大量淀粉等对人体无害的辅料（亦称赋形剂）混合后压制成片剂，使每片中含有相等量的药物，不但服用方便，而且剂量准确。

加工成制剂会使患者易于接受。如鱼肝油腥味甚大，制成胶丸人们乐于服用。又如黄连素极苦，可压制成片包上糖衣，服用起来就不觉得苦了。

加工成制剂可便于药物的贮存、运输、携带。如某些不稳定药物遇光照、空气、水分的影响而发生变化，可在制剂中加入稳定剂，使之便于贮存而不变质，如三磷酸胞苷（CTP）极不稳定，加入稳定剂磷酸胍后再制成注射液，其稳定性就大大提高了。

根据给药途径的不同，加工成各种不同制剂。如口服剂型（片剂、丸剂、冲剂等）；注射剂型（水针、油针、粉针等）和其他剂型（滴眼剂、滴鼻剂、含漱剂、灌肠剂、气雾剂、栓剂等）。

同一药物剂型不同，可有不同的医疗作用。如硫酸镁浓溶液内服有导泻作用，外敷可消肿，而注射则有抗惊厥和治疗高血压危象的作用。又如盐酸吐根碱口服有催吐作用，注射可治疗阿米巴感染。

根据药品的理化性质制成相应的制剂，可以更好地发挥药物的疗效。如胰酶遇胃酸易水解失效，故要制成胃中不溶的肠溶衣片或肠溶胶囊。有些药物制成舌下含片或栓剂，则可避免肝脏首过效应，提高血药浓度，增强药效。

由此不难看出，制剂品种不同，规格多样，在临床上应用就越方便，治疗效果就越好。我国的制剂品种有数千种之多，发达国家均在万种以上。目前国际上剂型的研制发展很快，许多药物用新剂型制成后得到了原有剂型所得不到的令人满意的效果。如片剂现在除了一般压制片与糖衣片外，还有多层片、骨架片、泡腾片、包心片、微囊片、咀嚼片、脂质体、缓释片、控释片等。

合理选择剂型有助于提高疗效。合理选择剂型正是为了尽可能地提高作用部位的药物有效浓度，即增加作用部位药物的有效浓度就能提高制剂的疗效。选择各种不同的剂型，其目的都是为了更好地发挥制剂的疗效，降低制剂的毒副作用，提高制剂的稳定性，当然还要注意服用、生产、贮藏、运输、携带方便的要求。疗效是中心，安全是保证，在保证安全和疗效的前提下兼顾其他。

五、药物漏服了是否还需补服

大家知道，用药的次数除特殊规定外，一般都采取均分给药法。也就是常见的 1 日 2 次、1 日 3 次、1 日 4 次等。

药物之所以分成不同间隔时间给药，是根据药物的性质决定的。以往多是根据临床观察和动物实验而定。现在随着科学的发展，有些药物也可以根据人体对药物的吸收分布、排泄的过程而决定。药物进入体内经胃肠道吸收到血液中，随血液循环到达作用部位。再经过一定时间，大部分药物经肝逐渐代谢分解，然后大部分经肾排出体外。药物治疗疾病，在血液中需要维持一定的药物浓度，也就是通常说的药物血中有效浓度。当药物因排泄等原因逐步消除时，体内药物浓度也随之下降。均分法给药，就是为了解决这个问题，使体内维持一定的有效血药浓度。漏服了药物肯定会影响体内药物浓度，也就降低了疗效。

要知道并非药物在体内的浓度越高越好。高于有效浓度时，疗效并不增加，而毒副作用却随浓度的增高而增加。如两次药并一次服，间隔时间忽长忽短都对病情不利。可见漏服药物补服也要有章法，不可乱来。那么，应该注意哪些呢？

（1）服药的间隔一般为 4~6 h，如果漏服，发现时若在间隔时间的 1/2 之内，可以按量补服，下次服药仍可按照原间隔时间。

（2）如果已超过 1/2 的时间，则不必补服，下次务必按时吃药即可。

（3）发现漏服马上补上，下次服药时间依此次服药时间顺延。此法较前法好些。

（4）漏服药物后千万不可在下次服药时加倍剂量服用，以免引起药物中毒。

（5）抗生素务必按时按量服用，"三天打渔两天晒网"不但消灭不了病菌，反而增加细菌的耐药性。

六、老年人用药

1. 用药特点　药物在老年人体内的代谢不同于成人，有其自身的特点。由于老年人的生理功能、代谢和形态方面随年龄的增长发生了变化，故药物在老年人体内的过程与青壮年有所不同。

（1）老年人的胃酸分泌减少，胃肠蠕动减弱，血流量减少，对某些药物的吸收延迟或减少。

（2）老年人体内水分和肌肉成分减少，而脂肪比重增加，一些脂溶性药物如巴比妥类安眠药可能在体内蓄积。

（3）老年人蛋白质摄入量及体内合成减少，而蛋白分解代谢增加，导致血浆蛋白浓度偏低，药物与蛋白结合的少，游离的药物增多，故用药剂量和给药次数应低于青年人。

（4）药物在老年人体内代谢减慢，半衰期延长，致使老年人对药物的敏感性增强，而容易发生毒性反应。

（5）老年人肾功能减退，经肾排泄药物的能力减弱，而容易蓄积引起药物中毒。

（6）老年人对药物的耐受性有所降低，尤其是在多种药物合用时，常常不能耐受，更容易发生各种不良反应。

（7）老年人个体差异比较大，用药剂量一定要根据每个人的具体情况加以调整。

2. 用药原则　老年人由于生理功能衰退，免疫功能低下，又往往同时患有多种疾病，如何合理用药，减少毒副反应，是广大患者及其家属颇为关心的问题。老年人用药原则：

（1）老年人用药首先要考虑其必要性，有些病症在可用可不用药物治疗时，应尽量不用。如偶尔发生消化不良、睡眠障碍时，常可通过饮食或生活、运动调理取得满意的效果。

（2）老年人需用药物治疗时，一定要严格掌握适应证，用药品种宜少不宜多，要抓住主要疾病进行治疗，不要面面俱到地全面用药，以减少药物不良反应的发生。

（3）用药剂量宜小不宜大。一般情况下60～80岁的老年人用成人量的3/4～4/5；80岁以上者则只用1/2，有肝肾功能障碍的用药量应更小。

（4）用药应尽可能做到个体化，根据每个患者的具体病情选择最适当的剂量，有条件的可进行药物浓度测定，来选择最佳的用药剂量。

（5）要根据病情选择合适的给药方法。一般情况下，应以口服给药为主。

（6）要及时减量或停药。有些老年人用药容易停药难，总是担心停药后病情加重或复发。用药时间过长，易发生药源性疾病，对药物形成依赖性、成瘾性，要特别注意。

（7）能用其他方法（如食疗、体疗、电疗、磁疗、激光、红外线等）治好的疾病，就不要过分依赖药物治疗。

（8）加强督促检查。老年人因记忆力减退，容易忘服、多服、误服药物，需家属帮助，督促检查。

3. 用药指导　对老年患者给予非常明确的用药指导，是预防药物不良反应的最有效的方法之一。据统计，有15%的老年患者之所以住院治疗是由于药物的不良反应，但该数字可能会随着医务人员或家属对患者的明确用药指导而显著减少。有证据表明，大约2/3的药物不良反应是可以预防的。那么该如何正确指导老年人用药呢？

（1）首先应该详细询问老年患者过去的病史和用药情况，包括用药剂量、有效程度和是否对药物过敏等。便于选择最有效的药物进行合理治疗。

（2）要详细告诉患者或其家属有关药物名称、作用、效果、服用方法、注意事项及何时停药，还要告知可能出现的常见不良反应及发生不良反应时的处理方法。

（3）给老年患者使用"高危药物"时，由于这些药物的治疗剂量与中毒剂量的差距较小，安全性较低，故应提醒患者或家属注意用量，密切监视可能发生的不良反应。如地高辛、利尿药、抗凝剂、影响精神的药物、抗生素等，有条件的应建议进行血药浓度测定。

（4）由于老年人的记忆力降低，反应迟钝，故家属应尽可能地进行督促检查，提高用药安全性和有效性。

七、哺乳期妇女应慎服药物

妈妈的乳汁是小宝宝最佳的食品，可是有时妈妈的乳汁也会使宝宝受到伤害，比如妈妈因为生病服用了某些能从乳汁排出又会对宝宝产生不良影响的药物，那么宝宝就会在无意间成为间接的服药者，甚至是受害者。

总的来说，凡是能从乳汁中排出又会对宝宝产生不良影响的药物都应被列为乳母不能服用的药物。药物对宝宝的影响主要和药物在乳汁中的浓度、宝宝喝母乳的量、宝宝对药物的敏感程度以及药物本身的药理作用等因素有关系。在这几个因素中乳汁中药物的浓度是最主要的。研究表明，大部分药物均能从乳汁排出，一般药物在乳汁中的浓度较低，但也有些药物在乳汁中的浓度和在妈妈血液中的一样（如异烟肼、四环素、氯霉素、苯巴比妥等），有些甚至高于在妈妈血液中的浓度（如红霉素、地西泮及硫氧嘧啶等）。

1. 抗甲状腺药物 妈妈在哺乳期间如果服用了甲巯咪唑（他巴唑）、放射性 131 碘、卡比马唑（甲亢平）、丙硫氧嘧啶等药物，可能会使宝宝出现甲状腺肿大、甲状腺功能减退、骨髓抑制、中性粒细胞减少等症状。

2. 抗菌药 氯霉素可引起宝宝骨髓造血功能抑制及灰婴综合征；萘啶酸可导致宝宝溶血性贫血；四环素可导致乳牙出现荧光、变色、牙釉质发育不全、畸形和生长抑制；氨基糖苷类抗生素（链霉素、庆大霉素、妥布霉素、卡那霉素、西索米星、新霉素、巴龙霉素等），可致宝宝听神经受损，严重的会出现耳聋，另外这类药物对肾也有一定的毒性作用；磺胺类药物可引起宝宝黄疸；异烟肼可引起药物性肝炎和眼病，另外还可引起粒细胞缺乏症及再生障碍性贫血等。

3. 性激素 雌激素可致男婴乳房增大、女婴阴道上皮增生或性早熟；雄激素可致男婴性早熟。因此，妈妈在哺乳期间最好使用工具避孕而不要服用口服避孕药。

4. 镇静、催眠药 甲丙氨酯（安宁）、地西泮（安定）和氯丙嗪有镇静作用。

5. 锂盐 宝宝对锂盐很敏感，如果妈妈服用锂制剂容易引起宝宝锂中毒。

为了确保宝宝的健康成长，妈妈在哺乳期间应尽量避免服药。如果因为疾病必须服药，也要权衡一下利弊。如果必须服用哺乳期间应禁用的药品，就应该停止哺乳，改为人工喂养。哺乳期间应禁用的药品有：氯噻酮、氢氯噻嗪、氯霉素、甲硝唑、四环素、萘啶酸、乙胺嘧啶、异烟肼、放射性 131 碘、甲丙氨酯（安宁）、锂盐等。哺乳期应慎用的药品有奎宁、地西泮（安定）、红霉素、各种磺胺类药。在服用这些药物期间最好先暂停哺乳，待停药后 2 ~ 3 天再恢复哺乳。对于其他哺乳期间比较安全的药物，为了不给宝宝造成不良影响，最好在宝宝吃奶后（也就是下次哺乳前 3 ~ 4 h）服用。

八、别给新生宝宝乱用药

新生儿由于刚离开母体均衡的环境到自然中来，身体处于多变化时期，许多器官功能发育还不成熟，对药物的反应与儿童和成人差异很大。必须按照新生儿的生理特点和对药物作用的特殊性选用药，才能既能治病又能减少（或避免）不良反应。以下几点更需引起注意。

（1）新生儿体内清蛋白少，导致药物蛋白结合率低，对蛋白结合率高并且毒性大的药物，如苯妥英钠等，应减少用量，否则容易产生严重中毒。

（2）新生儿体内脂肪含量少，对脂溶性药物不容易结合而易发生中毒，所以用脂溶性药物时应减少剂量以免引起中毒。

（3）新生儿体液量比成人约多 1 倍，所以对水溶性药物，如苯巴比妥等药物的用量如果以千克体重计算，就应该比成人大 1 倍才能达到有效血药浓度。

（4）新生儿不能用容易引起核黄疸的药物。磺胺类、氯霉素、苯妥英钠、安钠加、氢氯噻嗪、阿司匹林、头孢菌素、地西泮、吲哚美辛（消炎痛）、西地兰、毒毛 K 和脂溶性维生素 K 等药物可使血中胆红素增多，进入脑组织而引起核黄疸（是由高胆红素血症所造成的，因神经系统一些部位，如下橄榄核、齿状核、前庭核等神经核呈现金黄色的轮廓，1857 年，奥尔特 . J 把这种病变描述为"脑黄疸"，施黄尔 . C.C 于 1903 年正式命名为"核黄疸"）。

（5）新生儿肝药酶不健全，可使药物代谢减慢，如果按常规用药容易导致中毒，如氯霉素等。

（6）肾排泄功能差，如果用由肾排泄的药物容易引起积蓄中毒，如呋喃类、磺胺类药物等。

（7）新生儿的中枢神经系统发育不成熟，对药物感受性差，一般剂量不能达到治疗效果，必须加大剂量的药物有：巴比妥类、肾上腺素、新斯的明、强心苷等。但对阿片类药物敏感性高，必须减小剂量以防中毒。

家长千万不能凭感觉给新生儿盲目用药，一定要按照小儿科医师或药剂师的吩咐用药，以免出现意外。

九、胶囊内的药粉是否可以倒出来服用

有些家长为了便于给患儿用药，将胶囊里的药倒出来溶化后给患儿用，这种做法可取吗？

一些药物制成胶囊剂，其目的与片剂上糖衣的道理基本相同。① 为掩盖药物的不良气味。② 漂亮的外观，减少患儿的厌恶感。③ 在胃中易被破坏的药，制成肠溶衣胶囊，以便更好地发挥作用。

可见，如果是肠溶胶囊，就不能将药粉倒出来用。大一些的患儿应鼓励整粒服用，太小的婴儿应避免使用这类胶囊剂。

十、肠溶衣片为什么不能嚼服或研化服用

家长为了给婴儿服药方便，常常把药片包括一些糖衣片溶化了用。还有一些患者认为，把药片嚼碎了服用药效会发挥得更完全。如果溶化或嚼服的药片是肠溶衣片，那么这种服法是错误的。

药物之所以有肠溶衣片品种，是因为许多药物在胃液弱酸条件下不稳定，容易分解失效，对胃黏膜有较大的刺激性，引起如恶心、呕吐，需完整的到达吸收最快的肠道。故而肠溶衣不同于普通糖衣。普通糖衣用的是滑石粉、羟甲基纤维素钠、玉米面等材料包衣，而肠溶衣用的是只在碱性肠液中溶解的苯二甲酸纤维等材料。

为了减少药物的毒副反应，更好地发挥药效，肠溶衣片应完整吞服，切不可研碎溶化服用或嚼碎服用。若是儿童患者，年龄大一些的应鼓励自己吞服，对年龄小不能吞服的婴幼儿，医生应使用相应疗效的其他药物。

目前，常见的肠溶衣片有：红霉素肠溶衣片、庆大霉素肠溶衣片、麦迪霉素肠溶衣片，呋喃坦啶肠溶衣片、胰酶肠溶片、淀粉酶肠溶片，双氯芬酸肠溶片，复方菠萝蛋白酶肠溶片等。

十一、注射剂能否口服

某些注射剂在注射时会引起局部疼痛，于是有些患者想把这些注射剂改为口服。他们认为这些药品既然可以直接注入机体组织或血管，口服就更没有问题了。这种做法行不行呢？一般来说是不可以的。

采用哪种给药方式，是根据药物的性质及其在体内的过程等因素确定的。有些药物之所以制成注射剂，是因为该药物不适宜采用其他给药方法。如青霉素、肾上腺素等口服后会被胃中的胃酸及胃肠道的消化酶破坏。链霉素、庆大霉素、肝素等在胃肠道内不易被吸收或吸收不规则。还有些药物对胃肠道刺激强烈，如氮芥、酒石酸锑钾等口服会引起恶心、呕吐。还有的药物口服与注射的作用完全不同，如硫酸镁口服有泻下作用，而注射则有镇静和抗惊厥作用。因此，切不可随意将注射药物改为口服。当然个别注射药物可以口服，如维生素 C、葡萄糖注射液等。但注射液成本要比口服制剂高得多。

十二、如何选择最佳的给药方法

给药方法又称给药途径或用药方法，如口服、注射等。给药方法的不同及正确与否，对药物的疗效影响很大。常用的给药方法有以下几种：

1. 口服　是最安全、方便和常用的给药方法。缺点是吸收较慢，不适于危急患者的抢救，也不适于不能吞咽或昏迷的患者。一些对胃肠道有强烈刺激，在胃肠道内不易吸收及在胃肠道内易被破坏的药物，不能采用口服给药方法。有些药对胃肠道有一定刺激性，但不强烈，还可作为口服药，但胃肠功能不好的患者口服时应慎用。此外，不可随意将注射剂、外用药等其他给药途径的药物改为口服，以免发生意外。

2. 注射　分为皮下、肌内和静脉。特点是剂量准确、作用快。凡是急症和不能口服的患者都宜采用注射用药。一些不适宜口服的药物可以制成注射剂。但生产注射剂要求严格，且成本高。皮下及肌内注射有一定刺激性，静脉注射还易引起静脉炎及热原反应（因药液不纯或器械消毒不彻底，细菌及代谢产物未除尽而导致的体温急剧上升，并伴有不同程度的恶心、呕吐、寒战、出汗、血压下降等症状时称为热原反应）。"打针比吃药好"的认识是不全面的，应该是能口服药时尽量不注射用药。

3. 局部用药　方法有涂搽、含漱、喷雾、湿敷、洗涤、滴入、吸入、肛门或阴道给药等。药物在局部保持较高浓度，达到治疗局部疾病的目的。亦可通过吸收分布全身，治疗全身或局部疾病。

十三、服药要多喝水

为什么口服药要多喝温开水，这是因为：① 服用解热镇痛药多喝水，可防止因出汗过多引起虚脱；② 服磺胺药多喝水，可稀释尿液，加快药物排泄，防止在泌尿道形成结晶；③ 服药多喝水可促使药物在胃中崩解，有利于药物的吸收，使血中的药物浓度增高、疗效加强；④ 服药多喝水可加速药物通过咽、食管，有保护食管的作用。肝硬化患者，常合并食管静脉曲张，服药不当可能将食管静脉划破，造成大出血。除因病情特殊，医生明确告知不能多喝水的患者外，一般都应适当多喝些水。

十四、直接用药瓶喝药水不好

有些药物需制成液体口服剂，如糖浆、合剂、酒剂等。有些患者图方便，服药时常常直接用药瓶往嘴里倒，这样服药是很不科学的，也是十分危险的。① 难以控制药量，服药量过少难以奏效，服药量过多会增加不良反应。如催眠药水合氯醛溶液，治胃肠道疼痛的颠茄合剂等喝多了就很危险。② 不卫生，药液很容易因瓶嘴沾染上多种病菌而受到污染。③ 不安全，因为药瓶在灌装时，会有轻微破损，直接口服，稍不注意可能会划伤口唇。

十五、如何正确服用口服用药

服药是很有讲究的，如果服用方法不对，会造成食管损伤，甚至影响疗效。近年发现，食管发炎、溃疡及晚期食管狭窄的患者，有的就是因服药方法错误而引起的。口服药物在达到胃之前先经狭长的食管，为避免损伤食管，应掌握口服药的正确方法：

（1）服药应采取站位或坐位，不要躺着服药，也不可服药后立即躺下，至少要保持坐姿数分钟。久病卧床或吞咽困难的患者，应尽量服用液体制剂。

（2）服药饮水应至少100 mL，不能只喝一两口，更不能干吞。

（3）尽量避免夜间服药，尤其是片剂和胶囊。

（4）肝病和心脏病患者口服药物时应格外注意，如果不是肠溶衣片，可把药片研成粉末服用。

（5）不受饮食影响的药，可在就餐中服用。

十六、有的药物切不可突然停服

癫痫、精神病等一些疾病的治疗需较长时间的服用抗癫痫药、抗焦虑药及糖皮质激素类等药物。在服用这些药物时一定要注意不能因久治未见好转或已有好转时，擅自骤然停药。这样会因"停药反应"而使病情恶化，必须给予高度的重视。

1. 抗癫痫药　这类药物常用的有苯妥英钠、丙戊酸钠、卡马西平及苯巴比妥、硝西泮等。为了控制癫痫发作，一般需要服药3~4年，如果服药期间骤然停药或任意更换药物会加重病情。

2. 肾上腺皮质激素类　这类药主要有可的松、氢化可的松、泼尼松、甲泼尼龙、去炎松、地塞米松等。主要用于治疗炎症，过敏性疾病，血液系统疾病，风湿性关节炎等，一般需要长期或短期大量服药。在服用皮质激素药物后，不宜减药过快或突然停药，否则会引起停药综合征，或叫"反跳现象"，使病况加重。

3. 地西泮、氯氮䓬（利眠宁）、巴比妥类　这类药物长期大量使用易产生耐受性或依赖性，如果突然停用会表现出激动、忧郁、惊厥等戒断症状。

另外，还有些药物长期大量服用后突然停服也会出现一定程度的停药反应。如长期大量服用维生素C，骤停后会出现牙龈肿胀、牙龈出血等症。

十七、药物的配伍禁忌

配伍禁忌就是两种或两种以上药物在一起应用时，产生了质变，降低了疗效，毒性增强或其他不利于机体的变化，因此不得合用。配伍禁忌分为两种情况，一种是理化配伍禁忌，另一种是药理配伍禁忌。

1. 理化性配伍禁忌　当两种或两种以上药物使用时，由于不同药物各自物理化学性质的相互作用而发生氧化、还原、化合、分解、中和与水解等化学反应，从而出现变色、浑浊、沉淀、起泡变质等反应，因而影响了药物的疗效，增强了毒性。

如维生素C与苯巴比妥合用，会使苯巴比妥析出、维生素C部分分解，影响疗效。甘草流浸膏遇酸性药物，可使甘草皂苷水解生成不溶于水的甘草酸沉淀。

酸性药与碱性药及氧化性药与还原性药合用都会产生配伍禁忌，这在注射液中多见，所以要格外注意。

2. 药理性配伍禁忌　药理作用相反的药物合用，药物的疗效被抵消或降低了，毒副作用增强了。如兴奋药与抑制药、升压药与降压药、泻药与止泻药、扩瞳药与缩瞳药等，相互合用，会使药理作用消失或降低。

药物合用后，一种药可影响另一种药物的吸收、分布、代谢、排泄。也就是说，一种药改变了机体某器官的生理环境，从而使另一种药物不能正常发挥其作用，或出现某些不应有的毒副反应。

十八、药物的相互作用

一个药物的作用往往不是单一的，我们用药是用其某个作用达到防病治病的目的。在联合用药时，由于另一种药物的作用，可能使它的防治疾病作用增强，但也可能出现对防治疾病不利的作用。

合理的药物相互作用可以增强疗效或降低药物不良反应，反之可导致疗效降低或毒性增加，还可能发生一些异常反应，干扰治疗，加重病情。作用增强称为药效的协同或相加，作用减弱称为药效的拮抗，亦称谓"配伍禁忌"。

药物的相互作用和理化配伍禁忌是不同的。许多药物在理化性质上找不出不能合用的理由，然而合用后却使疗效降低，甚至消失，毒副作用增强。药物的这种相互作用是在机体转运过程中发生的。药物发生相互作用的原理比较复杂，但绝大部分是由体内某些生化过程及药物代谢过程相互作用所致。

不合理的联合用药，已经成为人们日益重视的问题。美国曾做过统计，药物相互作用引起的不良反应，占所有不良反应的6.9%。由此可见，合并用药有其有利一面，也有其弊端。

因此合并用药时要科学，切勿滥用。

十九、不宜合用的药物

（1）磺胺类药不宜与酵母片、普鲁卡因合用。磺胺是通过抑制细菌的叶酸合成而达到抗菌目的的，而酵母片中则含有细菌代谢所需的对氨苯甲酸，普鲁卡因在体内可分解出对氨苯甲酸，这就等于为细菌合成叶酸提供了原料，从而使磺胺的疗效降低或消失。

（2）磺胺药用于尿路感染时不宜与维生素 C 合用。因为维生素 C 及其他酸性药物能使尿液变酸，使磺胺在肾析出结晶，对肾造成危害。

（3）磺胺类不宜与丙磺舒同用，两者同用毒性增加。

（4）抗生素用于消炎时不宜同时使用乳酶生。乳酶生可使肠道酸性增高，抑制了腐败菌的繁殖，反之抗生素又可抑制乳酸菌繁殖，故两药合用，会使两药的药效降低。

（5）四环素不宜与碱性药同用。四环素在酸性环境下易被吸收，碱性药物可中和胃酸，影响四环素的吸收，降低疗效。

（6）四环素不宜与重金属药及含重金属离子的食物（如牛奶）同服。因为四环素可与重金属离子形成难溶于水的结合物，难于吸收。

（7）利福平不宜与对氨基水杨酸钠（PAS-Na）同服，因后者可影响胃肠道对利福平的吸收。

（8）利福平、异烟肼不宜与安眠药同服，联用可引起药源性肝炎。

（9）苯妥英钠不宜与氯霉素、异烟肼同用、联用，联用会引起苯妥英钠中毒。

（10）阿司匹林不能与吲哚美辛（消炎痛）联用，联用可增加胃出血和胃穿孔的可能。

（11）甲氧氯普胺（胃复安）与溴甲阿托品（胃疡平）不能同服，联用可降低药效。

（12）降糖药 D860 与氢氯噻嗪合用，可因后者的升高血糖作用，而拮抗了 D860 的降糖作用。

（13）苯巴比妥、苯妥英钠、格鲁米特（导眠能）、利福平同为药酶诱导剂，它可使口服避孕药、糖皮质激素、双香豆素、强力霉素等药物代谢加快，从而降低了药效。

二十、服药为什么要忌口

忌口，亦称忌嘴，即用药禁忌中的饮食禁忌。我们通常所说的忌口实际上应分为两种。一种是疾病忌口，如糖尿病忌食糖及含淀粉多的食物，冠心病应少食高脂肪及高胆固醇食物，溃疡病应忌烟酒及油腻辛辣食物等。另一种就是用药忌口，即用药期间应避免食用的食物。提起忌口，许多人只知道吃中药忌口，而不知道服用西药也应注意这个问题，许多食物与西药的某些成分同样也会发生反应或降低疗效，或增加了毒性。

如服用灰黄霉素时，吃脂肪性食物会提高血中药物浓度，增加毒性。

服用四环素应忌食牛奶、乳制品和黄豆制品，这些食品中的钙离子可与四环素发生反应，生成难以溶解的结合物，降低药效。

服用氨基比林及"克感敏""索密痛""优散痛""安痛定""撒利痛""凡拉蒙"等含氨基比林药物时，不宜吃腌肉，以防药物中的氨基与腌肉中的亚硝酸钠反应生成有致癌作用的亚硝酸。

服用优降宁不宜同时吃干酪、香蕉、扁豆等含酪胺多的食品，因优降宁能抑制单胺氧化酶，若同时吃含酪胺多的食品会发生体内酪胺堆积而引起高血压危象。

二十一、茶水对药物的影响

不要用茶水服中药或西药，是有科学道理的。茶水中含有由茶叶浸出的鞣质、咖啡因和茶碱等化学成分。这些成分可与某些药物发生化学变化，影响疗效。

（1）茶叶中主要含有鞣质，我国市售茶叶中一般含鞣质3%～13%，鞣质溶于水后可与各种含有金属离子的药物结合，产生沉淀，影响如铁剂类、钙剂类、铋剂类、钴剂类、铝剂类等吸收。鞣质与这些药物发生反应生成沉淀不仅影响疗效，而且会刺激胃肠道，引起胃部不适。严重者可引起胃肠绞痛、腹泻或大便秘结。

鞣质还能与一些抗生素、维生素和消化酶类药物发生反应，降低这些药物的抗菌作用或生物活性，如四环素、土霉素、红霉素、强力霉素、氯霉素、链霉素、新霉素、利福平、胰酶、淀粉酶、胃蛋白酶、乳酶生及维生素 B_1 等。

鞣质还会与氨基比林、麻黄碱、奎宁、利血平、阿托品及含生物碱的中药元胡、黄连、大蓟、小蓟等发生沉淀反应，影响疗效。

中药滋补药也不宜用茶水服。

（2）茶水中含咖啡因，有兴奋神经中枢的作用。因此，在服用甲喹酮（安眠酮）、甲丙氨酯（眠尔通）、氯氮䓬（利眠宁）、地西泮（安定）等药物时不宜饮浓茶水，以免对抗这些药物的镇静催眠作用。

（3）茶水中还含有茶碱，茶碱可影响四环素族抗生素、呋喃坦啶、苯妥英钠、苯巴比妥等药物在胃肠道的吸收。影响吡哌酸、磺胺类、红霉素等药物在肾小管的重吸收，降低药物疗效。另外，患病时由于饮过量浓茶，其兴奋作用还可导致失眠、心悸、头痛、耳鸣等。

服药不宜用茶，并不意味用茶水服了药就会对身体产生致命危害，因为与茶水中鞣质等成分发生反应的仅是部分药物。茶水有浓有淡，几口淡茶水服药，不会降低多么大的疗效或构成多大的危害。况且，从另一角度讲，茶的收敛，兴奋作用亦有一定医疗价值。因此一般讲服药期间只要不喝浓茶和大量饮茶即可。

二十二、吸烟对药物的影响

烟草的主要成分是烟碱（又叫尼古丁），烟碱不但本身毒性强，有碍身体健康，若在服药时大量吸烟，还会影响药物的作用。烟碱可使药物在体内的代谢和清除率加快，消除半衰期缩短，降低疗效。如右丙氧芬用于肿瘤患者的镇痛，不吸烟者 90% 有效，每日吸烟 20 支的患者 85% 有效，每日吸烟超过 20 支的患者，有效率 80%。

吸烟对氨茶碱、普奈洛尔（心得安）、地西泮（安定）、氯氮䓬（利眠宁）、阿米替林、丙咪嗪、利多卡因、华法林和去甲羟胺等作用都有影响。

另外，服药期间吸烟还常带来其他不良反应。如吸烟妇女服用雌激素类避孕药，心肌梗死的发病率和死亡率比不吸烟者超出近 10 倍。

二十三、饮酒对药物的影响

服药期间大量饮酒会增加药物的不良反应或使药物失去疗效。

（1）胰岛素依赖性糖尿病患者，大量饮酒后会出现低血糖现象，甚至可致昏迷、死亡。服用苯乙双胍（降糖灵）时饮酒，可引起严重的低血糖血症。

（2）服洋地黄类药物的患者，大量饮酒，可使机体对药物的敏感性增强，引起中毒。

（3）癫痫患者大量饮酒，可使苯妥英钠在体内代谢加快，从而降低疗效。

（4）服用优降宁、胍乙啶等降压药时饮酒，可发生直立性低血压甚至昏厥。

（5）服用阿司匹林类药物，饮酒会加强对胃的刺激，并可引起严重出血。

（6）乙醇有扩张血管的作用，服用抗心绞痛药物硝酸甘油时饮酒，常引起胃肠不适及晕厥。

（7）大量乙醇能加强中枢抑制药的作用，故服用巴比妥类催眠药、丙咪嗪、阿米替林、多塞平、溴剂、利血平、地西泮、格鲁米特等药物时均不可大量饮酒。

因此，为用药安全、有效起见，用药期间应禁酒。

二十四、为什么药物有不同的服药时间要求

一般来说，除了有特殊的用药时间规定外，大多数药物都在饭后服用。饭后服药通常是指饭后 15 ~ 30 min 服用，此时胃中有食物，可减轻药物对胃肠道的刺激作用，尤其是一些对胃有刺激的药物［如吲哚美辛（消炎痛）、阿司匹林、硫酸亚铁等］，更须在饭后服，以免出现不良反应；同时由于延长了药物的通过时间，使药物吸收更加充分。当然，因为食物的影响，使药物吸收速度减慢，疗效出现也会较慢，这是口服药物的一大缺陷。

各种药物选择特定的服药时间都有其科学道理，患者不能随意更改。只有按照规定的时间用药，才能充分地发挥疗效并降低不良反应。这一点，患者应有充分的认识。

患者在药房配药时，常被告知某某药须在饭前服，这是为什么呢？因为环境因素对药物作用的发挥影响很大，为达到充分发挥药物疗效的目的，须根据具体的药物决定服药的时间。

饭前服通常是指饭前 10 ~ 30 min 服药，主要有以下几种情况：

（1）苦味健胃药。饭前服可增加食欲和胃酸分泌，达到健胃目的。

（2）肠溶药和收敛药。饭前服，使药物较快通过胃进入小肠，遇碱性肠液释放出药物，减少药物被胃酸破坏的机会。

（3）胃壁保护药，如氢氧化铝、次碳酸铋等。饭前服，使药物充分作用于胃壁，起保护作用。

（4）多潘立酮（吗叮啉）等胃肠动力改善药。饭前服，改善胃肠蠕动情况，促进胃排空，缓解病症。

（5）胃肠解痉药，如阿托品、普鲁本辛等。饭前服，使药物保持较高有效浓度，发挥作用快。

（6）胆道抗感染药和利胆药。饭前服，使药物通过胃时不至于被食物过分稀释，确保药效的发挥。

（7）吸附药，如药用炭等。饭前服，胃中食物少，便于发挥吸附胃肠道有害物质及气体的作用。

（8）人参等对胃无刺激的滋补药物。饭前服，使药物吸收较快且充分，减少浪费。

二十五、维生素类药物为何不宜饭前服

为了使人体组织能够更充分地吸收各种维生素，维生素类药一般应在饭后服，而不宜在饭前服。

因为维生素 B 类药物口服后主要经小肠特定部位吸收。若在饭前空腹时服，维生素很快通过胃肠，很可能在人体组织尚未充分吸收之前，即从尿中排出；如果在饭后服，因胃肠中有食物，可使维生素缓缓通过肠道，能较完全地被吸收，起到理想的治疗效果，故宜在进食时或饭后立即服。而维生素 C 对胃肠道有一定的刺激作用，且可破坏食物中的维生素 B_{12}，还会与食物中的铜、锌离子络合，阻碍其吸收，更应在饭后一段时间服用。此外，维生素 A、D、E 等脂溶性物质由于饮食的脂肪类食物有助于它们的吸收，也宜在饭后服用。食物中的有些矿物质对于维生素的吸收利用有一定的帮助，同时有的维生素也可促进一些矿物质的吸收。

因此，需要补充维生素时最好在饭后服用，或在两餐之间服用。

二十六、为何不宜用牛奶送服药物

有些人服药时，特别是有些家长在给小孩喂药时，常将药物研碎混入牛奶中或用牛奶送服。这样做虽然能掩盖药物的某些不良味道，使小孩乐意服药，但你可能未曾想到，这对某些药物是有影响的。因为牛奶中含有较多的钙及铁、磷等无机盐类物质，它们可与某些中药中的黄酮、有机酸等化学成分发生作用而影响药物的吸收，降低药物的疗效。西药中也存在相似的情况，如四环素等可与钙、铁结合成络合物使药物的吸收受到一定的影响，达不到治疗的目的。另外，牛奶中的蛋白质、脂肪等，对某些药物的吸收也有一定的影响。

因此，用牛奶送服药物是不妥当的，最好不要这样做，以确保药物疗效的发挥。

二十七、能用果汁送服药物吗

在小孩患病时，有些家长用果汁代水给孩子服药，这是不科学的。在各种果汁饮料中，大都含有维生素 C 和果酸。而酸性物质容易导致各种药物提前分解或溶化，不利于药物在小肠内吸收，影响药效；有的药物在酸性环境中会增加不良反应，对人体产生不利因素。

如小孩发热时常用的复方阿司匹林、安乃近等解热镇痛药，对胃黏膜有刺激作用，若在酸性环境

中则更对人体构成危害。轻者损伤胃粘膜，刺激胃壁，发生胃部不适等症状；重者可造成胃黏膜出血。又如常用的抗生素红霉素、麦迪霉素、黄连素等糖衣片，在酸性环境中会加速糖衣的溶解，一是对胃造成刺激；二是使药物在未进入小肠前就失去作用，降低药物的有效浓度，影响疗效；三是可能与酸性溶液反应生成有害物质。

因此，给小儿服药，服时不宜用果汁及酸性饮料送服，若要喝果汁等酸性饮料，也必须在服药前后相隔 90 min 以上饮用为宜。

二十八、酒后莫服镇静剂

李女士因患有顽固性失眠症，几乎每天晚上睡觉前都要服用几片艾司唑仑（舒乐安定）。一天晚上同学聚会，席间免不了要喝上几杯，这对小有酒量的她来讲算不了什么。晚上回到家中，她照例服了几片"舒乐安定"，不久便昏迷了过去，家里人见状，急忙拨打"120"急救电话。很快她被送进医院抢救，总算转危为安，捡回了一条性命。

许多人也许还不知道，世界著名的喜剧大师卓别林之所以在睡眠中死去，也恰恰是由于他在酒后服用了镇静剂。去世前的那天晚上，卓别林设鸡尾酒宴与家人和亲友欢聚。卓别林平时就有酗酒的习惯，席间他举杯畅饮，毫无病态。宴会散后他服用了常规剂量的镇静剂。次日清晨家人不见他来吃早餐，就到卧室去叫他，那一刻他已经长眠在梦中多时了。

酒后服镇静、催眠药可能会招致毒性反应的发生，这是为什么呢？酒中的主要成分乙醇可增强细胞膜的通透性，使用镇静、催眠药，如苯巴比妥、司可巴比妥（速可眠）、地西泮（安定）、甲丙氨酯（安宁）等易进入细胞内部，从而提高药物在中枢神经系统的浓度，使中枢抑制作用增强，尤其是呼吸中枢受到抑制而死亡。患有睡眠呼吸暂停综合征的老年患者更容易因为呼吸中枢被抑制而导致死亡。单独服用乙醇或苯巴比妥时，血中乙醇浓度达到 500 ~ 800 mg/L，苯巴比妥浓度达到 10 ~ 29 mg/L 时才会导致死亡，而两者合用时的血中浓度则分别达 100 mg/L 和 0.5 mg/L 时就可能导致死亡。可见，饮酒后服用镇静、催眠药是有很大危险性的。

研究表明，酒对肝细胞内的药物代谢酶存在双向作用，大量乙醇对肝药酶有抑制作用；少量乙醇对肝药酶起诱导作用，使肝药酶的活性增强。同时有些西药和酒并不太"和睦"，一杯烈性白酒有时可能成为一杯致命的"毒药"。哪怕是只喝了一杯或更少量的酒之后，再服各类镇静、催眠药都可能产生协同作用，加重这些药物的毒性，甚至会发生致死性中毒。这种中毒很难抢救，目前还没有很好的方法。因此，喝过酒的人不宜立即服用各类镇静、催眠药，喝醉酒的人即使躁动不安、胡言乱语，也不宜喂服镇静、催眠药，以免酿成悲剧。同样道理，服用各类镇静、催眠药后也不宜饮酒。

除了镇静、催眠药不能与酒先后或同时服用外，还有许多药物也不宜与酒同时服用，如抗过敏药、抗凝血药、雌激素类药、抗心绞痛药、降血压药、降血糖药、解热镇痛药、抗抑郁药、止血药、利尿药、维生素、利福平、红霉素及抗血吸虫药等，因乙醇在体内代谢有一个过程，为了减少酒对药物作用的影响，常喝酒的人应在服药前 12 天及停药后 3 ~ 4 天禁止饮酒；平时不喝酒的人更不要在服药期间喝酒。

二十九、影响药物疗效的八大因素

在生活中常常碰到这种情况，医生给同样的患者以同种药物治疗，结果有的患者好了，有的患者却没有治好。这是为什么呢？原来用药效果是受多种因素影响的。据研究和临床观察，有八大因素影响药物发挥作用。

1. **个体差异**　所谓个体差异是指年龄、性别、体重、精神状态以及病理状态等因素相同或基本相同情况下，不同体质的个体对药物产生不同的反应。有的人对某些药物特别敏感，应用小剂量即可产生作用。对这种高敏感性机体应采用较一般人小的剂量。也有的人对某些药物特别不敏感，必须应用大剂量才能产生应有的作用，这种情况为耐受性较强。因此，用药应因人体而异，才能达到治疗目的。

2. **体重**　药物的常用剂量是对体重 40 ~ 60 kg 的人而言，过重过轻都应适当增减。因为药物在体内作用的质和量的变化，是以血中浓度为依据。体重大的血液量多，体重小的血液量少，所以要达到有效的血药浓度，亦应根据体重大小来增减用药量。

3. **药物剂量**　剂量是使用药物的分量。剂量适中，可使药物起到良好的治疗效果。但若用量不当，量大有中毒的可能，量小则不能见到疗效。故在用药治疗时，认真掌握剂量，按规定剂量用药，对提高药效很重要。

4. **给药途径**　给药途径能直接影响药物的吸收快慢和药物在血中浓度高低，从而决定药物作用的强弱、快慢和长短等。有时可因给药途径不同而使药物发生不同的作用，如硫酸镁，口服可致泻，而注射则有镇静和抗惊厥的作用。因此，应根据患者的具体情况和药物本身的特点来选择适当的给药途径。

5. **用药时间**　大量的研究表明，药物的吸收、代谢和排泄的速度都存在昼夜节律。如早晨 7 时给患者服用吲哚美辛（消炎痛），可使病人血中药物浓度较快达到最高值，而且清晨 4 时最强。因此，人们按照各种不同的药物和人体的生理时辰节律的关系来确定各种药的给药时间，可使疗效提高到最大限度。此外药物应用必须与人的饮食、睡眠相适应。如"空腹"是在清晨用药，可使药物迅速入肠，适用于驱虫药、盐类泻药；"饭前"是指进食前 30 min 用药，一些收敛止泻、胃壁保护等药物宜饭前服；"饭后"是指进食后 15 ~ 30 min 用药，绝大多数药物可在饭后服，特别是对胃有刺激性的药物，如一些抗生素、吲哚美辛等；"睡前"服药适用于催眠药，安定药及某些作用缓和的导泻药。

6. **用药环境**　可以影响机体的功能状态，从而影响药物疗效。医生良好的服务态度、家庭成员的信心、周到的照顾，可以使患者树立战胜疾病的信心，促使病情好转。相反，恶劣的环境、不良的情绪，可使患者胃肠功能紊乱而影响药物吸收，导致加重病情。所以良好的环境是保证药物发挥作用的重要条件。

7. **配合用药**　许多药物可通过配合来提高疗效，降低毒性作用。但如果配合不当，不仅不能增强药物作用，还会产生拮抗作用，降低药物治疗效果。因此，用药应该严格掌握配伍禁忌。

8. **烟、酒、茶影响**　烟、酒、茶能降低药物的疗效，或增加药物毒性，甚至引起药源性疾病。烟中有大量多环芳烃类化合物，这种化合物能使酶活性增强，从而加速药物代谢而降低疗效。如吸烟能降低普萘洛尔、咖啡因、呋塞米、氨茶碱、非那西丁类等的药效。乙醇与某些药物可在人体内产生相互作用，如服用阿司匹林、吲哚美辛等药物时饮酒，可增强对胃黏膜的刺激，促进溃疡的形成，甚至引起溃疡出血。茶叶中含有大量鞣酸，与含铁、钙等微量元素的药物作用在一起，就会发生沉淀，妨碍药物吸收。如鞣酸与胃蛋白酶、胰酶、乳酶生、多酶片等酶类结合，会影响抗菌活力。因此，有嗜好烟、酒、茶的人在服药期间，应戒除这几种嗜好，以免降低药物的治疗效果。

三十、忌与抗生素合用的中药

随着中西医结合治疗疾病的普及，中西药配伍禁忌也应严格掌握。配伍不合理，不仅影响疗效，而且会产生毒副作用，下列中药不宜与抗生素合用。

龙骨、珍珠、牡蛎、海螵蛸等含有多种钙质，易与四环素类抗生素形成螯合物影响吸收，降低疗效。

血余炭、艾叶炭、煅瓦楞有强大吸附力，可减少抗生素在胃肠道的吸收。神曲、麦芽含有多种消化酶，某些抗生素使其活动性受抑制，减弱其消食健胃功能。

石膏、赤石脂、滑石等含镁、铝、铁离子与四环素类抗生素合用，形成螯合物而降低疗效。元胡、栀子、甘草等抑制胃酸分泌，影响四环素的吸收，四季青、黄药子可损害肝，与四环素合用，毒性作用增加。五味子、山楂、乌梅可酸化尿液，使碱性的四环素、红霉素疗效降低。

生姜、龙胆、萝芙木等促进胃酸分泌，对红霉素的破坏增加。颠茄类中药抑制胃蠕动，延缓胃排空，红霉素在胃中停留时间延长，使之破坏增加。地榆、虎杖、石榴皮等所含鞣质可与红霉素结合，阻碍红霉素吸收。中药泻剂巴豆、黑白丑等可加速红霉素通过肠道，影响其吸收。

珍珠中所含蛋白质及水解产物（多种氨基酸），可抵抗黄连素的抑菌作用而降低疗效。

茵陈对氯霉素的抗菌作用有拮抗作用，可降低氯霉素的疗效。

含有鞣质的中药，如五倍子、诃子、石榴皮、地榆、枣树皮、四季青、大黄等与灰黄霉素、制霉菌素、林可霉素等同服时，可结合成鞣酸盐沉淀，不易被吸收。碱性中药硼砂与氨基糖苷类抗生素如链霉素、卡那霉素、庆大霉素、新霉素、妥布霉素同时服用，可增加毒副作用。硼砂与弱酸性呋喃坦啶、青霉素、先锋霉素同用时，可减少对这些药物的再吸收，降低血药浓度。

三十一、正确使用皮质类固醇类药膏

经常外用的皮质类固醇制剂，主要包括氟轻松、地塞米松、去炎松、恩肤松、艾洛松等乳膏，还有肤疾宁贴膏、乐肤液等，这类药物都含类固醇激素，人们通常把它们叫做激素类药膏。

简单地说，外用激素类药膏治疗皮肤病的作用有 3 方面：

1. 抗炎作用　急性炎症初期，皮质激素（激素的一种）通过抑制炎性细胞（主要指白细胞）浸润、降低毛细血管通透性、增加血管张力来减轻炎症的红、肿、热、痛等症状；对于慢性炎症，它能抑制成纤维细胞（在发炎时，这种细胞四处游走并具有吞噬能力，大量聚集在发炎处，生成胶质纤维，用以修复炎症或外伤创面，但它增生过多就会形成瘢痕）增生和肉芽组织形成，以减轻炎症造成的粘连和瘢痕。

2. 免疫抑制作用　针对细菌、病毒等致病敌人进行的战斗来说，免疫反应是有好处的，而由细胞中介的免疫反应（在这种反应中，细胞，例如某种淋巴细胞充当中介，并在其中造成负面反应），包括过敏反应（组胺类物质形成和释放）等，是有害处的。皮质激素能抑制这种中介免疫反应，减轻局部的充血、水肿、渗出和皮疹等。

3. 抗增生作用　含卤族（氟、氯、溴、碘、砹等 5 种元素）的皮质激素具有较强的抑制细胞有丝分裂的作用，它还能减慢这种分裂的速度，因而可使表皮变薄，细胞变得比正常小。皮质激素类药膏正是利用皮质激素的这种作用，来治疗牛皮癣等皮肤病的。

外用激素药膏的适应证和禁忌证：脂溢性皮炎、过敏性皮炎、神经性皮炎、接触性皮炎、瘀滞性皮炎、钱币状湿疹、局限性银屑病、盘状红斑狼疮、扁平苔藓、天疱疮、蕈样肉芽肿、肛周和外生殖器瘙痒等均可考虑使用激素类外用药膏治疗。这些皮肤病用激素类药膏治疗效果显著，而用其他药物无效或效果不明显。另外，此类皮肤病患者痛苦较大，用激素能迅速减轻症状，加快治愈速度而没有其他不良反应的皮肤病。

外用激素药膏也有它的禁用范围：对于细菌感染性疾病，如脓疱疮、毛囊炎、疖等禁用；真菌感染性疾病，如手足癣、体癣等也不适用；病毒感染性疾病，如寻常疣、扁平疣、单纯疱疹、水痘和带状疱疹等疾病也禁用激素类外用药膏。

激素类药膏的使用要注意下列问题：

（1）剂型的选择：对于皮肤表面干燥的皮肤病或苔藓化（皮肤像苔藓一样）皮肤病，应采用润滑性较好的油膏；对皮肤较厚，角化或苔藓化的皮肤病，也可用软膏；对于急性或亚急性皮肤病，皮肤多毛、较潮湿的皮肤病，可用乳膏；头部的皮肤病适用洗剂和凝胶。

（2）对症下药。如果皮肤病变广泛，应尽量采用弱效或中效药物，并且用药时间不要过长，以14~21日为好。婴儿只能用药效弱、短疗程的药物。

（3）当皮肤表面保护屏障受到破坏，皮肤变薄时避免用高效药物。对有些急慢性或具有抗药性的皮肤病，可采用高效或中效制剂短疗程（14~21日）用药，如果出现不良反应，要立即用润滑剂代替激素类药膏。

（4）原则上，应避免长期（3~4周以上）用激素类药膏。

三十二、不同剂型的用法

1. 普通片剂、胶囊、缓释、控释剂　整个吞服，用一杯水送下，除非有特殊说明或片剂中间有划痕，一般不可分开服用。

2. 整瓶内服药水　不得以嘴直接吸入，应另取小勺，将药液倒入小勺口服，这样剂量准确且整瓶药水不受污染。

3. 气雾剂　取下保护盖，将药瓶上下摇动几次，尽量呼气后将出药口对准口腔，在慢慢吸气的同时揿压气雾剂阀门，然后闭上嘴，屏住呼吸10 s以上。

4. 鼻喷剂　尽量吐尽气，将药瓶摇动几下，对准鼻孔喷一下，随着喷药缓缓吸气。

5. 口腔喷雾剂　打开保护盖，将药瓶上下摇动几次，按压阀门至喷出均匀的喷雾，然后对准口腔揿压一下或数下，每次间隔30 s，喷药时尽量屏住呼吸。

6. 口含片　在口腔中含化，不可整片吞下。

7. 舌下含片　将药片放在舌下慢慢溶化，紧急时可以嚼碎，但不要随唾液咽下，更不可整片吞下。

8. 霜剂、软膏　将患处洗净，按需要治疗的患处大小，挤出适量药膏于患处，用手指轻轻涂匀。

9. 外用凝胶剂　将患处洗净，按需要治疗的患处大小，挤出适量药剂涂于患处，并轻轻揉擦。

10. 外用涂剂　将患处洗净，轻轻外涂一层，待干后活动。

11. 贴膜剂　将手和准备贴膜的部位洗净，撕开包装，取出贴膜剂，将膜剂背面的保护层揭掉、把药膜贴在适当部位，用手轻轻按牢。

12. 中药膏剂、外用散剂　将患处洗净，按说明书用法揭开药膏贴于患处或用水、醋、酒调散为糊状贴于患处。

13. 中药蜜丸、水丸　将大蜜丸掰成小丸，如小水丸状，用一杯水送下。

14. 直肠栓剂　将手洗净，并洗净肛门，撕开栓剂包装，用拇指和示指取出一枚栓剂，侧躺或采取适当体位，弯曲双膝，将栓剂尖端向内，用中指将栓剂缓慢推入直肠深处。合适的深度为站立时直肠内无异物感，然后重新洗净双手。为使药物在体内能保留足够的时间，在使用栓剂前应尽量将尿（便）排干净。

15. 眼药水　平躺，一只手撑开上下眼睑，眼睛向外看，从内眼角滴入一滴眼药水，闭上眼睛，眼珠转动一两圈，使药物分散。

16. 眼药膏　平躺，一只手撑开上下眼睑，眼睛向外看，用消过毒的点眼棒蘸取适量眼膏，涂在内眼角（也可将适量的眼膏直接挤在内眼角），闭上眼睛，眼珠转动一两圈，使药物分散。

17. 阴道栓剂　将手洗净，并洗净外阴，撕开栓剂包装，用拇指和示指取出一枚栓剂，平躺或采取适当体位，弯曲双膝，分开双腿，将栓剂的尖端向内，用中指将栓剂缓慢推入阴道深处。合适的深度为站立时腹部无异物感，然后重新将手洗净。

三十三、服 药 姿 势

讲究用药姿势，一是能充分发挥药物的治疗效果；二是能避免或减轻药物的不良反应。现实生活中，有些老年患者常在临睡前服吲哚美辛、氨茶碱、硫酸亚铁、复方新诺明、泼尼松等西药或者服用咽喉片、六神丸等中成药，结果发生胸腹剧烈疼痛。这是为什么呢？经用内镜检查可发现食管内有局部溃疡现象。究其原因是由于服药后马上躺下睡觉，加之干吞药片，或者饮水太少，老年人唾液分泌和吞咽能力显著降低，药物黏附在食管狭窄处的管壁上，在局部溶解、渗透、刺激黏膜，造成损害。这是用药姿势不当的教训。下面介绍几种简易用药姿势。

心绞痛发作舌下含服硝酸甘油片其疗效与体位也有一定关系。平卧位（躺在床上或地上）服药，会增加静脉内血流量，加重心脏负担，使发病时间延长，心绞痛加剧；若站着服药，因头部缺血，易导致眩晕无力、面色苍白，甚至摔倒，出现意外。所以，服用硝酸甘油片最好采用坐位，将身体靠在椅背或沙发上可提高疗效。

一般口服药宜采用站位和坐位，并多饮水，以利药片尽快进入胃中溶解吸收，发挥药效。

滴眼药水时，患者应仰卧或坐位，头向后仰，两眼向上，用一只手的拇指与示指将上、下眼睑轻轻分开，或将下眼睑向下牵拉，使之形成一个"小口袋"，另一只手持药瓶，滴管离眼皮 3～5 mm，滴药 2～3 滴，再闭上眼睛，并轻轻转动眼珠即可。

肌内注射，患者应侧卧位，两腿微曲，使肌肉完全放松，既有利于进针又有利于药物迅速吸收；其次是坐位，全身放松也可。若站着注射，臀部肌肉处于紧张状态，不仅进针难，药液吸收也难。

三十四、严格遵医嘱用药

医嘱就是医生对患者诊断后，根据病情而嘱咐要用的药物、剂量、时间等。

遵照医嘱服药是科学、正确的用药态度，这样能做到用药合理、安全、有效等，但现实却有许多患者盲目服药，造成不应有的后果。

不遵照医嘱服药的原因是多方面的，有人的凭经验用药；有的人看说明书用药；有的人则根据别人用药来给自己的病划等号等。

不遵照医嘱服药的危害很大，如大家都吃药治头痛、便秘、高血压等。但如不知道确切剂量、疗程及用药禁忌，则会产生预料不到的后果。当服用治疗肝、肾或者脑部疾病的药品时，必须小心，不要危害其他器官。阿司匹林常用量，是极好的镇痛、抗风湿和退烧药，但服量过大或成了习惯时，就会引起胃、肠或其他脏器出血。当同时服用阿司匹林和过量的酒时，危险就更大。

抗凝血药用于防止形成动脉血栓，但不能同维生素 K 共服，否则会使药物失效，使患者造成凝血和血栓。所以用药不当，危害很大，要正确、安全、有效用药，就要严格遵照医嘱用药。

一般药品说明书上只标明了主要用途的用药量，而在用于其他用途时，则由医生掌握剂量。药品的用量应遵从医嘱，没有特殊医嘱则可按说明书服用，千万不要自作主张。遵医嘱服药，是保证服药者安全的唯一方法。

第四节　存药的学问

一、家庭备药

1. 家庭备药很有必要性　长期以来，多数人总是将自己的健康完全寄托于医生身上，一有疾病，无论大小，都要到医院诊治。在他们看来，诊治疾病只是医生的事，储备药物只是医院或药店的事，自己不懂医学，不会用药，家庭没有必要储备药物。也有的人完全依赖公费医疗，不舍得自己花钱备真正用得上的药。其实，这些想法和做法并不正确。

首先，从我国目前的就医情况来看，由于人们过分依赖医生和医院，致使就医难成为一个普遍存在的社会问题。尤其是城市大医院，就医难的问题更为突出，

每天患者云集，像赶庙会一般．几乎所有的大医院都处于超负荷运转状态。而这样的状况，无论是对患者，还是对医生，都是十分不利的。对患者来说，由于就诊人数过多，一方面使候诊时间显著延长，即使看普通的感冒，也要等候几个小时，浪费大量宝贵时间；另一方面使实际诊疗时间明显缩短，一些本该详细诊疗的疾病得不到应有的诊疗，造成不良的后果。对医生来说，由于经常超负荷工作，往往使健康受到不同程度的损害。有的虽然在岗，却难以坚持全勤，有的积劳成疾，失去工作能力，有的甚至英年早逝。如果这样的问题得不到及时解决，继续发展下去，势必加剧医务人员的短缺现象，使看病越来越难。

其次，有些疾病，如心绞痛等，由于发病急骤，变化迅速，如果发作时身边没有救急药物，病情得不到及时控制，则很容易发生危险。

因此，无论是从解决就医难的角度，还是从应急的角度来说，自己学习一些医学常识，家庭备有一定的药物是很有必要的。这样，遇到家里人有了某些小伤小病，如感冒、虫子叮咬、小的外伤、心绞痛、支气管哮喘等急性发作时，就可随时使用，非常方便。

但家庭储备药量不宜过多，家庭储备药量过多，往往难以及时用完，而致过期、失效，造成浪费。因此，一般来说，每一种药品准备一周左右的量即可，待用完后再加以补充。

2. 如何处理用剩下的药物几条原则　每当患病痊愈后，使用的药物一般不会恰好用完。全部弃掉，确是浪费。不加选择一概留存，时间一长，有些会失效变质，也可能反受其害。那么，哪些该留

哪些不该留，要视具体情况而定，不留存的及时弃掉，准备留存的要进行处理妥善保管备用。

处理用剩下的药物应掌握以下几条原则：

（1）需要服用时间较长，而所剩无几不够一个疗程的药品不留。如某种药是 1 天 2 次，1 次 2 片，1 个疗程 2~3 天，共需十几片，若所剩药物只有 2、3 片就没有保留价值了。

（2）极易分解变质的药物不留。如阿司匹林极易分解出对胃肠刺激的物质。维生素 C 久置分解而失去药效。

（3）有效期短，没有长期保留价值的药物不留。如乳酶生片、胃蛋白酶合剂等放置时间稍久就会降低以致失去药效。

（4）没有良好包装的药物不留。一些药物遇潮容易变质，需要有避光防潮的良好包装。如包装不好的中药片剂吸潮后会霉变。

（5）没有标明有效期、失效期，或自己忘记标明购买日期、使用日期的药物不宜留。这类药无法掌握是否失效和存放时间。

（6）不常用的药物不留。这类药物若存放多了不便管理，还易造成混淆。

（7）不掌握作用与用途的不留。因不了解其适应证根本无法也不可能应用。

（8）注射液及某些眼药水等灭菌制剂不宜留。注射液一般所剩药物不够一个疗程，而且像青霉素注射前要做皮试，在医护人员指导下使用。还有一些抗生素眼药水，需临用新配，放置久了会变质失效。

3. 经过筛选准备留存的药物在存放前要做以下处理

（1）包装处理，没有良好包装的药物应更换包装。如医院药房的药大多是用纸制药袋装放，最好换装到小瓶内密闭保存，防止水分与空气的影响，如需避光应置棕色瓶内。

（2）标签处理，要及时贴好标签，注明药名，适应证及用法用量，内用药与外用药要用不同颜色标签或不同颜色笔书写以示区别。另外还要标明购买日期或医院拿取日期。作为今后清查药物时的参考。

二、家庭如何正确保存药品

引起药品变质的原因除时间因素外，就是环境因素了。环境因素主要有湿度、温度、空气、光线等，如果保存不当，会加速其变质。因此家庭小药箱的药品保存时应注意以下几点：

1. 防潮保存　许多药品在潮湿的空气中，会吸收空气中的水分而潮解，如阿司匹林、复方阿司匹林（APC）、胃蛋白酶、胰酶、酵母片、复方甘草片、维生素 B_1 片、安络血片、碘喉片、苯妥英钠片、葡萄糖酸钙、乳酸钙及一些含糖多的片剂、冲剂、中药丸剂、胶囊剂、浸膏片等。

潮解后的药品可出现溶化、发霉、发酵、粘连等现象。药品应尽量放在密闭的小瓶内保存，并置于干燥处。尤其夏季更应注意防潮。

2. 冷藏保存　温度过高会使某些药品变质，家庭需低温保存的常用药品如胎盘球蛋白、金霉素眼药水、利福平眼药水等，这类药最好放在冰箱内。受热易挥发的药品虽不需要冰箱内保存，但也应置阴凉处，如一些芳香水剂等。栓剂也应置阴凉处保存，因为温度稍高即会使其变形。

3. 密闭保存　有些药品久置空气中易风化，应密闭保存，如硼砂、柠檬酸、硫酸镁、奎尼丁、硫酸奎宁等。有些药品长期接触空气会被氧化，如维生素 C、鱼肝油滴剂等。有的则与空气中的二氧化碳发生作用，如氨茶碱、氧化镁、苯妥英钠、巴比妥钠、苯巴比妥钠等。还有一些易挥发药物也要密闭保存，如碘酒、十滴水及其他乙醇制剂。

4. 避光保存　有些药品在光线的作用下，会促其变质，应置棕色瓶中并置暗处保存。尽管要求避光保存的大多是针剂，家庭用药中不常用，但其他药品也都应尽量避光。

5. 阴凉干燥处保存　中药材置于阴凉干燥处，中药材不要放在冰箱内保存，因为冰箱内潮湿，久置会使药材发霉，故中药材置于阴凉干燥处即可。

6. 安全存放　详细分类、注意安全药品应存放于洁净干燥阴凉处固定的箱子或抽屉内，并应按内用、外用、成人、儿童等类别存放，避免用错。另外，要放在小儿不易拿到的地方，以防意外。

7. 定期检查　如发现药品变质或存放时间较久应及时弃掉。

三、哪些药物规定有效期

并非所有药物都要规定有效期限。目前规定了有效期的药品主要有以下几类：

1. 抗生素　由于抗生素是用微生物生产的药品，性质不稳定，易受温度、水分、空气、光线、酸碱度等因素影响。

2. 酶和酶制剂　因酶是一种蛋白质，当温度80℃时多数酶会因蛋白变性失去活性。尤其是水溶液，常温下也能水解，酶失活更快。如胰蛋白酶、胃蛋白酶、淀粉酶等。

3. 生化制剂　由于生化制剂是用动物脏器或组织提取的药品，如促肾上腺皮质激素、脑垂体后叶激素、胰岛素等极易受光与温度的影响，温度过高或过低都会变性减效。

4. 生物制品　是用细菌、病毒、立克次体及动物毒素、人或动物的血液制成的药品。如疫苗、菌苗、球蛋白等温度过高或冷冻都会影响疗效。

另外，还有些理化性质不够稳定的药品也规定了有效期限，如洋地黄制剂、麻醉乙醚等。

药品有效期限有些是由国家统一规定的，有些则是由各省市规定的，故有的药品有效期有一定差异。

四、如何确定药品的有效期

凡规定了有效期限的药品，在外包装及说明书上都有注明。通常有以下几种表示方法。

1. 注明有效期限的规定年限使用时可根据生产批号推算　国内药品的生产批号是指制造药品时，用同种原料、同种辅料，经同一次加工所得产品的生产时间　它是以日期来表示的，多数以6位数字标号，前两位数字表示年，中间两位数表示月，后两位数表示日。有些在6位数后还标有当时生产的第若干批。如批号为950405—2，有效期限为两年，即表示该药品是1995年4月5日第二批生产的，可以用到1997年4月4日。

2. 注明有效期表示方法同药品批号　如某一药品标明有效期981020，即表示该药品可以使用到1998年10月20日。但多数药品的有效期精确到月，如有效期9708，即表示该药品仅能用到1997年8月31日。

3. 注明失效期表示方法与有效期相同　代表药品失效的时间，虽然与有效期仅差一字，但在使用期限上却相差很多。如失效期9708，则表示该药8月份已失效，只能用到1997年7月31日。因此，我们应当注意区分有效期和失效期。

由于发达国家药品质量控制较为严格，所有药品均标有有效期限，不同的国家使用习惯不同，主要有以下几种表示方法：

（1）用"Exp."（expiry date）表示，意思是使用到……末为止。如 Exp. 10. 95 表示该药品可使用到 1995 年 10 月 31 日，也即 1995 年 11 月 1 日起失效，相当于我国使用的有效期。以前一直将 Exp 当失效期使用，应予以纠正。

（2）用"Use by"表示，与 Exp 相同。

（3）用"Valid"（valid. date）表示，与 Exp 相同。

（4）用"Use Before"表示，意思在……之前使用，相当于我国使用的失效期。如 Use Before 10. 95. 表示该药品须在 1995 年 10 月 1 日之前使用，10 月 1 日起已经失效不能使用。

进口药品的年月日表示习惯与汉语不同，常见的是以月、年或月、日、年的顺序表示，而且有时月份用英文字母缩写来表示。英文月份的缩写如下：Jan（1 月）、Feb（2 月）、Mar（3 月）、Apr（4 月）、May（5 月）、Jun（6 月）、Jul（7 月）、Aug（8 月）、Sep（9 月）、Oct（10 月）、Nov（11 月）、Dec（12 月）。

除了东南亚多数国家与日本对年月日的表示方法与我国基本相同，容易掌握之外，其他国家对年月日的表示方法与我国不同，因而对药品有效期的表示也不全一致。西欧一些国家是按日、月、年的顺序排列，如有效期 1999 年 9 月 28 日，表示为 28. 9. 99；而美国是按月、日、年的顺序排列，如有效期为 1999 年 10 月 24 日，则表示为 10. 24. 99。

五、过期的药品是否能用

凡是规定了有效期限的药品，应当严格按照规定的贮藏条件保管。要在有效期内用完。如果过了有效期限，药品未用完，作为销售与医疗部门如果存量较多，外观又无异常变化，可送药检所检验。如仍属合格，根据情况可考虑适当延长使用期限。作为家庭剩了 3 支、2 支、5 片、6 片，不值得去做检验，应停止使用，并及时处理掉。

还需指出的是，即便是在有效期内，如果药品出现异常也不宜继续使用。

六、没有规定有效期的药品

随着人们生活水平的提高，每个家庭都或多或少贮有一些滋补药品。那么，这些陈年补药是否还能服用，该如何鉴别呢？现列举几种情况供参考：

（1）人参和银耳若由原来的白色或淡黄色变成米黄色或炒米色，仍可食用。但若变成棕色或褐色，说用药物已发生质变，不能再用。

（2）党参、当归、枸杞子、虫草等，若贮存不当，表面会出现"走油"现象，折断面呈深棕色或嗅之有哈喇气，则不可再用。

（3）十全大补丸、参茸丸、乌鸡白凤丸等多为蜜丸，有浓厚的药香，如果出现严重皱缩，无滋润光泽，潮湿发黏，嗅之有酸味或异味，说明药品已变质，不能服用。

（4）十全大补膏、参鹿膏、参杞膏等滋补膏，如果瓶口或表面产生白色或黑色真菌斑块，膏体膨胀翻泡，有异味，则不能用。

（5）酒剂是常见的滋补剂，一般不易变质，但如包装不严，乙醇挥发，出现严重沉淀、浑浊或酸败变质，就不能喝了。

（6）蜂王浆等糖浆或口服液滋补品，如出现絮状沉淀物，甚至发酵、发酶，有异味，表明已经变质，不能服用。

（7）一些滋补药材，如已出现大量蛀粉，或发生霉变、腐烂，就绝对不能用了。

（8）洋参丸、龟鳖丸等多为胶囊，如出现发黏、发霉、严重软化、破裂等现象，都不能再服。

总之，千万不能因为是补药，就不顾其是否变质而服用，结果是得不偿失。

七、家庭如何识别药品是否变质

药品变质与否一般是需要送到药品检验部门进行检验。但有些药品观察其外观形状便可判断出其内在质量是否发生了变化，现简要介绍如下：

1. 片剂　不包衣的压制白色片变黄。有色片颜色加深，并有斑点、表面粗糙凹凸不平、疏松、裂片、粘连、异臭等现象时，说明药片已经潮解或发霉、变质，不应再继续使用。如阿司匹林片上析出小结晶，维生素 C 片变色、酵母片发霉等。

糖衣片稍有褪色时尚可考虑继续使用，若已全部褪色露出药物或糖衣面发黑，出现严重花斑、发霉、包衣层裂开，粘连等情况时不应再用。

2. 颗粒剂（冲剂）、胶囊剂　若出现发霉、异臭、变色等情况时不宜再用。

3. 针剂　无论是水针还是粉针，无色的变色，有色的颜色加深，均不应再使用。水针药液中若出现真菌污染的絮状物、黑白斑点、霉点、安瓿裂纹等，也不能继续使用。有些针剂低温时溶解度小，天气冷时或冰箱存放时会析出结晶，用温水稍稍加热便可溶解，这类药品一般会在说明书上注明，应依据药品说明使用。

4. 眼药水　也应是澄明溶液，如有结晶、沉淀、花点、絮状物或变色也不能使用。如斑马眼药水变黄时，利福平眼药水由鲜红色变浅橙红色时，都不宜再用。

5. 糖浆剂、合剂等液体口服制剂　颜色本身虽有深有浅，但在原色的基础上出现变色或发霉、大量沉淀、产生异臭等现象时不宜使用。

应当注意，凡是注明有效期的药品，无论外观有无变化。只要过了有效期就不要再继续使用了。

八、外出旅行备用药品

人们在外出旅行（如出差、旅游等）时，难免有个头痛脑热，为了防治方便，应备带些简单药品，当发生一些小病小伤时能自行处理，做到早治早愈，避免酿成大患。需备带的药品要根据旅行地点、季节、时间长短和本人健康情况而定。一般可从以下几方面考虑：

1. 防治晕动症药　最常用的是乘晕宁，于乘车、船、飞机前半小时服用，每次 1~2 片，每片 50 mg。

2. 防治胃肠道感染药　出外旅行饮食卫生很难讲求，稍不注意就会腹痛、腹泻、呕吐，因此可备带些黄连素、氟哌酸等。

3. 防治感冒药　由于旅途疲劳和对气候的不适应，很容易患感冒，可备带些可解除不适症状的药。

4. 抗过敏药　因环境改变会出现"水土不服"，特别是过敏体质者，身上可能出现许多红色疹块，通常是荨麻疹，可服用氯苯那敏（扑尔敏）、阿司咪唑（息斯敏）等药。

5. 外伤备品 外用药外出游山玩水难免有个磕磕碰碰，因此要携带消毒纱布、脱脂棉、创可贴、止痛膏（或喷雾剂）、消毒药水（乙醇棉球、PVP-碘）等。

6. 防中暑药品 防暑药夏季外出易中暑，应带上风油精、藿香正气水等防暑药，还应带上防蚊虫叮咬和止痒消肿的药物，如无极膏。

7. 止痛药 如复方对乙酰氨基酚（撒利痛）、去痛片和解痉止痛药颠茄等。

8. 其他 有些特殊疾病的患者，应随身携带自己常用的药品，如高血压者应备带降压药。长途外出时，药带多了行动不方便，因此选择药品时要掌握"少而精"的原则，最好是具有"一药多用"、携带方便、用法简单、疗效良好的药物，同时还应注意保管好，以防受潮、污染而变质。

九、家庭常备药物

家庭选择备用药品的原则应是少而精，品种不宜过多，数量应适当。那么，一般的家庭中应备哪些药品呢？

1. 消炎药 主要备用 2 ~ 3 种口服的抗生素，如复方新诺明（12 片，每日 2 次，每次 2 片）、氟哌酸（20 粒，每日 3 次，每次 2 粒）、黄连素（0.1 g×30 片，每日 3 次，每次 0.2 ~ 0.3 g）或先锋霉素 4 号（0.125 g×30 片，每日 3 次，每次 0.25 ~ 0.5 g），发生细菌性感染时可选服上述药物。

2. 感冒药 家中可备用 2 ~ 3 种治疗感冒的药物，有 3 ~ 7 天量就足够了。如缓解感冒症状的药、板蓝根冲剂（10 袋，每次 1 ~ 2 袋，每日 3 次）。

3. 助消化药、抗过敏药、治便秘等症的内服药物 如多酶片、多潘立酮（吗叮啉）、氯苯那敏（扑尔敏）、普鲁本辛、果导等，在发生不适时，对症适量使用。上述药物每种备 20 片就可以了。

4. 止痛药 如去痛片或复方对乙酰氨基酚（撒利痛），每种有 10 片就够用了，在有头痛、骨关节或肌肉疼痛时，临时服用一片。

5. 外用消毒药或皮肤科用药 如 75% 乙醇棉球、红药水、2% 碘酒（或 PVP – 碘）或甲紫 25 mL（1 小瓶）、创可贴 10 个及高锰酸钾粉、伤湿止痛膏（或麝香止痛膏）、醋酸去炎松 – 尿素软膏、烫伤膏等若干。

6. 根据具体需要应准备的药物 如家中有高血压的患者应备些降压药，有哮喘患者应备有氨茶碱或某些气雾剂，有失眠症者应备地西泮或艾司唑仑等。

7. 夏季应增添防暑、防蚊药品 如风油精、藿香正气水、无极膏、抗敏止痒水等；冬季增添防寒、护肤药品，如防裂膏、治冻疮膏等。

8. 其他 除了应备药物以外，还应备些其他医用物品，如药棉或棉签、纱布、绷带、医用胶布、体温计等。

十、家庭备用的医药器械及物品消毒方法

家庭小药箱里备用的电镀剪刀、镊子、棉棒、纱布、绷带、制备乙醇棉用的脱脂棉及贮存这些物品的铝盒、瓶子等均需洁净无菌，否则反而会污染了伤口。如何做到洁净无菌呢？家庭采用蒸气消毒法最为方便。

将欲消毒的物品放在铝锅、不锈钢锅、搪瓷锅及高压锅等容器内，待水烧开后再蒸 45 min（高压锅 20 min）即可达到灭菌消毒的目的。在蒸气消毒操作时应严格注意以下几点：

（1）蒸煮的锅、屉及剪刀、镊子、铝盒、瓶子应先用洗涤剂洗刷并用清水冲洗干净，不得有油渍污迹。

（2）制备消毒棉必须用药店购来的脱脂棉，不能随意用其他棉花代替。

（3）纱布、绷带、卫生棉等为了避免蒸后潮湿，可放在加盖铝盒内蒸气消毒。

（4）剪刀、镊子、瓶子等可用洁净白布（医药术语称为敷料）包好蒸。

（5）进行瓶子等玻璃器皿消毒时，锅内不可直接加入热水煮沸，而应加入冷水逐渐加温至沸，以防瓶子裂损。

（6）消毒好的物品应放在消毒的铝盒、敷料布包内保存，以免污染。

（7）剪刀、镊子及有时用来拨刺的针，用前可再用乙醇擦拭一下。

第五节　药物的不良反应

一、易引起肝损害的药物

肝是人体最大的消化腺体，又是重要的代谢器官。糖、脂肪、蛋白质及维生素的代谢均在肝进行。所以，肝对保证人的正常生存起着非常重要的作用。同时肝还有解毒作用，可以把体内各种代谢过程中产生的有毒物质或来自体外的毒物经氧化还原反应变成无毒物质，然后排出体外。药物的代谢主要在肝，但某些药物对肝是有损害的。尤其是长期大量服用药物，应注意保肝。

因药物过量中毒或不良反应所引起的肝损害称为药源性肝病，是一种常见药源性疾病。国外曾有人统计药源性肝病发生率占住院患者的 2% 左右。精神病院和结核病院患者中肝损害率高达 20% 以上。引起肝损害的药物近 600 种，几乎遍及各类药物。因此，在使用这些药物时应密切注意观察肝功能，以决定是否继续用药、减量或停药。药源性肝损害基本上有四种类型：

1. 胆汁郁积性肝炎　又称阻塞性黄疸。如氯丙嗪、氯氮䓬（利眠宁）、地西泮等可引起深度黄疸，皮肤瘙痒，血清碱性磷酸酶和胆固醇明显升高。

2. 细胞坏死型肝炎　类似急性病毒性肝炎。如抗结核药物异烟肼、利福平等，可导致肝细胞坏死，引起肝硬化，严重者可导致死亡。

3. 肝脂肪变性　使脂肪不能运出肝，引起致命的脂肪肝。易引起脂肪肝的药物有四环素类等。

4. 慢性活动性肝炎　长期使用双醋酚丁、甲基多巴、氯丙嗪、呋喃妥因等药物时，肝易受损害，引起慢性肝炎。

可引起肝损害的药物很多，常见的有以下几类，使用这些药物应加以注意，尤其肝功能不正常者慎用或不用。

1. 抗菌消炎药　四环素、土霉素、氯霉素、红霉素、新生霉素、林可霉素、克林霉素、麦迪霉素、异烟肼、利福平、磺胺类、呋喃类等。

2. 解热镇痛药　对乙酸氨基酚（扑热息痛）、保泰松、吲哚美辛、吡氧噻嗪（炎痛喜康）、布洛芬（芬必得）等。

3. 安定药　氯丙嗪、氯氮䓬（利眠宁）、地西泮（安定）、安宁等。

4. 抗癫痫药　苯妥英钠、卡马西平、扑痫酮、三甲双酮、丙戊酸钠等。

5. 抗抑郁药 异丙嗪、丙咪嗪、阿米替林、苯乙肼、异卡波肼（闷可乐）等。

6. 抗肿瘤药 丝裂霉素、更生霉素、光辉霉素、甲氨蝶呤、氮芥类、6 - 巯基嘌呤、门冬酰胺酶、农吉利碱等。

7. 降压药 甲基多巴、优降宁等。

8. 抗心律失常药 普鲁卡因胺、利多卡因等。

9. 降血脂药 安妥明、烟酸等。

10. 激素类药 甲睾酮、苯丙酸诺龙、己烯雌酚等。

其他易引起肝损伤的药物还有，甲硫氧嘧啶、甲巯咪唑（他巴唑）、甲苯磺丁脲、口服避孕药、水合氯醛、氟烷、辛可芬、砷剂、锑剂、铋剂等。

药源性肝病与其他原因的肝损害很相似，不易鉴别。因此当肝功能不正常时，应协助医生检查一下，在此之前是否服用过上述的对肝有损害的药物。

药物所引起的肝损害，一般在停药后就可以恢复，严重者需加以治疗。

二、易引起肾损害的药物

因用药不当或滥用药物引起的肾疾病称为药源性肾病。肾，人们俗称"腰子"，位于脊柱两侧，左、右各一个，功能相同。肾通过尿的生成过程以维持人体体内水电解质平衡及排除体内的代谢产物。肾是由上百万个肾小体（其中包括肾小球与肾小球囊）和肾小管组成。肾犹如一座物资处理回收加工场，当血液流经肾小球，除血细胞与蛋白质被截住外，大量的水分子和小分子的物质如葡萄糖、氨基酸、钠、氯、钾、尿素、尿酸等均都不加选择地滤过去，这是原尿。成年人一天约生成原尿170 L。原尿中对人体有用的葡萄糖、氨基酸和大部分水、钾、钠等经过肾小管时，又被重新吸收回体内。因此，170 L 原尿经重吸收后仅有 1.5 L 左右的含人体不需要的尿素、尿酸等物质的尿液经输尿管、膀胱、尿道排出体外。因此，肾功能的正常是一个人身体健康的重要保障，不论是肾小球，还是肾小管，哪一部分发生问题都会对人的身体有重要影响。如果肾功能丧失，发生肾衰竭就有生命危险。

药物无论通过什么给药途径进入体内，大多数要经肾消除。肾小球，肾小管对不同药物的滤过及重吸收作用差异很大。如果换药不当，或滥用药物极易使肾受到损害。

如滥用抗生素或长期滥用止痛药，可因药物的直接肾毒性作用而引起肾小管损伤，导致肾功能紊乱，以至急性肾衰竭。

有些药物如青霉素、磺胺类药物、利福平等，可因机体的过敏反应导致急性间质性肾炎、急性肾小球肾炎。

还有些药物会在肾小管内析出结晶，或产生沉淀，导致肾小管的机械梗阻。如磺胺类药物、氨苯蝶啶等。

常见的对肾有损害的药物有以下几类：

1. 作用于中枢神经系统药 氯丙嗪、甲氧氟烷、水杨酸钠、阿司匹林、保泰松、三甲双酮、非那西丁、对乙酰氨基酚和巴比妥钠。

2. 作用于心血管系统药 去甲肾上腺素、胍乙啶、奎尼丁、新福林、甲氧胺、甲基多巴等。

3. 利尿药 乙酰唑胺、甘露醇、山梨醇、有机汞等。

4. 抗寄生虫病药 奎宁、盐酸氯胍、伯氨喹啉等。

5. 抗菌药物　链霉素、卡那霉素、庆大霉素、新霉素、先锋霉素、四环素、多黏菌素 B、两性霉素 B、灰黄霉素、万古霉素和磺胺类。

可引起肾毒害的药物还有锂盐、碘造影剂、低分子右旋糖酐、氨苯蝶啶、甲氨蝶呤、苯茚二酮等。

药源性肾病轻则是可逆性的肾小球、肾小管损伤，重者是肾小管坏死，以致是不可逆的慢性肾衰竭。因此，药物对肾的损害应当引起人们的重视。原有肾功能不全的患者，更易受到具有肾毒性药物的影响，用药时尤应注意。在服药后若出现排尿困难、多尿、少尿或无尿、蛋白尿、血尿，腰痛等症状时，应立即停药。可逆性肾损害一般在停药后数日内可消失或逐渐恢复，必要时要找医生进行治疗。

三、会诱发癫痫的药物

癫痫是一种常见病，它的诱发因素很多，用药不当就是其中一种。现撷取引起癫痫的主要药物简介如下：

抗精神病药：能诱发癫痫的药物以氯丙嗪、氯普噻吨（泰尔登）最为多见，氟哌啶醇次之，奋乃静、氯氮平、三氟拉嗪较少。而且与使用剂量有关。如氯氮平每日用量超过 500 mg，即可引起癫痫发作。

1. 抗狂躁药　碳酸锂使用过量或积蓄中毒，也会导致癫痫发作。

2. 抗焦虑药　安宁、氯氮䓬（利眠宁）、阿普唑仑（焦静安定）等，皆可加剧癫痫发作。

3. 抗抑郁药　多塞平、阿米替林等，均易促使旧病复发。

4. 抗菌药　萘啶酸既可诱发癫痫，也可加剧其病情。异烟肼慢代谢的患者，若超量服用，也会造成旧疾复燃。

5. 抗溃疡病药　西咪替丁易透过血脑屏障，当达到一定浓度时，会引起癫痫发作。而雷尼替丁、法莫替丁则不易进入脑脊液，故较为安全，可取而代之。

6. 抗癌药　阿霉素、甲氨蝶呤、长春新碱等，均易导致局限性或全身性癫痫发作。另有一些抗癌药会影响抗癫痫药的吸收，以致降低疗效。故两者合用时需调整剂量，以维持有效的血药浓度。如卡氮芥加入顺铂持续静脉滴注 3 个疗程时，若用抗癫痫药苯妥英钠，应增加用量 41% ~ 65%。还有环胞苷也会引起部分患者癫痫持续状态。

此外，青霉胺、洋地黄、吲哚美辛、保泰松、二甲氟林（回苏灵）、可卡因、戊四氮、苯丙胺、金刚烷胺、左旋多巴和氯喹、乙胺嘧啶及胞磷胆碱、印防己毒素、麦角酸二乙胺等，均易促使癫痫发作。

需要强调指出的是，即使抗癫痫药本身应用失当也会事与愿违。如苯妥英钠、苯巴比妥钠、三甲双酮过量使用，可使癫痫发作加剧，特别是静脉注射苯妥英钠，可发生致命性癫痫发作，治疗无效时，切勿随意增加剂量。又如扑痫酮、乙琥胺、苯巴比妥钠、苯妥英钠等，一般需坚持使用 3 ~ 5 年，不能突然中断，否则会导致旧疾复萌，而且还能引起癫痫大发作或癫痫持续状态，尤其服用苯巴比妥钠更应提高警惕。处于青春期的患者极易复发，不能停药。还有嗜酒者，若在服药期间也不能饮酒，乙醇会促使肝中药酶活性增强，以致大大降低了抗癫痫与抗惊厥的疗效。

四、药物性头痛

在治疗各种疾病过程中，使用常规剂量或大剂量药物引起头痛症状则称为药物性头痛。头痛症状表现各异，部位不一，如前额部、颈部、顶枕部的剧烈疼痛、跳痛、胀痛或钝痛等，也可伴有面部潮红、头晕、恶心、走路不稳等症状。出现这些症状主要是由于某些药物：① 有选择性地扩张冠状动脉、脑血管的作用，增加冠状动脉血流量和脑血流量，如硝苯地平（心痛定）等；② 有扩张周围血管的作用，使血压降低，及至血压过低，而导致脑缺血，如卡托普利（开博通）等；③ 引起"戒酒硫样"反应导致头痛，如头孢菌素等；④ 局部刺激脑膜引起，如红霉素静滴等；⑤ 引起头痛的机制不清，如吲哚美辛（消炎痛）等。

药物引起的头痛须和治疗时的某些原发病所致的头痛相鉴别，以免头痛症状得不到及时解除。如发生药物性头痛等不良反应，应立即停药观察，一般症状即可缓解。如果仍不减轻，可口服或肌内注射地西泮，但对"戒酒硫样"反应不宜使用镇静药。

五、药物会引起机体血液病变吗

血液由血浆和血细胞组成。血浆的组成有水、蛋白质、糖、脂肪、酶、激素、无机盐及各种凝血因子。血细胞包括红细胞、白细胞和血小板。

患者在用药后，药物主要是靠血液运送到各个组织器官，发挥作用，取得治疗效果的。但与此同时血液也受到药物的作用，可引起各种血液系统疾病。据世界卫生组织的统计资料报道，药物引起的血液病变约占全部药源性疾病的 10%，其中以白细胞减少和粒细胞缺乏症的发病率最高。不同的药物可通过不同机制致病，但一般可分为免疫性和非免疫性两种。前者与用药剂量无关，后者则与长期或大剂量用药有关，而且不同的药物和不同患者的体质、病情及病程，表现亦不同。有的药物可致多种血液病，有些药物所致的血液病常难逆转，危险性较大。因此，患者不要擅自使用可能引起血液疾病的药物，必须用时，要严格遵从医嘱，并要定期检查血象，一旦发现异常或出现头晕、乏力、面色苍白等症状时，应立即停药并及时就医。

六、可致人体血小板减少的药物

应用某些药物致使周围血液中血小板计数低于正常而引起出血等症状，称为药源性血小板减少症。表现为皮肤瘀点、瘀斑、皮肤及黏膜出血，也可出现贫血。引起本病常见的药物有：

1. 抗生素磺胺类药物　抗生素磺胺类药物是引起血小板减少的常见药物，就是皮肤外用也可引起本病。其他还有氯霉素、青霉素、链霉素、头孢菌素、利福平、利福定、对氨基水杨酸、异烟肼和吡嗪酰胺等均可引起血小板减少。

2. 解热消炎镇痛药　保泰松、羟基保泰松和吲哚美辛（消炎痛）是引起本病的常见药物。其他如阿司匹林、氨基比林、非那西丁、布洛芬、对乙酰氨基酚、安乃近、哌替啶、可待因等均可引起血小板减少。

3. 中枢神经用药　去甲丙咪嗪、阿米替林、丙咪嗪、地西泮等较常见。此外，还有苯妥英钠、巴比妥类、多虑平、左旋多巴、氯丙嗪、甲丙氨酯、卡马西平等。

4. 其他　奎尼丁、乙胺嘧啶、呋塞米（速尿）、双氢克尿噻、氯磺丙脲、洋地黄毒苷、地高辛、甲基多巴、肝素、雷尼替丁、西咪替丁、利血平、维拉帕米、氯苯那敏（扑尔敏）、去敏灵、谷维素、硫氧嘧啶等亦可引起血小板减少。

一旦出现药物性血小板减少症，应立即停用各种可能致病的药物。一般停药 1～7 天内，出血可逐渐停止，轻者不需其他治疗。

七、可致人体白细胞减少的药物

外周血白细胞总数持续低于 4 000/μL 时称为白细胞减少，其中主要是粒细胞减少。粒细胞是颗粒性白细胞的简称，包括嗜中性、嗜酸性和嗜碱性 3 种。当粒细胞绝对数低于 1 500/μL，称为粒细胞减少症。白细胞或粒细胞减少症在血液病中较为常见，症状可有乏力、头痛、头晕、四肢酸软、食欲减退、低热等。可以引起白细胞或粒细胞减少症的药物主要有：

1. 抗生素　氯霉素、氨苄西林、链霉素、新生霉素、头孢菌素、磺胺类及利福平、异烟肼、对氨基水杨酸等抗结核药。

2. 抗癌药　氮芥、环磷酰胺、白消安、甲氨蝶呤、阿糖胞苷、氟尿嘧啶、长春新碱、阿霉素、柔红霉素、噻替哌、6-巯基嘌呤等。

3. 解热镇痛药　吲哚美辛、安乃近、保泰松、阿司匹林、氨基比林、非那西丁等。

4. 抗甲状腺药　硫氧嘧啶类、甲巯咪唑（他巴唑）、甲亢平等。

5. 心血管药　普鲁卡因胺、普萘洛尔、甲基多巴、利血平、奎尼丁、卡托普利等。

6. 降血糖药　甲苯磺丁脲和氯磺丙脲等。

7. 抗精神病药　氯丙嗪、苯妥英钠、巴比妥类等。

8. 利尿药　氢氯噻嗪、呋塞米、乙酰唑胺、依他尼酸等。

9. 抗组胺药　苯海拉明、扑敏宁等。

10. 其他　青霉胺、铋、锑、有机砷等。

八、药　物　热

药物热是指因使用药物而直接或间接引起的发热，是药物不良反应的一个症状，也是一种常见的药源性疾病。随着新药的不断问世和临床的广泛使用，药物热的发生率也随之增高。药物引起的发热已逐渐成为发热待查中的一个常见原因，应引起大家的重视。引起药物热的常见药物有抗生素、磺胺类、血液制品、疫苗、抗肿瘤药及甲基多巴等。

发热是变态反应的症状之一，药物变态反应引起的发热是药物热中最主要且最常见的类型，一般发生在用药后 7～10 天，个别可发生在 2 周以上，为中度以上发热，体温逐渐升高，同时往往伴有药物过敏的其他表现，如皮疹等。结构相似的几种药物同时或交替使用时，可发生交叉反应，发热呈持续性。停药后体温迅速恢复正常，为药物变态反应性发热的重要特征之一。通常停药后 1～2 天退热，1 周内退完。体温恢复正常的快慢与药物在体内的代谢和排泄快慢有关。

除此以外，还包括特异性体质患者应用某些药物引起恶性高热，少数药物混有致热原引起热原反应（即输液反应）及药物通过直接刺激体温调节中枢或增加机体新陈代谢，致使周围血管收缩，发汗减少，引起药物热。一旦确诊为药物热，首先立即停用或更换有关药物，然后根据不同的类型及严重程度，采用不同的手段对症治疗。

九、药物性肥胖

根据肥胖的标准，体重超过标准体重的 10%～19% 为超重，超过 20% 以上为肥胖，超过 50% 以上为重度肥胖。在长期应用某些药物的过程中，若体重增加超过了正常标准的 20% 以上（排除其他引起肥胖的因素），我们称之为药物性肥胖。它也属于药物不良反应的范畴。常见的可致药物性肥胖的药物有肾上腺皮质激素、抗精神病药物、雷公藤多苷和赛庚啶等。

无论哪种药物导致肥胖，都是由于药物引起食欲亢进，或者同时使患者运动减少以及水钠潴留等原因造成的。严格掌握用药指征，掌握最佳用药剂量，并避免多种药物联合应用，可预防药物性肥胖的发生。停药是消除药物性肥胖的最好措施，多数药物性肥胖症在停药一段时间后，体重可恢复正常。对因病情需要不能停药的患者，可适当限制饮食、增加活动，必要时可同时服用某些药物（如芬氟拉明），帮助预防药物性肥胖的发生。

十、为什么服用抗过敏药后会嗜睡

抗过敏药又称抗组胺药，治疗一些由于粉尘、鱼虾等蛋白质或某些药物引起的过敏反应相当有效，但是凡服用过这类药的人，或多或少都有头晕、思睡、乏力等感觉，这是为什么呢？

过敏反应是由于过敏原刺激机体，释放出组胺，这种生理活性很强的组胺可引起机体出现各种过敏症状，服用抗过敏药后，由其对抗组胺的作用而使过敏症状缓解。但是抗过敏药同时可抑制大脑活动，从而出现了镇静和催眠作用，故服此类药物会有犯困的感觉。常用的口服抗过敏药有氯苯那敏（扑尔敏）、苯海拉明、异丙嗪、酮替芬等。

嗜睡虽不是什么严重的不良反应，但对从事危险工作及重要岗位的操作人员来说，千万忽视不得，工作期间要避免服用这类药物，以防发生意外。除此以外，在服用一些含氯苯那敏的复方制剂（如感冒通、速效伤风胶囊等）时也应注意。

抗过敏药的犯困不良反应，在停药后便自行消失。新一代的抗过敏药特非那丁、阿司咪唑（息斯敏）、西替利嗪（仙特敏）等，中枢抑制作用较弱，在常用剂量下，一般无犯困的不良反应。

十一、为何药物会引起脱发

药物引起的毛发反应，主要见于头发，其变化有脱发症、多毛症和头发变白等。其中以脱发症为多见，我们常可以看到癌症患者在使用抗癌药物治疗时引起脱发。药物通过口服、注射等途径进入机体后引起毛发脱失称为药物性脱发。这种脱发的程度随着药物的性质、剂量不同而有所差异。药物引起的脱发原因主要是抑制毛球的有丝分裂或停止分裂，使毛干变细及缩小，毛发在此断裂而导致脱发。

引起药物性脱发的常见药物主要是免疫抑制剂。大部分的抗癌药物均可引起不同程度的脱发，其中阿霉素（发生率为 100%）、正定霉素（发生率为 70%）最常见；维生素 A、肝素、双香豆素等用量过大也可致脱发；其他如阿司匹林、吲哚美辛（消炎痛）、乙胺丁醇、苯妥英钠、甲亢平、安妥明、别嘌醇、左旋多巴、氯喹、呋喃妥因等均可引起不同程度的脱发。

严重脱发可口服胱氨酸及应用维生素 B 族药物，必要时可应用泼尼松治疗，也可应用中药和局部使用外用药物治疗，光化疗法、紫外线照射及局部按摩均可酌情使用。

十二、吃错药怎么办

在日常的救护工作中，经常看到因吃错药而呼救的病例。其中以服药自杀为最严重，最常见的是服用有机磷如敌敌畏。其他各种液体和固体的毒药，也可能被当做饮料或误为治疗用的药品而吃下肚去。小孩误吞药品的机会更多，五六岁以内的小孩，往往在父母不在的时候，把药品当做糖果胡乱吞下肚去，以致引起生命危险。常见吞服的药品有碘酒、杀虫药、杀蟑螂药及硝酸、硫酸等。那么，如何对吃错药的患者进行现场急救呢？

先闻一下患者呼出的气味，如有刺鼻味，往往是有机磷类；如闻到酸味可能是硫酸之类，如口腔有腐蚀烂坏现象，则硫酸可能性更大。再看患者的神志，如已昏迷，说明中毒较深且时间较久。此时应立即进行现场急救。

可用手指或木筷刺激患者的咽后壁，使其呕吐，然后让患者饮清水 300 ~ 500 mL，并用催吐方法让患者吐出胃内容物，如此反复多次洗胃和催吐。对昏迷患者应注意取倒卧位，以免呕吐物和分泌物误入呼吸道而造成窒息。这样处理后，可明显减轻患者的病情。如病情不见缓解应迅速送患者入院救治。

值得注意的是，对中毒深的患者，家属往往会给予照顾。但对中毒很轻的患者，便会警惕不够，而偏偏就是这类患者，很可能在一时的大意中发生意外。尤其是那些自杀患者、精神病患者，不论白天或晚上，均要有家属或医护人员看护。

十三、警惕药源性高血压

在我们的身边有很多高血压患者，高血压成了世纪流行病。据统计我国目前大约有 1.2 亿高血压患者。从医学角度，高血压可分为原发性高血压和继发性高血压两种。近几年来，医学家们发现有些药物，由于药理或毒理作用及使用方法不当也可以引起高血压，属于继发性高血压的一种。以下就是几类能够引起高血压的药物。

1. 激素类药　包括盐皮质激素（去氢皮质酮）、糖皮质激素（氢化可的松、泼尼松、地塞米松）、性激素（雄性激素：甲睾酮、丙酸睾酮；雌性激素：雌二醇、雌三醇等）。应用糖皮质激素，如氢化可的松后可使体内脂肪酸、胆固醇、磷脂水平增加，易引起血管硬化，并有水钠潴留作用。盐皮质激素，主要影响水钠代谢而引起水钠潴留。这两种途径均可引起血压升高。

2. 解热消炎镇痛药　哈佛医学院研究人员认为，老年人服用治疗关节炎的吲哚美辛，可能会使他们患高血压的可能性增加。使用阿司匹林、布洛芬、萘普生、吡罗昔康等解热镇痛药的患者比不使用这类药物的患者，需要抗高血压治疗的可能性高 60%。有研究通过对 941 名 1981—1990 年接受高血压治疗的患者进行的调查发现，他们大多同时服用了阿司匹林等药物。研究还发现，服用消炎药剂量越大，接受抗高血压治疗的可能性越大。这类药物对血压影响不是持久的，如果停用这类药物，血压就会逐渐恢复正常。

3. 口服避孕药　所致高血压与血浆肾素活性、血管紧张素 II 增高及醛固酮分泌增加所致的水钠潴留有关。国外一项研究表明，用药 5 年，有 5% 左右的人发生高血压，尤其是肥胖妇女更容易发生，不过这些人多为轻度高血压。

4. 单胺氧化酶抑制剂　如苯丙胺、苯乙肼及托洛沙酮等抗抑郁药，这类药物在服用者摄入过多富含酪氨酸的食物或合用拟交感类药物时，可能产生高血压反应，甚至出现高血压危象。

5. 降压药　可乐宁是兴奋中枢 α_2 受体的药物，具有降压的作用，但若大剂量使用后又突然撤药，就会引起血压反跳性升高。

6. 血管收缩剂　产科使用的子宫收缩剂，前列腺素、麦角新碱等；眼科、耳鼻咽喉科所用的减充血剂，如新福林、甲醋唑胺、麻黄碱等点眼、滴鼻，当使用时浓度过高或长期使用这些药物时，可引起药源性高血压。

7. 甘草及其衍生物 约有60%的患者服用甘草制剂后，舒张压可升高20 mmHg以上，但一般是暂时性的，停药后血压可恢复正常。

8. 其他 长期使用生理盐水、血浆制品、抗生素钠盐（如青霉素钠），可引起或加重高血压。呋喃唑酮（痢特灵）、甲氧氯普胺（胃复安）、红霉素和肾毒性抗生素，（如庆大霉素、洁可霉素、链霉素等），也可引起高血压，尤其是老年人、儿童、肾功能不全者用了以上药物更容易出现高血压。

9. 药物配伍不当也是造成药源性高血压的原因之一，如优降宁、呋喃唑酮（痢特灵）等若与麻黄碱合用，可使肾上腺素能神经纤维末梢释放出的去甲肾上腺素灭活受阻而聚集，从而导致血压升高。

可见在使用可引起药源性高血压的药物时，需要定期测量血压，如有高血压应该及时到医院去找医生咨询，根据医嘱减量用药，并严密观察血压的变化。

十四、滥用止痛药危害多

人们在日常生活中会遇到各种各样的疼痛，如头痛、牙痛、胃痛、关节痛、痛经等。因此，止痛药的使用非常普遍，几乎家家必备。止痛药的名目繁多，有使用多年的吲哚美辛（消炎痛）、保泰松、对乙酰氨基酚、阿司匹林、吡氧噻嗪（炎痛喜康）、布洛芬等，还有一些新药如对乙酰氨基酚（百服宁）、芬必得等。在使用这些止痛药时，患者经常是不经过医生指导而自行服用，有些人还连续服用多年，滥用止痛药现象到处可见。止痛药的确能够减轻人们的痛苦，但是长期使用、尤其是滥用就会对人的身体健康造成严重的危害。

危害之一是引起肾病。近年来，国内外有许多因服用止痛药发生肾病的报道。长期使用止痛药的人可出现肾乳头坏死或间质性肾炎，最终造成肾衰竭，医学上称为药物性肾病。该病发病的高峰年龄在50岁左右，女性的发病率为男性的4倍。止痛药引起的肾病起病十分缓慢，一般早期会出现多尿、夜尿、烦渴等症状，有些患者还会合并尿路感染、肾盂肾炎，还有些患者会出现轻度的血压增高。但是药物性肾病的患者直到晚期也很少出现水肿现象，尿常规检查也仅仅是有微量尿蛋白，所以非常容易被误诊。

鉴于长期服用止痛药或引起药物性肾病，所以需长期服用止痛药的患者应注意以下几点：① 长期服用止痛药需由医生指导，切不可随意服用；② 应用时须控制剂量和服药时间，在服药过程中应定期作泌尿系统检查；③ 一旦发生药物性肾病，可用糖皮质激素、抗过敏药及大剂量的维生素C治疗。

危害之二是诱发胃溃疡。许多止痛药都可以诱发胃溃疡。主要表现为疼痛、大便潜血试验阳性；严重患者可以发生胃穿孔。一般来说，阿司匹林和吲哚美辛对胃的刺激最强，布洛芬和萘普生等次之。

危害之三是增加出血倾向。止痛药主要是通过抑制前列腺素合成而发挥作用，而前列腺素及其代谢物质是血小板流动、凝血过程必需的物质，所以止痛药也有抗凝作用。如果孕妇滥用阿司匹林等药物，凝血功能就会受到影响，可导致分娩中或分娩后大出血，后果十分严重。

十五、围产期妇女应慎用的药物

围产期是指妊娠满 28 周（即胎儿体重达到或超过 1 000 g 或身长达到或超过 35 cm）至产后一周这一段时间。这个期间胎儿的各种器官已经形成，并且快速生长发育。如果药物通过胎盘进入胎儿体内，可以影响有关组织、器官的发育及功能，新生儿对各种药物的毒、副作用也极为敏感，所以围产期的母亲应当了解哪些药物必须慎用。

1. 四环素　容易通过胎盘进入胎儿体内，与钙结合形成复合物蓄积于骨及牙齿中。孕妇从妊娠中期至分娩期间使用四环素均可造成婴儿牙齿黄染，牙釉质发育不全即"四环素牙"，骨生长延迟，甚至形成先天性软骨病。新生儿肾排泄功能差，四环素半衰期延长，对骨及牙齿的生长均有不利影响，对肝功能也会造成损害，也不应使用。另外，四环素对孕妇的肝也有毒性，并且从乳汁分泌，故应禁用。

2. 氨基糖苷类抗生素　链霉素可损害胎儿第 8 对脑神经，造成听神经功能减退甚至失聪。新生儿肌内注射卡那霉素对听神经和肾有毒性，但发生率比链霉素低。庆大霉素的毒性较为少见，但一旦发生，有导致永久性耳聋的可能，也应注意。

3. 氯霉素　新生儿及婴儿（特别是早产儿）氯霉素用量如果超过每日 100 mg/kg，可能发生"灰婴综合征"，在 2～9 天内出现呕吐、拒食、呼吸抑制，并在 24 h 内症状迅速加重，体温下降，全身发绀，最后呼吸衰竭死亡。临产前的孕妇应禁用。

4. 磺胺类和甲氧苄啶　它们能和胆红素竞争蛋白的结合部分，使结合胆红素减少，从而使体内游离型胆红素增加，增大了胆红素脑病－核黄疸的发病率。长效磺胺药物可引起变性血红蛋白血症。

5. 呋喃类和抗疟药　呋喃妥因、呋喃唑酮及伯氨喹可导致新生儿溶血和黄疸。

6. 青霉素 G　青霉素 G 主要通过肾排泄，而新生儿的肾功能没有成熟，故半衰期延长，并且新生儿血脑屏障功能差，药物容易进入脑脊液和脑组织中，如果剂量过大，可引起中枢神经刺激症状，如肌肉震颤甚至惊厥等。

7. 麻醉药和催眠药　挥发性麻醉药（乙醚、氟烷、氧化亚氮）和直肠麻醉药（三溴乙醇）都很容易通过胎盘，产前使用可导致新生儿呼吸抑制。产妇静脉使用巴比妥类药物也可造成新生儿呼吸抑制。

8. 成瘾性镇痛药　吗啡、哌替啶（度冷丁）、美沙酮分娩前母体注射后，可通过胎盘到胎儿体内，引起新生儿呼吸抑制。另外，胎儿对上述药物也能成瘾，表现为出生后几天内出现如大声嚎哭、激动和抽搐。

9. 抗精神失常药　新生儿对氯丙嗪的代谢和排泄慢，如果在婴儿出生前注射，出生后可产生明显的中枢抑制症状。若在妊娠后长期使用可导致胎儿视网膜病变。

10. 解热镇痛药　乙酰水杨酸（阿司匹林）能抑制血小板聚集，妊娠期长期服用阿司匹林，分娩出的婴儿就会有紫癜、血肿等出血倾向，但均不严重。吲哚美辛（消炎痛）对婴儿的动脉导管有收缩作用，可导致出生后迅速关闭，产生肺动脉高压，从而增加了分娩后婴儿的死亡率，阿司匹林也有类似不良反应。

11. 抗甲状腺药物　硫氧嘧啶、甲巯咪唑（他巴唑）等可透过胎盘屏障，进入胎儿体内抑制甲状腺功能，使其功能减退，并可使甲状腺肿大。

12. 抗高血压药 利血平和普萘洛尔（心得安）可使胎儿心动过缓。甲基多巴导致胎儿生长缓慢，长期服用的孕妇，分娩的婴儿体重较轻。

13. 抗凝血药 双香豆素、新双香豆素和华法林等能引起胎儿凝血酶原不足，导致死胎或产后大出血，所以妊娠最后 4 周禁用此类药物，若必须使用，可改用肝素。

14. 维生素 K 产妇大剂量（3 mg/d 以上）应用，能导致新生儿红细胞溶解、高胆红素血症及核黄疸。

因此，为确保胎儿安全健康，围产期妇女必须在医生指导下谨慎用药。

十六、药物也会引起营养不良

日常生活中经常有一些生活条件相当不错的老年人却得了营养不良症，这种现象引起了老年病学专家们的重视。据研究人员调查，不少老年人营养不良的原因是药物在作怪。药物能治疗疾病，但同时也影响人体的吸收和排泄。老年人身体吸收功能差，加上大多数人患有慢性病，长期服药，营养不良的问题就显得愈发突出了。美国老年病专家利凯斯·勒指出 5 种老年常用药会引起营养不良。

1. 利尿药 这类药是患高血压或慢性心力衰竭的老人常用的辅助药物。利尿药会加速体内钾离子的排出，结果引起低血钾症，出现四肢肌肉无力、腹胀等表现。因此，服用利尿药时间长了，一定要注意调整饮食结构，多吃一些含钾离子丰富的食物，如莲子、海带、紫菜等一些海藻类食物。蔬菜中的香菇、冬菜等也都含钾丰富。利尿药也会导致镁的丢失，所以也要多吃镁含量高的食物如黄豆、荞麦、冬菜、紫菜等。

2. 地高辛 患有心脏病的老年人，尤其是患有慢性充血性心力衰竭的老年人常用此药。这种药物在体内代谢后由肾排出。老年人由于肾功能差，容易导致药物蓄积中毒。一般认为，中毒症状主要是心律失常。事实上在心律改变发生以前，有 50% ～95% 的老人会有疲乏、食欲下降、恶心等症状，进食量显著减少，使营养状态迅速恶化。因此，控制用药量、调换口味、多补充营养是重要的保护措施，长期服用地高辛的老人如果体重显著减轻，就必须警惕中毒就在眼前。

3. 抗结核药 抗结核药中最常用的是异烟肼。异烟肼在体内作用后，必须被代谢系统改变成异烟腙，才容易通过尿液排泄，否则会引起蓄积中毒。但是，在变成腙类化合物时必须与维生素 B_6 结合。因此，这类老人常常患有维生素 B_6 缺乏，从而表现出一系列的神经症状。多吃一些维生素 B_6 含量高的食物如蛋黄、动物肝等，就会减轻这些症状。如果同时患有高胆固醇血症，就不能多吃这些食物，可以口服维生素 B_6 片剂予以补充。

4. 激素类药物 常用的有泼尼松、地塞米松等药物，经常服用可引起肌肉萎缩、骨质疏松等，这也与营养不良有关。泼尼松与蛋白质合成吸收减少有关，地塞米松与钙吸收减少有关。因为激素类药物抑制肠道吸收钙，引起血钙不足，这时甲状旁腺开始工作，结果骨质形成速度减慢，而破骨细胞的活动大大加剧，骨质被溶解，于是钙就从骨质内释放出来。因此，长期服用泼尼松等药物的老人，一定要多吃钙质丰富的食物，同时也不要忘了加服点维生素 D，维生素 D 可以促进钙在肠道内的吸收。

5. 镇静药和抗抑郁药 老年患者常常因为行为障碍、抑郁、焦虑、睡眠不安而服用镇静药。结果造成嗜睡，食欲减退，导致营养不良。因此一般应该在晚饭后服用镇静药，这样就不会整天昏昏欲睡。中老年人最常用的抗抑郁药是三环类药物如丙咪嗪，长期服用这类药物会引起食欲过盛并且偏嗜甜食。过量糖的摄入会造成营养紊乱，还会给糖尿病和肥胖老人带来灾难。因此服用三环类药物的老人应注意节食，否则吃的过多，加重了胃肠负担，也会引起营养不良。

十七、退热药的正确用法

感冒了会发热，得了结核病也会发热，伤口感染了也会发热。发热是各种异常的外来或内在的刺激（如微生物毒素、炎性分泌物、代谢产物等）作用于体温调节中枢，使体温中枢处于病理性兴奋状态，将体温推上一个较高的水平，使人体发热和散热发生失调而引起的。发热时，吞噬细胞的功能加强，有利于身体内抗体的产生，从而不利于病原体的繁殖和生存。因此，发热是身体与病原体进行斗争的一种防御反应。

发热时身体会感到疼痛，那是由于高渗或低渗溶液、酸性或碱性物质、钾离子及其他炎症物质作用于细胞后，释放出来的致痛物质刺激神经末梢感受器，传入大脑皮质而引起的感觉改变。退热药，专业的名称是解热镇痛药（如阿司匹林、对乙酰氨基酚等），这类药一方面能使人的体温调节中枢恢复正常，一方面能制止致痛物质对神经末梢的刺激，达到退热、止痛的作用。

引起发热和疼痛的原因是十分复杂的，如果临床上没有明确诊断，就草率地使用退热药，不但不能消除病因，反而可能破坏机体的防御功能，掩盖疾病的主要症状，给诊断造成困难，甚至延误病情，导致不良后果。因此，在发热的病因没有诊断明确之前，不要随便使用解热镇痛药物。

日常生活中常见一些人，一旦发热就用退热药，此举比发热本身更有危害。

（1）滥用退热药会掩盖症状，加重病情。如果在感染性疾病发病的初期，单纯用退热药，短期内虽可以缓解发热的症状，但却是治标不治本，甚至会导致病情加重或恶化。

（2）盲目使用退热药，可能会打乱某些疾病的发热规律，从而影响诊断的准确性。例如肺结核的潮热，多在每日下午发低热；大叶性肺炎时体温呈梯形上升。如果在还未明确诊断时就盲目使用退热药，则可能会导致误诊。

（3）滥用退热药无助于疾病的治疗。如急慢性炎症引起的发热，当务之急是抗菌消炎，炎症消退也就自然会退热了，而退热药并不具备抗菌消炎作用。

（4）各类退热药都有一定的不良反应。例如阿司匹林可引起机体凝血功能障碍，还会引起胃出血，促使哮喘发作；安乃近具有较强的退热作用，但有时却因体温下降过快、出汗过多而引起虚脱；吲哚美辛（消炎痛）虽然具有一定的退热作用，但其过敏反应的发生率非常高……因此，对有过敏史、溃疡史或患有白细胞减少症及肝功能不好的患者，应当慎用或不用退热药。

第六节　中药应用知识

一、中药的范围

中药包括中草药和中成药。中草药来源于天然植物、动物和矿物，如菊花、乌梢蛇、石膏等。这些天然药物按中药炮制理论进行炮制之后的成品称为饮片，饮片可供汤剂进行调配和制备中成药。中成药是根据临床疗效确切，应用广泛的处方、验方或秘方大批量生产的药品。中成药有多种剂型：丸剂、散剂、膏剂、丹剂、酒剂、露剂、片剂、颗粒剂、胶囊剂、口服液、注射剂、喷雾剂、袋泡剂等。如六神丸、感冒清热颗粒、银翘解毒片、十滴水、伤湿止痛膏等。

严格地讲，只有在中医药理论的指导下使用，用中医药术语来描述药物的性味、归经、功能、主治等特点的药物才能视为中药，无论是传统的还是新引入的。若不是在中医药理论指导下使用的药物，虽然同样来源于天然产物，也不能视之为中药，如麻黄碱、黄连素等。

二、中药在防治疾病上的特点

相比于西药，中药具有作用缓和、副作用少、作用机制不同于西药等特点。中药是在中医药理论指导下使用的，临床使用讲究辨证施治，用药对证。中医治病强调整体从全身出发来调治，重视人与人之间的体质差异，认为不同的疾病发展阶段特点不同，因此，对同一人同一疾病的不同阶段往往使用的药物也不同。

中药汤剂即体现了中医的这一用药特色，便于加减药味使用，能够灵活、全面地照顾到每一个患者体质的不同及各种病证的特殊性，并且吸收迅速，能快速发挥疗效，是中医过去和现在临床使用最为广泛的一种剂型。其缺点是煎煮麻烦、口感差、携带不便，很多患者难以接受。

中成药则克服了汤剂的缺点，服用、保存都很方便，品种和剂型也很多，各种不同剂型的中成药只要正确使用，不论治疗急性病还是慢性病都非常有效，有的具有比西药更独特的疗效，但是中成药不如汤剂临证使用时加减灵活。在使用中成药时切记要"对证用药"，否则轻则无效，重则延误甚至可能加重病情，引起不良后果。如：外感风寒表证应该选用辛温解表剂，若误用了滋阴类药物，则不但无效，反而会敛邪入内，从而加重病情。

由于广告宣传的误导，使大家觉得使用中药绝对安全，"有病治病，无病健身"。这是由于不了解中药而导致的认识上的误区。"凡药三分毒"，是古代医家对药物特性的认识，临床使用中成药疗效不理想，往往是由于用药不对证的缘故，而现在临床报道的中药不良反应更有很多是由于错误用药而导致的严重后果。因此，家庭在选用中成药治疗疾病时，要注意看药品说明，尤其要看"注意事项"一栏。有可能的话，应该咨询中医师或中药师，尽量对证用药，还要注意不要过量、长期的服用。

三、中药的常用剂型

中药剂型可以分为两大类，一类是传统剂型，如丸、散、膏、丹等；一类是现代剂型，如片剂、颗粒剂、胶囊剂、气雾剂和注射剂等。

传统剂型主要有以下几种：

1. 汤剂　是指将中药饮片加水煎煮或浸泡之后去渣取汁制成的液体制剂，也就是我们通常所说的"汤药"。汤剂的历史悠久，应用最为广泛，具有随患者的不同病证变化灵活加减，吸收快，疗效迅速的特点，但其携带不便、煎煮麻烦、服用味苦量大等缺点也影响了汤剂使用。

2. 丸剂　有蜜丸、水丸、水蜜丸、浓缩丸、滴丸、糊丸、蜡丸之分，是将药物的细粉或药物提取物加适宜的黏合剂或辅料制成的球形制剂，服用和保存都比较方便。蜜丸中所含的蜂蜜既有赋形剂的作用，又有矫味和补益的功用，多用于慢性疾病患者服用，如羚羊清肺丸、人参健脾丸。糊丸和蜡丸在体内崩解较为缓慢，适用于含有毒性或刺激性药物的组方，如磁朱丸、小金丹等。水丸颗粒较小，便于服用，但服用量较大，如参苓白术丸等。浓缩丸是一种改良剂型，是将部分药物煎煮后，用煎得的药汁与其余部分药粉混合制成的丸剂，如舒肝止痛丸、安神补心丸等。浓缩丸的服用量较小。

3. 膏剂　膏剂分内服与外用两种。内服药膏是将药材煎煮、浓缩而炼成的黏稠的膏汁，多用于慢性病的调理方剂，如十全大补膏、秋梨膏、养阴清肺膏等。外用膏剂常用的是膏药，用油类煎熬药物去渣取汁，加入铅丹、白蜡等混合制成，如狗皮膏。

4. 散剂　是由一种或数种药材研成细粉，均匀混合而制成的粉状药剂。散剂制作简便，携带、服用都比较方便，但只适于药味少且药量小的药物。

5. 酒剂　即"药酒"，是用白酒浸泡药材，使药物的有效成分溶于酒中，经过过滤而得到的澄清酒液。酒本身具有行血活络的功效，易于吸收和发散，因此酒剂常会用于风寒湿痹、体虚风湿等病症，如参茸酒等。要注意的是，对乙醇过敏者应慎用，小儿、孕妇、心脏病及高血压患者不宜使用。

现代的中药剂型不断改进，在传统工艺基础上吸收现代制药工艺及剂型的优点，出现了中药片剂、颗粒剂、糖浆剂、软硬胶囊、袋泡剂、口服液、注射剂等新剂型。如愈风宁心片、感冒清热颗粒、养阴清肺糖浆、川芎茶调袋泡剂、藿香正气软胶囊、云南白药胶囊、枣仁安神口服液、清开灵注射液等。

四、中药的四气五味

四气五味是中医药理论根据药物在临床应用中表现出的不同疗效，将中药的功能特点进行高度概括从而指导临床用药所使用的术语。

四气又称为四性，即寒、热、温、凉。能够减轻或消除热证的药物，大多属寒性或凉性，如黄芩、板蓝根，对于发热、口渴、咽痛等热证有清热解毒作用。能够减轻或消除寒证的药物，多属热性或温性，如附子、干姜，对于腹中冷痛、脉沉无力等寒证具有温中散寒作用。另外，还有一些药物寒热属性不明显，则属平性药物。

五味，就是辛、甘、酸、苦、咸 5 种药味。这是从另一角度反映中药的作用。药味不同，治疗作用也不相同，味相同的药物，其作用也有相近或共同之处。辛味药有发散、行气、行血作用，如麻黄、薄荷、川芎等；甘味药有补益、和中、缓急作用，如甘草、党参等；酸味药能收敛、固涩，如五味子、乌梅等；苦味药有泄和燥的作用，如黄连、黄柏等；咸味药有软坚散结、泻下作用，如芒硝、海藻等。此外，还有淡味（归于甘味）与涩味（归于酸味）。

五、易混淆的中药材的名称

有些中药材名称相近但其来源、性质和作用却完全不同，很容易将其混淆。为使大家有所了解，将常见名称类似的药材列表如下（表 4 - 2）。

表 4 - 2　名称易混淆的药材一览表

药名	来源	功能
浙贝母	百合科植物浙贝母的干燥鳞茎	清热化痰、开郁散结
川贝母	百合科植物川贝母的干燥鳞茎	清热润肺、化痰止咳

药名	来源	功能
土贝母	葫芦科植物土贝母的干燥鳞茎	清热解毒、散结消肿
麦冬	百合科植物麦冬的干燥块根	养阴生津、润肠通便
天冬	百合科植物天门冬的干燥块根	养阴生津、润肺清心
草决明	豆科植物决明的干燥种子	清热明目、润肠通便
石决明	鲍科动物鲍的贝壳	平肝潜阳、清肝明目
桑寄生	桑寄生科植物桑寄生的干燥带叶茎枝	补肝肾、强筋骨、祛风湿、安胎
槲寄生	桑寄生科植物槲寄生的干燥带叶茎枝	祛风湿、补肝肾、强筋骨、安胎
百部	百部科植物百部的干燥块根	润肺止咳、灭虱杀虫
百合	百合科植物百合的干燥肉质鳞片	养阴润肺、清心安神
五倍子	漆树科植物盐肤木叶上的虫瘿	敛肺降火、敛汗止泻
五味子	木兰科植物五味子的干燥果实	收敛固涩、益气生津、补肾宁心
半边莲	桔梗树科植物百部的干燥块根	清热解毒、消炎利水
半枝莲	唇形科植物半枝莲的干燥全草	清热解毒、化痰利尿
海螵蛸	乌鲗科动物乌贼的干燥内壳	收敛止血、涩精止带
桑螵蛸	螳螂科昆虫螳螂的干燥卵鞘	益肾固精、缩尿止泻
草河车	蓼科植物拳参的根茎	清热解毒、去湿、散痈肿
紫河车	健康人的干燥胎盘	温肾补精、益气养血
黄芪	豆科植物黄芪的根茎	补气固表、托毒排脓、利尿
黄芩	唇形科植物黄芩的干燥根	清热燥湿、泻火解毒
穿山龙	薯蓣科植物薯蓣的干燥根茎	舒筋活络、祛风止痛
穿山甲	鲮鲤科动物穿山甲的鳞甲	通经下乳、消肿排毒

六、哪些中药的名字易读错

中药中有许多药名的读音很易搞错，或有些名字所用字是不常用字，较难认读的字详见表4－3。

表4－3　中药中易读错的字

药名	读音
枳（zhǐ）壳	读"旨"音
白术（zhú）	读"竹"音
栀（zhī）子	读"支"音
苍术（zhú）	读"竹"音

续表

药名	读音
石斛（hú）	读"胡"音
牛蒡子（bàng）	读"棒"音
枸杞（gōuqí）子	读"苟齐"音
茺蔚（yù）子	读"玉"音
荜茇（bìbō）	读"必玻"音
白蔹（liǎn）	读"脸"音
吴茱萸（zhūyú）	读"朱于"音
老颧（guān）草	读"关"音
秦艽（jiāo）	读"交"音
莪术（ézhú）	读"鹅竹"音
桔梗（jiégěng）	读"节埂"音
阿（ē）胶	读"婀"音
海螵蛸（piāoxiāo）	读"飘消"音
诃（hē）子	读"喝"音
娑（suō）罗子	读"梭"音
薤（xiè）白	读"谢"音
斑蝥（máo）	读"毛"音
豨莶（xīqiàn）草	读"西欠"音
葶苈（tínglì）子	读"停立"音
蕤（ruí）仁	读"蕊"音
藁（gǎo）本	读"搞"音
蛤蚧（géjiè）	读"葛介"音
瞿（jù）麦	读"句"音
紫菀（wǎn）	读"晚"音

七、为什么同一药方的汤剂会有不同的价格

　　常会遇到这种情况，同一药方在不同的药房（药店）买药，药价却不同。甚至在同一个药房、同一家药店连续取药，其先后的药价也不相同。因此，有些患者常担心药价是否划错了，或者药是否取错了。这是怎么回事呢？

　　由于中药材的来源主要是植物、动物和矿物，其产地、质量不完全相同，药店（药房）进药每一批的价格都会不尽相同。另外，现在大部分药材价格放开，随着供求情况随行就市，上下浮动变化很大。那么，药店（药房）的药材进价不同，当然药材的零售价也是每天变化的。

　　另外，药价不同也不能排除因计算差错造成的药价差别。

八、中药的药引有没有科学道理

药引，又称引药或引子药，是引药归经的俗称，可"引导诸药直达病所"，指的是某些药物能引导其他药物的药力到达病变部位或某一经脉，起"向导"的作用。汤剂处方中除正方药物外，有时会加有药引，尤其在验方、秘方、土方中更是多见。

中药的处方是按君、臣、佐、使的配伍原则组成的。君药是针对主证起主要治疗作用的药物。臣药是辅助君药治疗主证，或主要治疗兼证的药物。佐药配合君臣药治疗兼证，或抑制君臣药的毒性，或是起反佐作用的药物。使药是能引导诸药直达病变部位，或调和诸药的药物。使药也就是人们所说的药引。药引多是既可药用又可食用的，如生姜、葱白、酒、醋等。药引主要有以下作用：

（1）增强方剂中药物的疗效，如治疗风寒感冒时，放几片生姜可增强发汗解表作用。

（2）解除或降低药物的毒副作用。如在服用含有毒性或烈性药物时，常用生姜、大枣等为药引，以减少毒性，又如服石膏知母汤，用粳米作药引，可以减少药物对胃的刺激。

（3）引导药物入经发挥治疗作用。如咸入肾，在服用六味地黄丸时可用淡盐水送服。

（4）掩盖、矫正药物的不良气味，如在一些药剂中放入冰糖或饴糖等。

药引在汤药处方中虽不是主要药物，却能起到画龙点睛的作用，但不是所有方剂中必有药引，要根据病情，由医生来决定。

九、抓好的汤剂长时间放置后还能否再用

原则上说，调配好的中药饮片不宜长期放置，久置后这些混合在一起的药是不宜再继续使用的。

中医讲究辨证施治，医生根据患者处方当时的病情开的中药方剂，过了一段时间，随着患者自身状况的变化，就不一定完全适合了。

中药饮片未配方前都是单独存放，而配好的汤剂药材饮片是混合在一起的，药物间难免相互影响，也就是"串味"了，会不同程度地影响疗效。有些中药是以整体药材保存，配药前才临时粉碎，以防"走油跑味"或酸败变质。如杏仁、桃仁等药材。如果粉碎配好后存放一段时间，就可以发现药袋上会有斑斑点点的油迹。煎服这样的药物，疗效肯定会受到影响。薄荷、佩兰、藿香等药材含有挥发油，贮放过久，药效成分也会损失。

中药材贮存需要干燥、低温、密闭、避光等条件，一般在家庭中很难具备这些贮藏条件。

十、中药缺味不能随意替代

有些中药比较紧缺，配方时常常会有缺味。可不可以用其他中药替代呢？一般是不行的。中医非常重视辨证施治。医生开方是根据病情的需要、药物的性味、配伍禁忌及"君、臣、佐、使"的原则。药方里每一味药物都有其特有的作用。譬如川贝母与浙贝母，川贝母味淡、性平，润肺作用较强，多用于虚劳咳嗽；浙贝母味苦、性寒，清热作用较强，宜用于外感咳嗽，二者作用不同，不宜替代。又如药用姜又有生姜、干姜之分，生姜含挥发油较多，发散作用强，多用于风寒感冒；而干姜含姜辣素较多，温中作用强，宜于胃寒不适，二者也不宜替代。

还有许多中药性质完全不同，但药名却很相近。如五味子与五倍子，前者是果实，后者是植物叶

子上干燥虫瘿。石决明与草决明，前者是贝壳，后者是种子。穿山龙与穿山甲，前者为植物根，后者为动物。诸如此类还有许多。表面一字之差，实质迥然不同。

由此可见，缺味药物不能随意替代，应由医生更改药方。更不能望文生义，将作用完全不同的药物替代使用。

十一、中药材不宜放在冰箱内保存

中药材贮存需要干燥、低温、密闭、避光等条件，电冰箱内保持了一定的湿度，药材放在冰箱里，时间一久反而易受潮变霉。所以，药材应置密封干燥容器中保存，放于避免高温和阳光直射的阴凉处。

十二、煎煮中药用何种容器最佳

煎煮中药以砂锅为宜。砂锅是由特种土质烧结而成，呈黑灰色，为传统的煎药容器。其特点是性质稳定、传热均匀，不易糊锅。煎药时不会与药液发生反应而影响药效，是最理想的煎药容器。

砂锅虽然有不少优点，但其壁薄质脆，极易损坏。为延长砂锅的使用寿命，除了轻拿轻放之外，还应注意以下几点：① 砂锅无水时一定不能干烧，防止烧裂。② 切忌热锅骤加冷水，以防热锅骤冷被激裂。③ 热锅不能随意放在冰凉的地面或台面上，应放在能缓慢散热的木板或垫上，防止冷热不均而裂璺（wen）。黑砂锅若买不到，用带彩釉的白砂锅也可以。

因砂锅极易损坏，故许多人便使用经久耐用的金属器皿。在金属容器中，搪瓷锅与不锈钢锅为最好，虽然也有传热不均的缺点，但其性能稳定，煎药时不会对药液有干扰。

最好不用铝锅煎药，除因其壁薄传热太快，极易糊锅外，铝离子与某些药液成分会发生反应，影响药效。

用铁锅煎煮中药时，铁离子会与药液中的鞣质、苷类等发生化学反应，不仅颜色有变化，而且会生成无疗效或对人体有害的物质，因此，煎中药时绝对忌用铁锅。

十三、煎药锅用前一定要擦洗干净

中药汤剂煎药时，药锅内壁上常常会沉积一些药垢，如不擦洗掉，在煎煮另一剂性质不同的中药时，便会被或多或少地溶解在新药液中，造成了相互干扰。这也就是通常所说的"串气"或"串味"。因此将药锅擦洗干净，再煎另一种不同组方的药，这样做的目的主要是防止不同性质药物的互相干扰。

如果先煎的中药内含有毒、剧药品，那么在煎另一剂中药之前更应注意将药锅擦洗干净。

药垢最易在药锅底部沉积，如不及时擦净会越积越厚，甚至炭化，既影响药效，又影响药液的色与味。最好在每煎完一剂药时，就及时将药锅处理干净，否则放置过久更难清洗。

十四、煎药用什么水质适宜

中草药煎制的用水古代颇有讲究，分为井水、泉水、湖水、雪水等，认为水有轻重、动静、厚薄之说，应因地而异，因时而异。现今大部分地区都已使用上了自来水，所以在水质上不易区分了，一般可以用洁净的饮用水。

十五、煎药时要不要加盖

煎煮中药时是加盖好呢，还是不加盖好？一般来说，为了使药物煎透，以加盖为宜。尤其是煎煮薄荷、苏叶、藿香、佩兰、砂仁等含有挥发性成分的中药，最好加盖。含药物挥发性成分的水蒸气可在盖内冷凝变为水珠滴回药罐，减少了药物有效成分的损失。人参、鹿茸等贵重中药煎煮也应加盖文火细煎。

但有些中药质地轻、体积大，煎煮时药液易外溢，故可开盖煎煮，如丝瓜络、夏枯草、通草、茵陈等。煎煮时应随时搅拌，使其均匀煎透。

十六、煎煮中药应该加多少水

药剂有大有小，加水量上要根据药材的体积、性能及吸水性的强弱来控制水量。一般情况下，头煎（第1次）时，将药物倒入药锅内摊平，加水量高于药面1寸左右（3～5 cm）即可；二煎（第2次）水量较第1次略少，高于药面约半寸多（1～2 cm）即可。如果是需煎煮时间较长的补药，可适当多加一点水。一般药煎好后，药液应保持在150～300 mL（约半茶杯）为宜。

总之，煎药时加水要适当，太少容易熬干，太多则煎熬时间过长，会使药物的挥发性成分丧失过多，还会破坏某些药物的有效成分。

十七、煎药不宜用沸水

中药汤剂中的药材，绝大部分是植物的根、茎、叶、花和果。如果用沸水煎药，药中的植物蛋白和淀粉会因高温而凝固或糊化，因而使植物细胞壁不易破裂。治病的有效成分都分布在细胞中，细胞壁难于破裂，有效成分则不易溶出，从而降低了汤剂的疗效。

所以，煎中药时，应先用清水洗去浮土和泥沙，然后再加适量冷水，最好先浸泡半小时，再置火上煎煮。这样水分能逐渐向植物细胞内渗透，使植物细胞缓慢的膨胀、破裂，有效成分才能充分地溶解在水中，保证药物的疗效。

十八、煎药的火候有讲究

一剂中药汤剂的煎煮，离不开3个要素，即放水量、煎煮时间及煎煮火力。用什么样的火力才能煎煮好中药汤剂呢？应根据所煎药物的性质和用途来确定，因药而异。例如，煎煮的是祛风寒、解表一类的药物，其中多为易挥发的药物，这时为了保持其有效成分不受损失，在火力上就要采取先大火（亦称武火）、后小火（亦称文火）的煎煮办法。并且煎煮时间不宜过长，一般10～20 min即可，此时更要注意一些易挥发药物应采取后下原则。在煎煮滋补调理一类药物时，由于这类药物往往多为质地坚硬、黏稠的药物，所以要用文火慢慢煎煮，每一次要煎半小时甚至1小时，使药物有效成分充分地被煎出。

煎煮中药，火力是个重要因素，但又无固定模式。因此煎煮中药时应根据一般原则或医嘱来煎煮以达到最佳效果。

十九、中药最佳煎熬时间

汤剂煎熬时间掌握的好坏与药物疗效有着直接的关系，并非煎煮时间越长越好。如含挥发油的药物煎久了，其有效成分就会随水蒸气跑掉。还有的药物煎煮时间过长，其有效成分会发生水解反应，生成无效物质。因此，为保持药物的最佳疗效，煎煮时间要注意以下几点：一般药物在沸后煎煮15～30 min，根类药物较多或药味较多时可适当延长煎煮时间10～15 min；滋补药，为使其有效成分充分煎出，宜文火煮沸后再煎30～50 min；清热解表药，为保持其有效成分，宜武火煎沸后再煎10～15 min 即可。第二煎时，药渣加冷水，煎煮时间要较头煎的减少5～10 min。

个别含有挥发油，容易浸出且用量小的药物，如肉桂、藏红花、番泻叶等，不用煎煮，以煎好的药物趁热浸泡、盖好杯盖，泡10～20 min 后饮服。

二十、煎干的药加水再煎是否可以

煎药时不慎将汤剂煎干了，能否再加水煎，服用是否还有效果，这要视情况而定。一般来说，是可以再加水煎煮服用的。但有以下几种情况就不应再加水煎服。

（1）药物已煎煳甚至底层药物已炭化，此时药物的许多有效成分已被破坏，故不宜再用。

（2）含挥发油有效成分的荆芥、防风、薄荷、藿香、桂枝等药物，煎干后，有效成分大部分被挥发掉，再加水煎服，疗效会大大降低。

（3）含糖、酶、氨基酸等成分大部分的党参、黄芪、茯苓、山药等滋补药，煎干后其成分被破坏，再加水煎服影响疗效。

因此，在煎药时应尽量注意避免煎干，更不要煎煳。

二十一、煎煳的药是否还能服用

在煎煮中药汤剂的过程中稍不注意就易煎煳，甚至底部药物炭化，这样的药液还能服用吗？易被煎煳的中药，往往是含淀粉、黏液质较多的中药，煎煮时间过长或火力太猛则易导致煳锅。煎煮的时间过长，会使部分中药的药效降低，如含挥发油的薄荷、藿香、紫苏、荆芥、生姜、豆蔻、砂仁等，其挥发性有效成分随水蒸气挥散掉；又如麦芽、六神曲、鸡内金等所含的酶会失去活性，所含维生素也会被破坏。有些中药长时间煎煮或炭化，其药理作用也会发生变化，甚至产生截然不同的作用。如大黄主要含蒽醌类、皂苷和鞣质，一般药用是取其蒽醌的泻下作用。但是药物长时间加热或炭化后，蒽醌会大部分破坏鞣质破坏却较少，鞣质具有收敛攻效，此时药液反而有止泻作用。

因此，中药汤剂煎煳后不宜再兑水重煎服用。应将煎煳的药物弃掉，把药锅擦洗干净，另换一剂药重新煎服。

煎药时，应在煮沸几分钟后观察一下药液，如果煎液黏稠，说明里面有些中药含有淀粉、黏液质等易煳锅的物质，此时，火力不可过猛，并注意随时搅拌。

常见含淀粉较多的中药有白芷、山药、薏苡仁等。含黏液质较多的有知母、车前子、白及等。

二十二、为什么有的药要先煎或后下

中药来源于植物、动物、矿物，种类繁多。由于各种药物来源不同、性质各异，所以在汤剂的煎药上有不少学问。根据不同药物的特性在煎药时注意有的药先煎，有的药后下，可以更好地发挥各味药的治疗效用，使其有效成分最大限度地被利用。

先煎：是将一些药物先放入药锅内煎 15～20 min，然后再放入其他药物。属于先煎的药物主要有两类，一类是矿石和贝壳类药物，如磁石、生石膏、石决明、珍珠母、寒水石、龙骨、牡蛎、生紫石英、生瓦楞子、龟板、鳖甲等。这些药物不仅需先煎，而且还应打碎，这样才能使有效成分充分煎出来。另一类是一些毒性较大的药物，如生附子、生半夏、生乌头、马钱子等，这些药物煎得时间长一些可以减少其毒性。

后下：指有些药物需要等其他药物快煎好时再放入群药中一起煎煮。这类药多属含芳香挥发性成分，久煎易受到破坏的药物，如薄荷、紫苏叶、藿香、佩兰、芥穗、香薷、菊花、豆蔻、木香、细辛等。这些药物若与其他药同煎，煎煮时间过长，容易破坏药中有效成分而降低疗效。

二十三、为什么有的药要包煎或另煎

有一些中药煎煮时需要包煎或另煎。包煎是指某些煎煮时需要先用洁净的布袋单独包装好后再与其他药物同煎的药物。因为有些种子类中药及一些配好的散剂等，如不单装布袋内，而与其他药物混在一起一同放入药锅内煎煮，会使药液混浊不清，异常黏稠，不但煎好后药液令人难以下咽，而且还易使锅底药材焦煳或影响其他药材有效成分的煎出，从而影响疗效。这些药主要是指那些粉状或细小种子类药物、絮状或带毛类药物，如车前子、葶苈子、蒲黄、青黛、海金砂、灶心土、滑石粉、神曲、旋覆花等，还有一些散剂，如益元散、黛蛤散和六一散等。

一般从药房、药店拿药时，包煎药物会同时配给小布袋的，若未配给需自备包装材料时应注意，要选用质地较密的白色汗布或棉布。纱布过于稀疏，装入药面易漏出，需多叠一两层。注意不要选用化纤织物，以免加热变性及带色织物煎煮时染料掉色干扰药液。包煎的药物不宜装得过于饱满，以免袋内药物浸湿后膨胀，更加坚实，影响其成分煎出。

另煎主要是一些名贵中药煎煮时不要与其他药材混在一起煎，而需另行煎煮，然后将其药液与煎好的其他药液合并服用。如人参、西洋参、鹿茸、麝香等。这些药物在配方内虽用量很少，但作用重要，若与其他药混煎，有效成分不能充分煎出，不仅造成浪费而且影响疗效。因此，煎药时若遇到需另煎的药物一定别嫌麻烦，不要与别的药同煎。

二十四、烊　　化

"烊化"是中药煎法的一种，也叫"烊冲""烊服"。烊化就是用热溶液溶化，是为了防止与其他药物同煎，其药物的有效成分被药渣吸去。具体做法是：将趁热滤过去渣的药液或白开水倒入欲烊化的药物中搅拌，使之溶解（若溶解不完全时，可适当微热至溶解），或放入蒸锅内溶化。需烊化的药物主要是动物的皮、骨、甲、角等经加工制成的胶类药，如阿胶、龟板胶、鹿角胶等。

二十五、为什么汤剂一般要煎两次

通常一剂汤药要煎两次（即头煎、二煎），有的甚至要煎三次，能不能多加些水，煎的时间长些，只煎一次呢？

中药汤剂多是复方，少则三五味，多则数十味，如果一次煎煮，药汁过浓必然影响有效成分的煎出。只煎一次，药渣中的残汁浓度甚高，弃之损失太大。另外各种药的有效成分不同，所需时间也不同。分次煎煮，头煎可先将易提出的成分先提出，二煎可将稍难溶的再煎出来。如一次长时大量水煎煮，有可能将先提出的成分破坏，必然影响药效。

当然这也不是绝对的，清热解表药含挥发成分为主，一煎即可。多味根类药，为使有效成分尽量提出，就需二煎或三煎。

不论几煎，煎好后将药液合并，混匀，然后分次服用。

二十六、汤剂煎至多少量合适

汤药煎煮 2 ~ 3 次后，将煎得药液合并。一剂汤药一般分 2 次服用，早、晚各服一次，有的汤药要少量多次频服，无论是两煎还是三煎方法，煎出的药液混在一起以 200 ~ 300 mL（约半茶杯）为宜，每次服用 100 ~ 150 mL。这样服药可使药物在体内有较长时间维持一定的浓度，以保证对疾病的治疗作用。

滋补药煎煮后的药液应少些，清热解表药或生津止渴药的药液则可多一些，儿童用药，为了便于服用，应尽量煎得少一些，小儿药量以 50 ~ 80 mL 为宜，可将头煎及二煎药汁滤出混合后再次煎煮使药汁浓缩，既便于小儿服用，又不致因小儿用药量少而影响服药。

二十七、汤药是否能凉服

根据中医药理论，中药汤剂并非全是要热服，而是根据药性及作用的不同，有所区别。但多数的汤剂仍以温服为宜，因冷却后，有些药物会发生沉淀或起别的变化。中药有凉药与热药之分。一般讲是热药热服，凉药凉服。如治寒证用热药宜于热服，特别是发散风寒药需趁热服用，以达发汗目的。胃肠功能较差的患者服汤药也宜温服，避免药液过凉对胃肠的刺激。但清热等解毒药则宜凉服。至于治热病用寒药如清热药、解毒药，若热在胃肠，喜冷饮者，可凉服；若热在其他脏腑，不欲冷饮者，寒药仍以温服为宜。另外，用从治法时，也有热药凉服或凉药热服者。

二十八、过夜汤药是否可服

汤剂煎好后，一般都要分 2 ~ 3 次服完。但由于种种原因，经常煎好一剂药，第 1 天喝不完，常留一次药量到次日早晨服用，这样做会影响疗效。

中药每味药都含有多种成分，汤剂又常是由多味药物组成。这些成分之间可发生化学反应而产生沉淀，如生物碱可以与苷类、有机酸等，鞣质可以与生物碱、蛋白质、苷类等发生反应，生成难溶于水的新化合物。药液放置时间愈长，沉淀物愈多，其疗效也就愈差。可见，中药汤剂以当天服完为好，不宜过夜服用。

另外，过夜的汤剂存放不当极易酸败变质，饮用后不仅无效，而且还可能导致腹泻。

二十九、服用汤药不宜多加糖

口感不好是中药汤剂的一大缺点，多数中药汤剂都有些苦、酸、涩，不太好喝。尤其小儿难以接受，很难主动服用，因而家长常常在药液中和溶化的丸药中加些糖。加少量糖矫味是可以的，加糖过多则不宜。因白糖可做药用，对阴虚者有辅助治疗作用，但对痰多、脘腹胀满、食欲不振的痰湿壅盛者或呕吐者，食糖过多犹如雪上加霜，对病情恢复不利。

三十、怎样服中药煎剂

汤药的味道较苦，服用时，有些人会出现恶心、呕吐现象，遇到这种情况，可以停一会，先试喝一口。不吐时再喝，或者喝点生姜汤再服。喝药时，闭着气，做到鼻不闻药气、口不品滋味，一口气喝完，喝后及时含一块糖。

一般说来，滋补药宜在饭前服用；健胃药、消食药和对胃有刺激性的药物宜饭后立即服用；驱虫药、泻下药及其他治疗肠道疾病的药大多在空腹时服；安神药用于安眠应在睡前30 min 至1 h 服；治疟药应在疟疾发作前2~3 h 服药；急性病不分时间，可随时服用。特殊的药物应遵医嘱服用。一般药物无论饭前或饭后服，服药与进食都应间隔1 h 左右，以免影响药物与食物的消化吸收及药效的发挥。

三十一、多服中药是否合适

有些人认为，西药毒性大，副作用多，中药毒性低，多吃点没什么。因而在服中药时，对用药量很随便，不加以注意。其实这种想法是不对的。

确实，有许多中药是无毒的，副作用也相对地比西药小些。但也有部分中药是有毒的，甚至是剧毒。在应用这些中药治病时，之所以没有发生中毒反应，是由于我们知道了它们的毒性作用，对这些药物加以炮制，或将有毒药长时间单独煎煮破坏其毒性成分，从而降低了它们的毒性，同时在用量上进行了严格的控制，才避免了中毒反应的发生。

服用某些中药时，在常用量时可治病，但如过量应用时可造成中毒，甚至死亡。如：巴豆在正常用量下可通便去积、逐水消肿，使用过量时，会水泻不止，有生命危险；又如杏仁或白果可止咳平喘，过量服用，可因它所含的氢氰酸而中毒；枫茄花泡酒治疗风湿性关节炎，如用量过大，会中毒致死。

云南白药是治疗内外出血和血瘀肿痛的特效药，成人一次剂量为0.2~0.3 g，如果一次内服量超过0.5 g，就会引起头晕、恶心呕吐、面色苍白、四肢厥冷等不良反应，甚至出现肾衰竭等中毒反应。另外，在服用一些中成药时也应慎重，当心其中有些成分过量引起中毒反应，如六神丸等。

此外，中药的药量不同，它的治疗作用会有所不同。如麻黄1 g 左右为肺经引经药，3~9 g 可宣肺止咳平喘，10 g 以上可利尿消肿。又如川芎，小剂量收缩子宫，兴奋心脏，大剂量却反使子宫麻痹而停止收缩，抑制心脏，又可扩张血管，降低血压。

有些中草药如人参、甘草本无毒，有人身体本来不错，不需用人参滋补，却认为补药无害，服用后产生了胃部胀满，血压升高，头晕头痛；甘草味甜、性质平和，可调和百药，有人长期用其泡茶喝，结果影响脾胃，造成消化不良。

由此可见，中药、中成药与西药一样，用药剂量与治疗疾病、患者体质、年龄等都有密切关系，绝不是随意而定的，如果服用不当，同样会引起各种毒副反应。

三十二、如何选用中成药

中医用药是讲究辨证施治的，中成药的说明书介绍得很详尽，有的患者认为不用医生也可自己治病，这种认识是比较片面的。一般的小伤小病，是可以自己选用一些成药医治的，较为复杂的病，应该在医生的指导下进行用药，包括选用中成药。

例如常见的感冒伤风，中医分为"风寒感冒"和"风热感冒"。风寒感冒的症状是怕冷明显，发热其次，鼻流清涕；而风热感冒是发热明显，怕冷其次，咽喉较痛。同是感冒，用药不同。如果不管是哪一种感冒，一律服"感冒清热冲剂"，效果就会不一样。如果是风热感冒，就会见效，如果是风寒感冒就不会见效；若改用"午时茶""防风丸"就会很快痊愈。

常用的滋补药人参、鹿茸、熟地、阿胶、何首乌一类药也不能随便服用。根据中医的理论，补药分为补气、补血、补阳、补阴四类。如人参主要是大补元气、健脾生津，若是补错了，就会造成胃部胀满，不思饮食，反而使身体得不到补养；鹿茸是温补肾阳、强筋健骨的，如用不对症或滥用，就会导致牙龈出血、鼻子流血等阳盛内热的疾病。因此需要先由医生作出诊断，然后听从医生指导去选购中成药，才会取得较好效果。不能只看药品名称和说明书而定，如"肥儿丸"不是强壮药，而是治疗肠道寄生虫病的。

三十三、怎样服用中成药

中成药是用中药加工制成的各种中药剂型，有药丸、药粉、药片、药水、药酒、中药糖浆等多种剂型。

中成药携带方便，服用简单，是家庭中必备的药品。但是，服用中成药也是有学问的，不能拿起来随便就吃，应该根据不同疾病选服适当的中药。

首先，要注意用量，不能多服，也不可少服。多了会引起药物的毒副作用，少了达不到疗效。有些中成药若服后效果不明显时，可按医生指导逐渐加大药量。

其次，要注意服药时间：

（1）滋补类药物如蜂蜜、人参精、鹿茸精、人参养荣丸、十全大补丸、龟龄集等均宜空腹服，可在晨起及睡前服。

（2）一些健胃消食、理气的中成药如山楂丸、木香顺气丸、开胸理气丸、舒肝丸、保和丸等，宜在饭后 15 min 左右服用。

（3）一些镇静安神药如朱砂安神丸、天王补心丹、柏子养心丸、养血安神片、枣仁丸等宜在睡前半小时服用。

（4）一些药酒类药物也宜在睡前服。

（5）一些治疗急病的药物如冠心苏合丸、平喘丸、定喘丹等，宜在疾病发病时或发病前服用。

服中药蜜丸时，可在口中嚼烂或捏成小粒服下。药粉应溶调在水中后服用。孕妇、有过敏史的患者服中成药时，应仔细阅读说明方可服用。

三十四、服中药禁忌

（1）服中药时不能喝浓茶，因为茶叶里含有鞣酸，浓茶里含鞣酸更多，与中药同时服用，会影响人体对中药有效成分的吸收，减低疗效。

（2）服补益中药时不能吃萝卜，因为萝卜有消食、化痰、通气的作用，特别是服人参等滋补类中药时，吃萝卜会降低滋补药的疗效。

（3）服中药时不能吃辣椒，特别是热证病，服清热凉血药和滋阴药物时，更不能吃辣椒。因为辣椒能使药效降低，使治疗无效或减效。以上禁忌不是绝对的，具体情况还需具体分析。

另外，疔疮、皮肤病患者应忌吃咸水鱼、虾、鳖类及羊肉、猪头肉等食物；水肿患者要少服食盐；黄疸与泻病忌食油腻。温热病忌食一切辛辣性食物；高热患者忌油；缓性病忌食瓜果和生冷食品。还有荆芥忌鱼鳖，天冬忌鲤鱼，白术忌大蒜等。

患病期间，一般人的脾胃功能都有所减弱，生冷、油性、黏腻、腥臭的食物，会妨碍胃肠功能，影响药物吸收，均应注意忌用。

三十五、中药"十八反""十九畏"

古医书记载有十八种中药是"相反"的，即配合应用时可发生毒性或剧烈的不良反应，不能配伍应用，就称为十八反。有一首十八反歌诀：

本草明言十八反，

半蒌贝蔹及攻乌。

藻戟遂芫俱战草，

诸参辛芍叛藜芦。

意为：川乌、草乌反半夏、瓜蒌实、瓜蒌子、天花粉、川贝母、浙贝母、白蔹、白及；甘草反甘遂、芫花、大戟、海藻；藜芦反人参、沙参、丹参、党参、苦参、细辛、白芍、赤芍。

"十九畏"是古医书上说的有十九种药物"相畏"，在配伍上有禁忌。古人"十九畏歌诀"就对此作出了概括：

硫磺原为火中精，朴硝一见便相争；

水银莫与砒霜见，狼毒最怕密陀僧；

巴豆性烈最为上，偏与牵牛不顺情；

丁香莫与郁金见，牙硝难合京三棱；

川乌草乌不顺犀，人参最怕五灵脂；

官桂善能调冷气，若逢石脂便相欺；

大凡修合看顺逆，炮爁炙煿莫相依。

这十九畏歌，简单说来就是：硫黄畏朴硝；水银畏砒霜；狼毒畏密陀僧；巴豆畏牵牛；丁香畏郁金；牙硝畏三棱；川乌、草乌畏犀角；人参畏五灵脂；肉桂畏赤石脂。

古今医家大都在组方应用时将"十八反"作为禁区，避免用"相反"的药物，以保证用药安全。

但也有些学者对此有不同看法，主张冲破"十八反"禁区；现代研究表明："十八反"是在机体处于一定病理生理状态中的反应，是有条件的配伍禁忌，可妨害治疗。对"十八反""十九畏"的实质问题，目前尚未彻底研究清楚，随着医学科学的发展，这个问题必将得到较为科学的说明。

三十六、孕妇应慎用、忌用和禁用的中成药

有些人认为做成了成药的中成药，对孕妇和胎儿可能比较安全。其实不然，由于中成药的成分比较复杂，含有多种中药，又常不以其中所含的中药直接命名，因此在服用时应该慎重。对孕妇来说，有些中成药应禁止使用，而另一些中成药应在考虑病情需要和利弊得失后谨慎使用。

1. 应禁用和忌用的中成药　主要有牛黄解毒丸、大活络丸、小活络丸、牛黄清心丸、风湿跌打丸（酒）、小金丹、玉真散、失笑散、苏合香丸、木瓜丸、活血止痛散、再造丸、苁蓉通便口服液、正天丸、伤科接骨片、冠心苏合丸、痛经丸、五味麝香丸、利胆排石片（冲剂）、狗皮膏等。

2. 应慎用的中成药　主要有上清丸、藿香正气丸（水）、防风通圣丸、蛇胆半夏末、安宫牛黄丸、附子理中丸、妇科分清丸、祛风舒筋丸、六神丸、十滴水等。

对有些中成药，一时难以明确是否不利于妊娠的，可去医院咨询有经验的中医。

三十七、孕妇不宜服用的中草药

药物对孕妇的影响主要涉及孕妇本人及胎儿两方面，而重点是胎儿。凡影响这两方面的中药都应禁用或慎用。对孕妇来说，主要应禁服活血破气、滑利攻下、芳香化湿和大热大毒类中草药。

1. 活血破气类　"活血"使血液循环加速，迫血下溢，促胎外出；"破气"会使气行逆乱，气乱则无力固胎。这类中药有桃仁、红花、乳香和没药等。

2. 滑利攻下类　这类中药往往具有通利小便、泻下通腑的作用，常会伤阴耗气。这类中药有滑石、冬葵子、甘遂、大戟、芫花、巴豆、牵牛子、薏苡仁和木通等。

3. 大辛大热类　辛热之药有造成堕胎的危险。属于这类的有附子、肉桂、川乌、草乌等。

4. 芳香化湿类　这类中药辛温香燥，有迫胎外出之弊。属于这类的有草果、丁香和降香等。

5. 有毒类　如水银、硫黄等都会直接影响胎儿。

三十八、忌与抗生素合用的中药

随着中西医结合治疗疾病的普及，中西药配伍禁忌也应严格掌握。配伍不合理不仅影响疗效而且会产生毒副作用，下列中药不宜与抗生素合用。

1. 龙骨、珍珠、牡蛎、海螵蛸等　含有多种钙质，易与四环素类抗生素形成螯合物影响吸收，降低疗效。

2. 血余炭、艾叶炭、煅瓦楞　有强大吸附力，可减少抗生素在胃肠道的吸收。

3. 神曲、麦芽　含有多种消化酶，某些抗生素使其活动性受抑制，减弱其消食健胃功能。

4. 石膏、赤石脂、滑石等　含镁、铝、铁离子，与四环素类抗生素合用，形成螯合物而降低疗效。

5. 元胡、栀子、甘草等　抑制胃酸分泌，影响四环的吸收。

6. 四季青、黄药子　可损害肝，与四环素合用，毒性作用增加。

7. 五味子、山楂、乌梅　可酸化尿液，使碱性的四环素、红霉素疗效降低。

8. 生姜、龙胆、萝芙木　等促进胃酸分泌，对红霉素的破坏增加。

9. 颠茄类中药　抑制蠕动，延缓胃排空，红霉素在胃中停留时间延长，破坏增加。

10. 中药泻剂　巴豆、黑白丑等可加速红霉素通过肠道，影响其吸收。

11. 珍珠　其中所含蛋白质及水解产物（多种氨基酸），可抵抗黄连素的抑菌作用而降低疗效。

12. 茵陈　对氯霉素的抗菌作用有拮抗作用，可降低氯霉素的疗效。

13. 地榆、虎杖、石榴皮等　所含鞣质可与红霉素结合，阻碍红霉素吸收。

14. 含有鞣质的中药　如五倍子、诃子、石榴皮、地榆、枣树皮、四季青、大黄等与灰黄霉素、制霉菌素、林可霉素等同服时，可结合成鞣酸盐沉淀，不易被吸收。

15. 碱性中药　硼砂与氨基糖苷类抗生素如链霉素、卡那霉素、庆大霉素、新霉素、妥布霉素同时服用可增加毒副作用。硼砂与弱酸性呋喃坦啶、青霉素、先锋霉素同用时，可减少对这些药物的再吸收，降低血药浓度。

三十九、中药方剂中的药量是如何选定的

1. 根据病情的需要选定用量　一般情况下在治疗病情严重的急性病或热性病时，用量常偏重。在治疗慢性病，热象不明显或病情较轻时，用药量常轻些。用药量的轻重还应根据病情的变化随时加减调节。

2. 根据患者的体质情况选定药量　儿童、老年人或体质瘦弱的患者用药量应轻些，特别是在给这些人使用清热、降火、泻下药时，药量一定要轻，否则易损伤元气而加重病情。

对一些体质健壮或患有实热病症的人用药量宜重些，这样才能药到病除。

3. 根据药性选定药量　一些作用较强或具有发散作用的药及某些名贵中药用量宜轻些，如牛黄、朱砂、冰片等用量常不过 1 g，而作用平缓的桑白皮、熟地、茯苓、益母草等可用 20～30 g。

4. 根据药物的质地选定用量　质地重的矿物类、根茎类药如磁石、代赭石、生石膏、茯苓、何首乌等用量宜重些，而质地较轻的花、芯类药如红花、菊花、旋覆花、莲子芯、竹茹、灯心草等用量宜轻些，介于二者之间的果实、根皮、草类、叶类药用量常居中。

四十、中药治病药物是否越多疗效越好

有些人认为中医看病的时候，大夫开方药物越多越好，其实这种认识是错误的。药物的多少，不能决定疗效。是否对疾病能够达到治疗作用，主要是看药物是否能对证治疗。只要是对证准确，即使是三四味中药组成的方剂依然能起到药到病除的效果。中医认为"药少则力专"。就是说药味少，治疗专一，能直接对疾病发挥作用。如果开大药方，药物很多，这样药物之间的作用就会相互制约，药效也会相互抵消，这样就会达不到治疗目的。

一些有经验的中医大夫，主张开小方，忌讳开大方，他们认为开大方是对患者不负责任的表现。因为大可以全面包围，总会有一两味是对症的。这样既浪费了药物，又耽误了病情。要做到开小方就必须辨证准确。这样才能准确无误地开出正确的方药，从而达到药到病除的目的。如果不能准确地辨证就开出方药，会加重病情，延误治疗时机。因此，没有经验的大夫是不能随便开中药方剂的。

四十一、儿童如何选用中药抗感冒药

普通感冒多是由病毒引起的最常见的上呼吸道感染性疾病。患者常常出现咽干、咽痛；随后可有打喷嚏、鼻塞、流涕等；如果体温升高，可出现头痛。乏力、食欲下降等症状。它在人群当中的患病率高，尤其是儿童，因为机体发育还没有完全成熟，自身免疫力较低，更容易患感冒。目前，市场上出售的抗感冒药品种繁多，使患者在选择时有很大的盲目性，并且也不是所有的感冒药都适用于儿童，像平时使用率极高的感冒通，儿童使用后可能会出现消化道症状，肝损坏，甚至血尿等。就西药而言，治疗感冒主要针对患者出现的一系列呼吸道症状，在对抗"病毒"方面并未显示出良好效果，因此，外国视感冒如同"瘟疫"，一旦患病必须隔离。

中医称普通感冒为伤风感冒，可分为风寒、风热、暑湿三大证型，另外还有许多兼证（并发症）。中医治疗感冒是针对患者的整体，依据不同季节，不同疫气侵犯人体出现不同的表现，以四诊的方法区别表、里、寒、热、虚、实选方用药，以期达到祛除毒邪的目的。在国家药品监督管理局颁布的第一批"非处方药目录"中治疗感冒的儿科中成药有小儿感冒颗粒、小儿热速清口服液、金银花露、导赤丸。作为非处方药，它们疗效肯定、使用安全，患者可自行购买。

金银花露的主要功效是清热解毒、抗菌消炎，主治暑湿烦热、小儿胎毒，可作为感冒的辅助用药。导赤丸由黄芩、黄连、栀子、连翘、木通、滑石、赤芍、大黄、天花粉、玄参组成，它具有清热除烦，利尿通便之功效。方中黄连、栀子清心除烦；黄芩、连翘、天花粉清湿热解毒；玄参、赤芍清热凉血；木通、滑石清热利小便；大黄泻火通大便；导赤丸能使心经之火、胃肠积滞从大小便排出，主要用于胃肠型感冒的治疗。小儿感冒颗粒是由广藿香、菊花、薄荷、板蓝根等组成，主要功效是清热解表，用于感冒、发热等的治疗。

患了感冒的孩子在服药的同时，应该多喝开水，以加速自身代谢。如果体温在38℃以下，一般不需采取特殊治疗。如果体温超过38℃，可以选用适当的药物治疗。小儿热速清口服液是治疗小儿外感高热的一种较好的药物，由柴胡、连翘、板蓝根、大黄、水牛角、金银花、葛根等组成，它的特点是以清热药物治标，解毒药物治本，标本兼治。方中柴胡、葛根辛凉透表，解肌清热；黄芩苦寒，解毒泻热兼清里热；金银花、连翘清宣透表，解毒散热；板蓝根苦寒，解毒清热，兼利咽喉；水牛角可清热解毒，凉血清热；大黄解毒行滞，泻实热，所以小儿热速清口服液在解热的同时，还可以解除头疼、咽喉肿痛、鼻塞、流涕、咳嗽等感冒症状。但应提醒家长注意的是：如果孩子在服药之后，体温持续不退，或者出现体温忽高忽低的现象，必须将孩子送往医院，以免贻误其他病情。

在服用方法上，孩子吞服丸剂有一定困难，可将蜜丸用水溶解后服用，但口感却不容易被孩子接受。颗粒剂用温开水冲开就可服用，但是剂量不容易掌握。口服液不仅携带方便，而且口感较好、服用方便，是孩子使用比较理想的一种剂型。

四十二、小儿中成药的药量如何计算

药量的选择对治疗效果有直接的影响，一般地说：小儿中成药多以1~5岁的小儿为参照系数来制作。因此，1~5岁的小儿，服丸剂一般一次1丸；袋装的药量较大，一般一次1/2袋或1/3袋。许多药物说明书中写有周岁以内小儿酌减，这就是说要视具体情况来处理。如小儿体重较重，可适当多服一些；体重较轻可少服一些。一般出生1个月以内的小儿服规定量的1/3~1/2；半岁到1岁的小儿服规定量的 1/2 ~ 3/4，或者服规定量。

有的小儿在治疗中要服成人的中成药，其剂量亦要酌减。一般 1 ~ 3 岁服成人量的 1/3；3 ~ 7 岁服成人量的 1/3 ~ 1/2；7 ~ 14 岁服成人的 1/2 至成人量。

总之，中成药的药量既要灵活应用，又要严格掌握。尤其是小儿机体娇嫩，用药时尤要注意。

四十三、小孩常吃药好吗

常言道"是药三分毒"。无论是中药，还是西药，都不是机体自身的东西，都有一定的毒副作用，其程度主要由用药剂量来决定。

小孩机体为"稚阳之体"，各个脏器都很娇嫩易损，对药物的解毒能力差，不管大病小病动不动就吃药，使身体经常受到药物的刺激，不仅对小孩生长发育有不良影响，而且当病情需要时，有的药物反而不灵了。应提倡尽量少用药，即使是各种维生素，也不是多多益善的，如果长期、大量服用也会引起各种不良反应甚至毒性反应。小孩只要平时注意均衡饮食，是没有必要服用各种含维生素、微量元素的营养药的。也有人认为"中药没有毒性，常吃点没关系"，其实有些中药如白果、杏仁，甚至某些传统中成药如六神丸、云南白药、小儿抱龙丸等使用不当均可中毒、过敏，甚至死亡。

总之，要使孩子身体健康，不能靠吃药，而应靠合理喂养，靠食物中的营养和户外活动，孩子才能健康成长。

四十四、患儿不愿服中药怎么办

只要按照婴幼儿不同时期的特点、不同的药物性质，用不同的喂药方法，那么给婴幼儿服中药并不是一件极困难的事。

（1）给新生儿喂药，每日药量 30 ~ 50 mL，分 9 ~ 10 次服完。因新生儿味觉发育尚未健全，可将药汁直接放在奶瓶中由他自己吮吸，或用滴管慢慢滴入口内。

（2）1 ~ 3 岁的婴幼儿，每日药量在 100 mL 左右，分 6 ~ 7 次服完。这时期的婴幼儿对味觉非常敏感，所以喂药的方法很重要。首先药汁的温度要低于 37℃，这样可以减轻苦味。另外在不影响药效的情况下，可以在药汁中适当加入些冰糖、白糖等来减轻苦味。

（3）3 ~ 7 岁幼童，每日药汁量在 300 mL 左右，可分 3 ~ 4 次服完。此阶段的幼童已有自己服药的能力，因此可对他们进行诱导、说理，切不可用粗暴打骂的方式，否则病儿会产生对抗情绪。对极个别不愿服中药的幼童，只好采用下述的被动喂药法了。

（4）被动喂药法：首先将病儿抱成半卧位，头部抬高，颈部垫上毛巾，固定手足，取塑料软管吸满中药汁，将管口放在病儿口腔颊黏膜与臼齿之间慢慢挤滴。由于体位的关系，药汁可慢慢从舌下入口，这样可减少药汁与舌尖接触，使苦味大减（因舌尖的味觉最为敏感）。如小儿不肯咽下，则用拇指和示指捏小儿两颊，使之吞咽，切不可捏鼻子灌药，以防药汁呛入气管，导致窒息。

四十五、补　药

人们通常从字面上理解补药就是补养身体的药品，把"补益药""滋补药""补剂""补品""营养药"等，各种滋养补益、强身健体的补品及各种营养保健药统统看成补药，其实这种认识是错误的。

确切地讲，现代医学中没有补药这个概念，至于有些人将维生素 E、维生素 C、维生素 D、维生素 A、鱼肝油等维生素及氨基酸、蛋白质类，以及钙、锌制剂、葡萄糖、球蛋白、性激素等看成补药，这是十分错误的，是不科学的。如果不加限制地、长期大量地滥用会引起程度不同的各种不良反应，甚至会造成死亡。

补药的概念源于中医学理论，但也并不是现在许多人认为的"有病治病""无病强身"营养药的概念。严格地说，"补药"有补药与补品之分，前者是说补气血阴阳，增强正气，治疗虚证的一些药品，如人参、鹿茸、黄芪、阿胶等药材及其制剂，而后者是滋养补益、强体健身的，有一定药疗价值的营养保健食品，如薏苡仁、银耳、蜂蜜、花粉等及其制剂。目前大量销售的滋补保健品是二者兼有之，譬如人参蜂王浆、灵芝蜂王浆等。还有"中西合璧"的多维花粉晶、维生素 E 王浆等。

中医的治病方法大体分为汗、吐、下、和、温、清、消、补八类，补法只是其中之一，只有身体虚弱时才需要补。补药有一个严格的使用范畴，根据人体表现出的四种虚证（气虚、血虚、阴虚、阳虚），分别对证应用，从治疗功能上可分为补气药、补血药、补阴药、补阳药。如果补之不当气血阴阳就会出现失衡，身体反会受损。这就如同一盘佳肴，葱、姜、油、盐，哪味少了都不好吃，哪味放多了也不好吃。曾有一则报道，一人为孝敬患高血压病的老母亲，煎了一剂鹿茸汤为老母亲补身子，结果延年未成反而折寿，发生脑出血死亡。还有的老人服用蜂王浆后反而腹胀肋满。俗话说，"药症相符，大黄（泻下药）也补，药症不符，参茸也毒"，这是有一定道理的。

随着人们生活水平的提高，许多人都希望吃些补药以滋补身体，匡扶正气。我们要提醒大家——进补并非人人都适宜。按现在的生活条件，进补的对象，一般是指体质虚弱的人，或大病初愈，或手术后，抑或劳累之后有各种虚证表现的人。健康人若从增强体质出发，则应以适当体育锻炼和加强饮食营养为主，不必进食补药。进补应本着缺啥补啥，不虚不补的原则。滥用补药补品，反而会影响人体正常的内在平衡，造成气血、阴阳失调。

四十六、如何辨证选用补益药

补益药不同于营养保健品，是补虚证的治疗药，虚证方可补之，不仅无病者不应随意服用，即便是有病者也应根据病情选择使用。否则，滥用补药有害无益。

中医学认为，虚证分为气虚、血虚、阴虚、阳虚四种，不同的虚证应选用不同的补药。因此，补药也应相应地分为益气、补血、补阳、滋阴四大类（也叫做补气药、补血药、补阳药、补阴药）。为了使我们能掌握补益药的原则，下面将几种虚证的临床表现做一简要介绍。

1. 气虚　一般表现为面色白，出虚汗，舌色淡脉弱。可根据不同脏腑表现的不同症状选择益气药物。心气虚常伴有心慌、气短，可选用人参、党参、西洋参、甘草、五味子等。肺气虚常常伴有咳嗽、气短、清痰，可选用人参、黄芪、五味子等。脾气虚，表现为饭后腹胀、消化不良，严重者有脱肛、脏器下垂等症状，可选用补气的药物如黄芪、党参、山药、白术、甘草等。

2. 血虚　一般表现为面色苍白、头晕眼花、失眠、毛发枯燥、指甲色淡，严重者手足心发麻；妇女还表现为月经量少、色淡。心血虚往往见心悸失眠、健忘，常用药有当归、阿胶、龙眼肉等。肝血虚常伴有头晕眼花、烦躁梦多、月经量少甚至闭经，常采用养血补肝药，如当归、白芍、阿胶、首乌、鸡血藤、枸杞子等。

3. 阴虚　常表现为午后低热、手足心热、盗汗、咽干等症状。如果是伴有健忘多梦的心阴虚，可选用麦冬、百合、柏子仁、蜂蜜等。肝阴虚见两目干涩、两肋隐隐作痛，可选用女贞子、旱莲草、龟板、鳖甲、乌骨鸡等。肺阴虚伴有干咳少痰，可选用麦冬、天冬、西洋参、银耳等。肾阴虚表现为健忘、耳鸣耳聋、遗精，可采用女贞子、冬虫夏草、黄精、龟板、鳖甲、蛤蟆油等。

4. 阳虚　表现为畏寒喜暖、手足不温、小便清、大便稀、腰膝冷痛等症状。肾阳虚还表现为下肢水肿、动则气喘，可选用鹿茸、鹿角胶、鹿鞭、海马、补骨脂、杜仲、锁阳等。心阳虚还表现为心烦、失眠，可选用紫河车、鹿茸、鹿肉等。

祖国医学的辨证施治，有经验的中医师才能掌握，上述只介绍一点常识。有病还是请医生诊断后，方可用药，以免延误病情造成不良结果。

四十七、常用的补益中成药

1. 常用的补气中成药　补中益气丸、十全大补丸、参茸膏、香砂六君丸、人参健脾丸、参苓白术丸、人参养荣丸等。

2. 常用的补血中成药　乌鸡白凤丸、定坤丸、当归养血丸、八珍益母丸、人参归脾丸、四物合剂。

3. 常用的补阴中成药　六味地黄丸、知柏地黄丸、大补阴丸、杞菊地黄丸、七味都气丸、坤宝丸等。

4. 常用的补阳中成药　全鹿丸、金匮肾气丸、鹿茸片、五子衍宗丸、右归丸、龟龄集、参茸大补丸、济生肾气丸等。

四十八、为什么健康人不宜进补

有人认为体弱多病的人吃了补药能够补养身体，那么健康人吃点补药身体会更加健康吗？其实不然，因为正常人体的阴阳总是处于平衡状态没有任何偏盛或偏衰的现象。若服用补药，其结果必然导致阴阳失衡，而阴阳某一方面的亢盛，就可能发生疾病。

有人认为鹿茸是一味名贵的补药，健康人擅自服用后往往导致烦躁、情绪容易激动、失眠，甚至口干舌燥、鼻腔出血等症，这就是因为鹿茸是温补肾阳之药，如素阳不虚，服药后必然助阳上亢，而出现上述症状。又如，有的人认为熟地黄可以补血滋阴，于是就大量服用，结果常引起腹胀腹泻、食欲减退等症，这是由于熟地黄性质滋腻，影响胃消化功能的结果。还有人认为党参、黄芪能补身体。如长期服用，结果引起腹胀、食欲不佳、四肢乏力等症。这是因为服药之人并不气虚，服用参芪膏后反而壅滞气机。

从以上所述可以看出，补药虽然能补益人体，但不是人人都可服用。如果身体不虚，乱服补药必然会导致人体阴阳失调而产生疾病。因此，健康人不宜乱服补药。

四十九、进补应注意的问题

补益药按其性能及应用范围可分为补气、补血、补阴、补阳药，且人体气血阴阳有着相互依存的关系，因此，使用补药时，应全面考虑，灵活掌握。气血并虚者，应气血并补或阴阳双补。这往往要求助于医生的指导，不要盲目进补。

（1）补益药用于扶正祛邪时，应分清主次缓急，辅以清热、泻下、解表等祛邪药物，以防"闭门留寇"。久病体虚者补之不可太猛，以防"虚不受补"。

（2）在进补期间，不要吃过于生冷或过于甜腻的食物，以免影响脾胃的消化功能，妨碍补药的吸收。

（3）如感冒发热、腹泻时，应暂停服用各种补药补品。

（4）进补后若出现咽干痛等症状，可饮少许盐水，症状明显甚至出现头晕发热者，应暂停进补，并请医生指导。

（5）使用的补药若需煎煮，应注意煎煮方法。补药煎煮多以文火，贵重补药要另煎，胶类补药应烊化。

五十、中药与非处方药

近年来，我国已正式开始实施处方药与非处方药（OTC）分类管理制度，在国家食品药品监督管理局公布的第一批国家非处方药目录中我们也看到了中药的身影。

对于中药能否作为非处方药，曾经有过两种看法：一种看法认为中药都可以是非处方药，因为自古以来，中药一直都是百姓自用的，是有疗效的安全无毒的药物；一种看法认为中药都不能作为非处方药，因为辨证施治是中医治病的特点，患者怎么能自己辨证呢？

其实以上两种看法都不全面，不可能全部中药都是安全的，例如，知柏地黄丸是一种滋阴清热治疗虚证的药，但也曾有患者服药后发生肛门周围瘙痒、刺痛、便结、便血以及黏膜渗血等不良反应。而有些病证如感冒、咳嗽、厌食、颈肩痛、腰腿痛等小伤小病，可以不经中医师的辨证，一般患者都能根据症状作出自我诊断并通过说明书的文字介绍，有选择地购药以达到自我保健的作用。而有些病证，如病毒性传染病、心脑血管病、急性季节性疾病等必须经医生诊断及时治疗。因此中药与西药一样，也有处方药和非处方药之区别。

第一批国家非处方药目录中一共有 160 余种中成药。中成药是现成的组方，疗效确切、使用安全、患者容易自行选用。但是，今后在选用非处方中成药的时候，也需要注意以下几点：

（1）根据症状首先诊断自己是得了什么病。

（2）根据自我判断出的病证，通过自己的知识和经验，或经药店的药师推荐和指导来选用药物。

（3）用药前必须认真阅读说明书，再次核对说明书中所提的适应证是否和所得的病症相同；其次要弄懂禁忌证和注意事项，并严格按照执行。

最后要提醒的是，在服用非处方中成药时，如果出现异常情况，应及早到医院向医生咨询，以确保用药的安全。

五十一、贵重中药巧鉴别

（1）冬虫夏草。主要假冒伪劣品有：①用淀粉、黄豆粉加胶水混合后压模制成虫草形状。干燥后，表面用水彩颜料涂画。断面为白色，与真品没有区别。但在显微镜下可观察到淀粉和骨状附壁细胞（豆类的显微特征）。这种伪造冬虫夏草的形态可以乱真，内行人如果不品尝它的味道，也很难区别真假。②地蚕。是唇形科植物地蚕的块茎，这种块茎外形为长椭圆形或者近似条形，表面有明显的不等数量的环节，干燥后特别像虫草的虫体，但没有子座，这一点可与正品区别。③僵蚕。曾经发现有人用僵蚕冒充虫草，但僵蚕外表有白色粉霜，没有子座。其他的伪品有百草藕等。

（2）麝香。麝香伪造和掺假非常严重，已经发现的掺杂物多达几十种。其中最常见的有牛血或羊血粉（血煮后干燥，磨粉）、蛋黄粉、姜黄粉、锁阳粉、赤石脂粉、桂枝粉、豌豆或黄豆粉（炒后磨粉）、细玻璃粉、红黄泥土等。这些掺伪物的色泽多为棕褐色（玻璃细粉和香囊内的小晶体很相像）；有些伪品具有与麝香不同的味道，如桂枝粉、炒豆粉等，仔细闻味就可加以鉴别。制假者大多先将麝香囊内的麝香挖出，加入掺杂物的粉末，混合后再小心装入原来的囊内。一般都要留大部分或小部分麝香。当然，如果是全部用掺伪者，则很容易鉴别。

（3）天麻。在 20 世纪 60 年代末到 70 年代末，最常见的掺伪品是马铃薯（洋芋）、苕花根（大理菊块根）、紫茉莉根等数种；进入 80—90 年代之后，又发现了许多种掺伪品，如用蕉藕（芭蕉芋）、芋儿、白苕等。鉴别要点是：真天麻上具有鹦哥嘴、红小瓣（长得较长的芽）及"老断头"（茎秆残基）；底端有"肚脐眼"（块茎底端圆脐形瘢痕）。表面具有点状的不连续的环纹。断面半透明，冰糖色或松香色，如果是伪品，上述特征就不全。

（4）金钱百花蛇。金钱百花蛇为小的银环蛇加工而成，直径 3～4 cm（盘成圆圈状）。造假者用大的银环蛇（长 1 m 以上），从腹部刨开剥皮，将皮割成 4～5 段，再将每段纵切成 3～4 条；每条蛇皮内裹以蛇肉或其他肉，搓成细长筒状。一端粘上小水蛇头；另一端搓成尾状，再盘成圆圈状，干燥后直径也是 3～4 cm。正品与伪品的最大区别是：正品蛇体表面每厘米长度内有白色的环纹 1～2 个，伪品蛇体表白色的环纹相距 1～2 cm。如用水浸泡伪品白花蛇，头与蛇身自然分离，蛇体的皮也自然摊开，体内肉质也脱落以比较容易鉴别。

（张弦　贡联兵　赵文丽　唐华非　庄　洁　景丽华）

本 章 小 结

本章系统地阐述了中西药物应用基本知识、基本理论，从家庭购药、使用、贮存、防治药物不良反应等药品使用知识，分析与自我药疗密切相关的药物应用中遇到的实际问题，从而达到指导患者正确认识药物，科学、合理地使用药物的目的，并且能够提高药师解决临床药学工作中实际问题的能力，更好地为患者提供优质的药学服务。

复 习 题

1. 简述如何识读医生处方，如何正确阅读药品说明书。
2. 简述家庭购买药品应注意什么问题。
3. 论述影响药物疗效的因素。
4. 简述家庭如何正确保存药品。
5. 简述准确判断药物不良反应需注意什么。
6. 简述如何选用中成药。

参 考 文 献

[1] 贡联兵，赵志刚．家庭实用药物手册．北京：人民军医出版，2001.

[2] 赵志刚．家庭自购药物指南．北京：气象出版社，2000.

[3] 贡联兵．常用药知识问答．北京：科学普及出版社，1995.